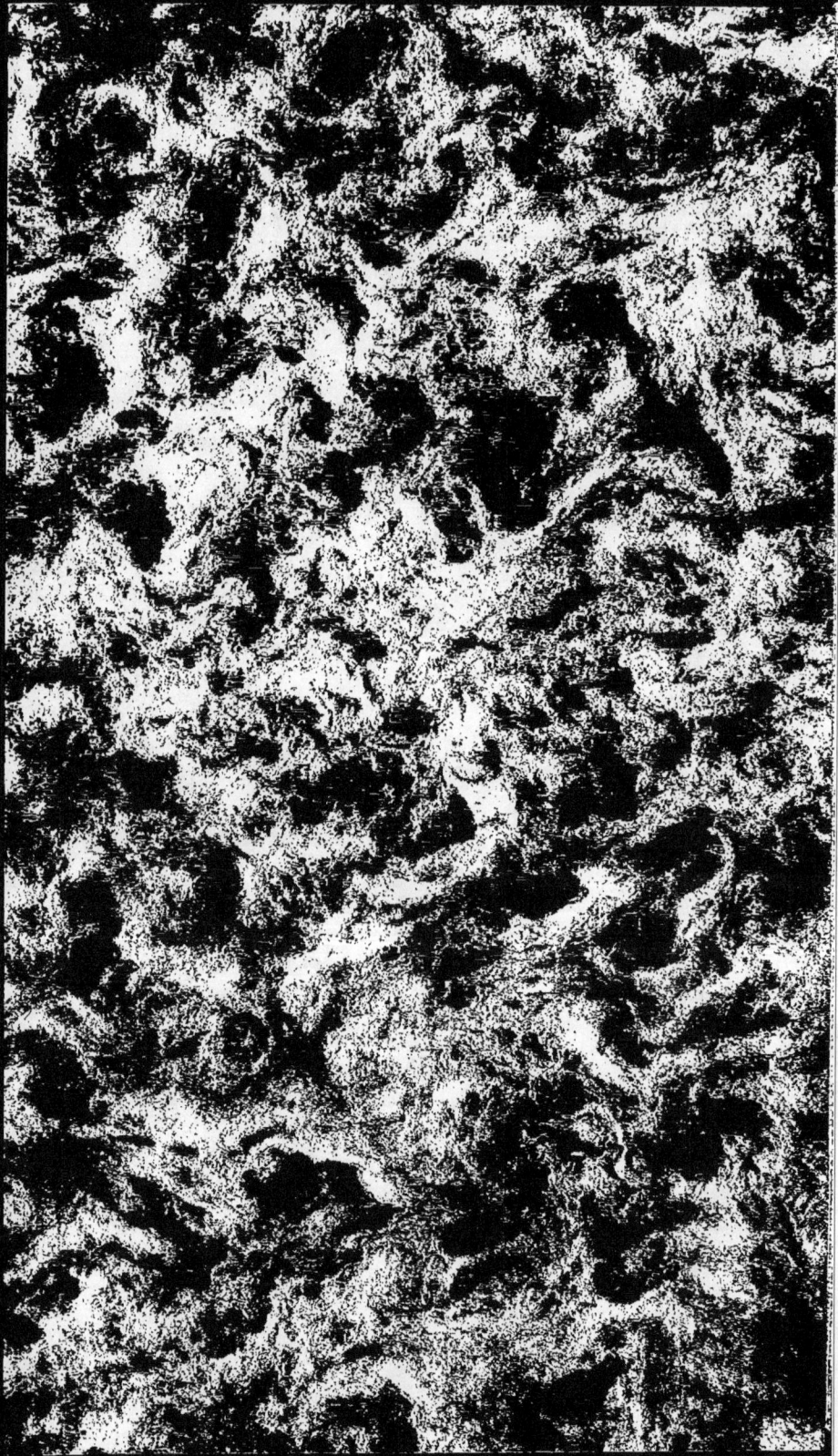

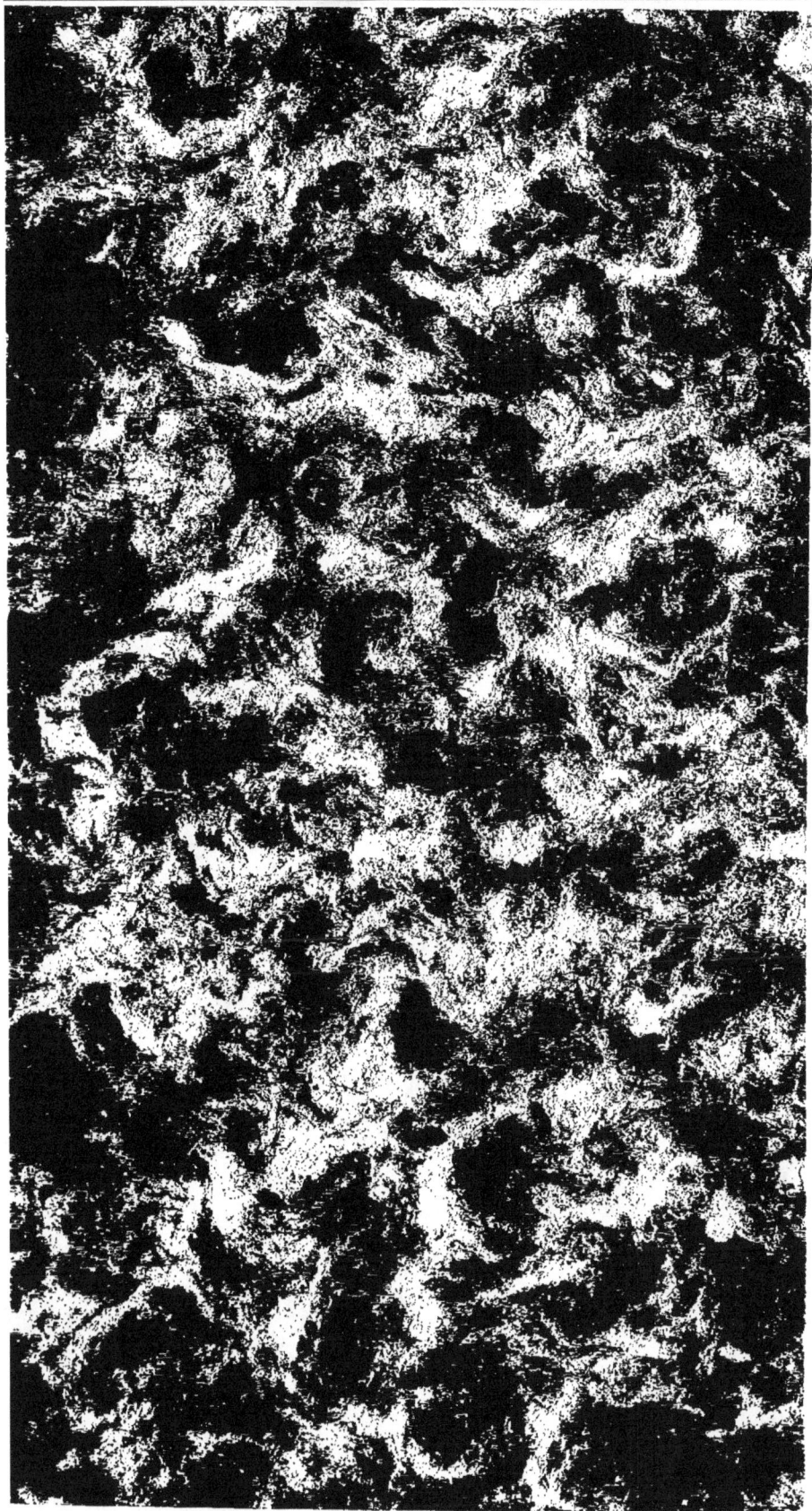

HYGIÈNE DE LYON

COMPTE RENDU DES TRAVAUX

DU

CONSEIL D'HYGIÈNE PUBLIQUE
ET DE SALUBRITÉ

DU DÉPARTEMENT DU RHONE

(Du 1er Janvier 1860 au 31 Décembre 1885)

PREMIÈRE PARTIE

PAR

le Dr A. LACASSAGNE

SECRÉTAIRE DU CONSEIL

PROFESSEUR DE MÉDECINE LÉGALE A LA FACULTÉ

MÉTÉOROLOGIE LYONNAISE DE 1854 A 1885
RÉSUMÉ GÉOLOGIQUE DE L'ARRONDISSEMENT DE LYON
DOCUMENTS STATISTIQUES — CONSOMMATION ET ALIMENTATION
LES EAUX — VOIRIE URBAINE — ÉPIDÉMIES — ÉCOLES
HÔPITAUX — LOIS PROTÉGEANT L'ENFANCE
PROSTITUTION — CRIMINALITÉ — PRISONS
ALIÉNATION MENTALE — POPULATION MILITAIRE

LYON

A. STORCK, Imprimeur-Éditeur

78, Rue de l'Hôtel-de-Ville, 78

1887

HYGIÈNE DE LYON

HYGIÈNE DE LYON

COMPTE RENDU DES TRAVAUX

DU

CONSEIL D'HYGIÈNE PUBLIQUE

ET DE SALUBRITÉ

DU DÉPARTEMENT DU RHONE

(Du 1er Janvier 1860 au 31 Décembre 1885)

PREMIÈRE PARTIE

PAR

le Dr A. LACASSAGNE

SECRÉTAIRE DU CONSEIL

PROFESSEUR DE MÉDECINE LÉGALE A LA FACULTÉ

MÉTÉOROLOGIE LYONNAISE DE 1854 A 1885
RÉSUMÉ GÉOLOGIQUE DE L'ARRONDISSEMENT DE LYON
DOCUMENTS STATISTIQUES — CONSOMMATION ET ALIMENTATION
LES EAUX — VOIRIE URBAINE — ÉPIDÉMIES — ÉCOLES
HÔPITAUX — LOIS PROTÉGEANT L'ENFANCE
PROSTITUTION — CRIMINALITÉ — PRISONS
ALIÉNATION MENTALE — POPULATION MILITAIRE

LYON

A. STORCK, IMPRIMEUR-ÉDITEUR

78, Rue de l'Hôtel-de-Ville, 78

1887

A Monsieur MASSICAULT.

Ancien préfet du Rhône, Ministre plénipotentiaire, Résident général
de la République Française à Tunis

et à Monsieur CAMBON

Préfet du Rhône

MESSIEURS,

J'ai l'honneur de vous présenter le Compte-rendu des travaux du Conseil d'hygiène publique et de salubrité du département du Rhône, pendant la période comprise entre le 1er janvier 1850 et le 31 décembre 1885.

C'est la suite des documents publiés par nos prédécesseurs et la continuation de l'important volume rédigé par MM. les Drs Rougier et Glénard.

Dans ces rapports, parus à des dates si éloignées, se trouvent cependant la même pensée et la même préoccupation. C'est que depuis la création du Conseil les divers membres qui l'ont composé, se sont inspirés de cette idée que leur zèle, leur activité et leur intelligence devaient être donnés en entier pour assurer l'hygiène générale de la cité.

Nous nous sommes efforcés de suivre cette tradition, soutenus par votre bienveillance constante et l'empressement avec lequel vous avez accueilli nos avis. En prenant les conclusions de nos rapports comme base de vos arrêtés et de vos décisions, vous avez donné au Conseil la confiance et la solidité dont il a besoin dans ses discussions, l'autorité et le respect qui doivent accompagner ses enquêtes.

Vos encouragements ont permis au Conseil d'accomplir pendant ces dernières années un labeur rendu plus difficile par le nombre et l'importance des affaires à traiter. Votre administration républicaine a toujours fait les plus grands efforts pour assurer le bien-être général et nous vous remercions de nous avoir associés à cette œuvre.

La publication de nos travaux est divisée en deux parties. Dans la première se trouvent tous les renseignements généraux, statistiques et autres, qui peuvent intéresser l'hygiène générale de l'arrondissement. Dans la seconde partie, nous ferons connaître les plus importants rapports. Vous jugerez par vous-même, Messieurs, de l'activité soutenue depuis si longtemps, du zèle infatigable des membres du Conseil, des difficultés et de l'importance des décisions que nous avons à vous soumettre.

La publication de ces différents documents était nécessaire. Il est bon de faire connaître aux habitants, aux industriels, de quels soins scrupuleux on a protégé leurs intérêts. Nous ne pouvons que gagner à ce contrôle. Mais il est juste aussi de montrer au Conseil général du département qui, par ses libéralités, a réalisé cette publicité que l'autorité préfectorale a auprès d'elle une commission compétente, dévouée, pleine de sollicitude pour tout ce qui touche à la santé publique.

Si nous atteignons ce but. nos efforts auront été utiles. Notre satisfaction serait réelle, si ce volume avait votre approbation et vous paraissait devoir rendre quelques services.

Je vous prie de recevoir, Messieurs, l'assurance de mon profond respect.

A. LACASSAGNE.

Lyon, le 18 mars 1887

PRÉFACE

Le secrétaire du Conseil doit à sa situation l'honneur d'avoir signé ce livre. Les documents importants contenus dans le premier volume ont été fournis avec une obligeance et un désintéressement sans égal par MM. André, Arloing, Chauveau, Depéret, Domenget, Ferrand, Giraud, Gobin, Perroud, Petit, Rollet.

Nous avons puisé à pleines mains dans la Statistique de France et dans les documents de l'administration municipale que M. Cordier a mis à notre disposition.

On a pu ainsi réunir les matériaux qui, par leur importance et leur authenticité, constituent un traité d'hygiène générale de la ville de Lyon.

Dans ce long et parfois pénible travail nous avons eu la collaboration aussi intelligente que dévouée de notre préparateur à la Faculté, M. F.-J. Saint-Cyr.

Que ces bonnes volontés et ces efforts spontanément associés pour une cause d'intérêt général reçoivent à cette place les éloges et les remerciements qu'ils ont si bien mérités !

A. L.

DOCUMENTS ADMINISTRATIFS

TRAVAUX ET COMPOSITION

DU

CONSEIL D'HYGIÈNE PUBLIQUE ET DE SALUBRITÉ

DE 1860 A 1885

Depuis 1860, époque à laquelle a paru le compte-rendu des travaux du Conseil d'hygiène publique et de salubrité du département du Rhône, le Conseil n'a pas publié d'ouvrage spécial sur l'hygiène de l'arrondissement de Lyon. MM. les docteurs Rougier et Glénard ont fait connaître dans un excellent volume la situation hygiénique de la ville du 1er janvier 1851 au 31 décembre 1859. Ils ont consacré un chapitre au *Lyon régénéré*, c'est-à-dire aux modifications que la ville a subies par suite de la construction des quais sur les deux fleuves, de l'installation et du développement de quartiers nouveaux.

Quelques années plus tard, en 1866, les docteurs Marmy et Quesnoy publièrent leur topographie et statistique de la ville de Lyon et fournirent un ensemble de renseignements précieux jusqu'en 1864. Depuis cette époque, il n'a pas été présenté dans un travail général un résumé des documents que l'Administration et le Conseil Municipal réunissent annuellement. De plus, le Conseil d'hygiène n'a pas fait connaître les rapports qui lui sont soumis par l'autorité préfectorale. Le développement industriel de notre cité, les modifications nombreuses et parfois même les perturbations subites que les découvertes scientifiques ont apportées dans l'installation et le fonctionnement des usines ou établissements insalubres ont provoqué de nombreuses études et donné lieu à des recherches d'un véritable intérêt.

Sans vouloir reproduire les renseignements spéciaux que l'on trouvera dans les deux ouvrages précités, nous pensons cependant qu'il est utile, afin de donner une certaine continuité aux volumes déjà publiés par le Conseil, d'adopter l'ordre suivi par nos prédécesseurs et d'indiquer dans des chapitres spéciaux les points particuliers traités à une époque antérieure. En rapprochant les deux études on pourra se faire une idée du chemin parcouru et des résultats acquis.

TRAVAUX DU CONSEIL
DE 1860 A 1885

Le tableau suivant indique, de 1860 à 1885, et pour chaque année, le nombre des rapports faits pour les établissements de première, deuxième, troisième classes et pour les établissements non classés.

On voit que le nombre des rapports annuels est resté assez élevé jusqu'en 1869, il a baissé sensiblement de 1869 à 1874, puis, après une hausse momentanée en 1876 une diminution avec minimum en 1879. Les années suivantes se font remarquer par un nombre de plus en plus grand de rapports, et le maximum est atteint en 1884. Le conseil, pendant la période 1860-1885, a eu à se prononcer sur 2204 affaires soit une moyenne annuelle de 85.

Sur le total précédent, on voit que le plus grand nombre de rapports a été fait pour des établissements de troisième classe qui sont au nombre de 1027, viennent ensuite ceux de seconde (653), ceux de première (274) et enfin les non classés (250).

Années	1re Classe	2me Classe	3me Classe	Non classés	Totaux annuels
1860	4	42	30	»	76
1861	9	40	50	»	99
1862	7	43	100	»	150
1863	9	36	74	»	119
1864	10	23	84	»	117
1865	10	22	32	»	64
1866	10	21	55	8	94
1867	9	16	45	12	82
1868	11	21	36	4	72
1869	11	11	22	9	53
1870	5	18	15	6	44
1871	6	7	6	8	27
1872	8	13	21	6	48
1873	6	7	22	13	48
1874	11	21	32	13	77
1875	12	23	21	5	61
1876	8	20	30	24	82
1877	12	15	31	4	62
1878	11	16	16	3	46
1879	6	9	10	4	29
1880	9	13	23	17	62
1881	18	11	20	20	69
1882	5	59	18	9	91
1883	12	30	51	22	115
1884	29	61	126	24	240
1885	26	55	57	39	177
TOTAUX	274	653	1027	250	2204

Il est facile de remarquer que chacune de ces classes a subi quelques oscillations durant la période 1860-1885. On peut dire au point de vue du nombre de rapports soumis à l'étude du Conseil pendant ces vingt-six années, qu'il a aujourd'hui à examiner un plus grand nombre d'affaires qu'au commencement de la période. Cette augmentation se fait sentir surtout pour les établissements non classés. Les établissements de deuxième et de troisième classe n'ont pas sensiblement augmenté.

COMPOSITION

DU

CONSEIL D'HYGIÈNE PUBLIQUE ET DE SALUBRITÉ

DE LYON

Au 1ᵉʳ janvier 1860, le conseil était ainsi constitué :

Dʳ ROUGIER, ancien médecin de l'Hôtel-Dieu, *vice-président* ;

Dʳ GLENARD, professeur à l'Ecole de médecine, *secrétaire* ;

Dʳ RICHARD (de Nancy), ancien chirurgien major de la Charité ;

Dʳ DEVAY, professeur à l'Ecole de médecine ;

Dʳ ARTHAUD, médecin en chef de l'Antiquaille ;

M. FRAISSE, bibliothécaire au Palais des Arts ;

Dʳ BRÉVARD, médecin des épidémies ;

M. BINEAU, professeur à la Faculté des sciences ;

M. FERRAND, pharmacien ;

M. GUILLIERMOND, pharmacien ;

M. TABAREAU, doyen de la Faculté des sciences ;

M. DARDEL, ancien architecte de la ville ;

M. LECOQ, directeur de l'Ecole vétérinaire ;

M. TISSERANT, professeur à l'Ecole vétérinaire ;

M. BRISSON, ancien président du Conseil des prud'hommes ;

Dʳ BOUCHET, médecin des épidémies ;

Voici le nom des membres du conseil, nommés depuis 1860 et n'en faisant plus partie aujourd'hui :

M. LOIR, doyen de la Faculté des sciences (25 juin 1861) ;

M. DURAND, conseiller à la Cour (20 août 1863) ;

Dr GROMIER, professeur à la Faculté de médecine (21 juillet 1863) ;

Dr TAVERNIER, médecin des tribunaux (8 mai 1863) ;

M. RODET, directeur de l'Ecole vétérinaire (16 janvier 1865) ;

M. DELOCRE, ingénieur en chef des ponts et chaussées (26 novembre 1866) ;

Dr DESGRANGES, ex-chirurgien en chef de l'Hôtel-Dieu (7 juillet 1870) ;

M. PIATON, administrateur des hospices civils (28 décembre 1871).

MEMBRES DU CONSEIL AU 1er JANVIER 1886

M. J. MASSICAULT (C. ✳), Préfet du Rhône, *Président.*

Dr GLÉNARD (✳), professeur à la Faculté de médecine, *vice-président honoraire* le (10 décembre 1885) ;

Dr ROLLET (✳), professeur à la Faculté de médecine, *vice-président* (21 février 1865) ;

Dr LACASSAGNE (✳), professeur à la Faculté de médecine, *secrétaire* (7 mars 1882) ;

M. FERRAND, pharmacien (22 novembre 1859) ;

M. PH. BELLEMAIN, architecte (28 décembre 1871) ;

M. SAINT-CYR (✳), professeur à l'Ecole vétérinaire (8 janvier 1876) ;

M. CHAUVEAU (O. ✳), directeur de l'Ecole vétérinaire (8 janvier 1876) ;

Dr CROLAS (✳), professeur à la Faculté de médecine (18 janvier 1878) ;

M. VIDAL, pharmacien (3 décembre 1878) ;

M. MULATON, ancien administrateur des hospices civils (6 février 1880) ;

Dr Lépine, professeur à la Faculté de médecine (6 février 1880) ;

Dr Rebatel, membre du Conseil général du Rhône (7 mars 1882) ;

M. Raulin (✻), professeur à la Faculté des sciences (24 décembre 1884) ;

M. Petit (✻), ingénieur en chef des ponts et chaussées (20 janvier 1885) ;

Dr Favre (✻), médecin de la Cie P.-L.-M. (3 juin 1885);

Dr Morat, professeur à la Faculté de médecine (22 juillet 1885) ;

Dr Perroud, médecin des épidémies (6 novembre 1876).

CHAPITRE PREMIER

DE LA

MÉTÉOROLOGIE LYONNAISE

DE 1854 A 1885

Nous avons extrait des travaux de M. le professeur Ch. André, directeur de l'Observatoire, les données générales qui vont suivre et qui contiennent des renseignements importants sur le climat de Lyon, de 1854 à 1885, soit une période de 31 ans. Tout le mérite de cette œuvre revient à notre savant collègue. Nous nous sommes contenté de faire un choix des matériaux que le médecin ou l'hygiéniste sauront utiliser (1).

M. le maire de la ville de Lyon a décidé la publication dans le *Bulletin de la statistique municipale* d'une série régulière des documents météorologiques recueillis à l'Observatoire, qui peuvent intéresser soit l'hygiène, soit l'agriculture. Nous avons cru utile de faire précéder ces renseignements d'une étude rétrospective des observations faites jusqu'ici.

Ces observations permettent, en effet, de constituer pour notre ville, une sorte de climat moyen ou normal qui en est la caractéristique, rend, pour ainsi dire, évidentes les différences des années successives, et facilite la recherche de leurs influences réciproques.

Les observations que nous utiliserons ainsi sont relatives à la température de l'air à l'ombre, à la pression barométrique et à la pluie recueillie ; elles s'étendent de

(1) Consulter : Recherches sur le climat du Lyonnais, brochure de 50 pages, Lyon 1880 ; et les Documents municipaux pour les projets de budget de 1883-84-85-86-87.

1854 à 1878, et ont été faites sur une des terrasses intérieures du Palais-des-Arts, à une altitude de 194^{m}15.

Cette situation au centre de la ville et à l'intérieur
d'un vaste ensemble de bâtiments élevés, ne se prêtant
pas à une détermination exacte de quelques éléments
météorologiques, et en particulier de la température
vraie de l'air à chaque instant, on a transporté, en 1878,
la station d'observation au milieu d'une vaste pelouse
du parc de la Tête-d'Or (alt. 175^{m}0), où elle est complètement à l'abri des causes d'erreur dont nous venons de
parler. Les observations de la période qui s'étend de
1854 à 1878 ne sont donc pas immédiatement comparables à celles des années qui suivent, et il est bon de les
discuter séparément.

A. *Température, pression barométrique et pluie.* —
Tout d'abord nous ferons remarquer que suivant l'habitude des météorologistes, les saisons sont réparties
comme il suit :

L'hiver comprend les mois de décembre, janvier et
février.

Le printemps comprend les mois de mars, avril et mai.

L'été comprend les mois de juin, juillet et août.

L'automne comprend les mois de septembre, octobre
et novembre.

Et que, d'autre part, l'année commence au 1er décembre pour finir au 30 novembre suivant.

D'après les tableaux publiés par M. le professeur
André où, pour chaque jour, pour chaque mois, pour
chaque saison, sont notées les valeurs moyennes de la
température, de la pression barométrique et de la
quantité d'eau recueillie, on peut avoir une sorte d'année
climatérique normale.

Les tableaux suivants conduisent à une remarque
importante. La température et la pression barométrique,
au lieu de suivre une marche régulière depuis le com-

mencement de l'année normale jusqu'à la fin, ce qui aurait eu lieu si les éléments dépendaient uniquement de l'influence solaire, sont en outre soumises à une série de variations brusques et de peu de durée, simultanément, mais en sens inverse pour chacune d'elles. Ces refroidissements accompagnés d'augmentation de pres-

ANNÉE MÉTÉOROLOGIQUE NORMALE

Mois	Pression moyenne	Température moyenne	Hauteur moyenne d'eau tombée en millimètres	Nombre de jours pluvieux	Hauteur moyenne de pluie par jour pluvieux
Résultats mensuels					
Décembre ..	747.7	2.9	36.7	13.2	2.8
Janvier	748.4	3.0	32.4	11.5	2.8
Février	748.5	5.0	32.8	11.6	2.8
Mars	744.9	7.9	55.0	15.3	3.6
Avril	745.5	12.9	54.0	12.9	4.2
Mai	745.1	16.2	81.8	14.4	5.7
Juin	746.9	20.1	77.7	12 7	6 1
Juillet	747.2	22.5	59.8	11.5	5.2
Août	747.1	21.6	67.2	11.7	5.8
Septembre..	747.7	18.6	56.6	11.2	5.0
Octobre . .	746.5	13.2	92.4	14.8	6.3
Novembre..	746.2	6.8	57.7	14.3	4.0
Résultats trimestriels					
Hiver	748.2	3.6	101.7	36.0	2 8
Printemps .	745.2	12 3	190.8	43.0	4.5
Eté	747 1	21.4	204.7	36.0	5.7
Automne...	746.8	12.9	206.6	40.0	5.1
Résultats annuels					
Année normale.....	746.8	12.6	703.8	155.0	4.5

sion, ces réchauffements avec diminution de pression subsistant ainsi, à certaines dates, dans la moyenne des résultats d'un grand nombre, semblent donc être périodiques ; et il paraît résulter de là que les grands mouvements de l'atmosphère auxquels sont dues ces variations sont soumis dans leur arrivée sur nos régions à des lois, d'ailleurs encore inconnues, de périodicité bien déterminée.

Nous ajouterons à ce qui précède quelques détails intéressants. Dans cette période, la température la plus haute a été de 38°,6 le 24 juillet 1870, la plus basse — 20°,3 le 21 décembre 1859 ; la date la plus avancée des commencements des gelées a été le 31 octobre, et la plus reculée de leur fin le 2 avril.

La pression barométrique la plus basse a été 718^{mm}2, le 14 février 1855, et la plus haute 768,4 le 27 janvier 1854.

Enfin, la plus grande quantité d'eau recueillie en un jour a été de 196^{mm},1 le 28 mars 1856.

B. Amplitude diurne de la température. — Au point de vue où nous nous plaçons, une autre donnée également importante à considérer est l'*amplitude diurne de la température*, c'est-à-dire la différence des températures extrêmes de la journée, rapportée à la durée du jour. D'après Lamont, cette différence serait inversement proportionnelle à la durée du jour, en sorte que le quotient $\frac{T-t}{t}$ serait constant.

Il est clair, en effet, que la différence *T-t* et le temps y sont en relation directe, car :

1° Plus court est le temps pendant lequel une quantité donnée de chaleur solaire est reçue, plus la température qui en résulte doit être élevée ;

2° La température étant alors plus haute pendant le jour, la radiation pendant la nuit doit être plus rapide ;

3° Plus la nuit est longue, plus la radiation doit être favorable. Mais ainsi que l'a fait remarquer M. A.-I. Woeikof, bien d'autres causes influent sur ce phénomène, et font que la loi de cette relation est bien plus compliquée que ne le pensait Lamont.

Il faut faire entrer en ligne de compte aussi bien l'absorption de notre atmosphère sur la radiation solaire et son influence sur la grandeur du rayonnement nocturne qui dépendent de la nébulosité du ciel, de l'humidité de l'atmosphère, de la nature des poussières qu'elle renferme et de son état de mouvement ou de repos, que la nature du sol au-dessus duquel cette atmosphère est située, ainsi que des conditions topographiques dans lesquelles se trouve la station thermométrique.

L'amplitude diurne doit donc varier en un lieu donné avec toutes les circonstances que nous venons d'énumérer, et d'autre part doit différer avec la station thermométrique. Ses valeurs moyennes pour les différents mois d'une année normale sont donc intéressantes à connaître et donnent des renseignements utiles sur le climat général d'un pays.

Nous les avons inscrites sur le tableau suivant :

AMPLITUDE DIURNE MOYENNE

ANNÉE NORMALE 1854—1878

Mois	Amplitude diurne	Saisons	Altitude diurne moyenne	Amplitude diurne moyenne à Lyon
Décembre ...	0 968			
Janvier	1.015	Hiver......	0.940	
Février	0.838			
Mars	0.734			
Avril.......	0.721	Printemps..	0.715	
Mai.........	0.691			
Juin	0.677			0.766
Juillet	0.734	Été	0.682	
Août	0.536			
Septembre ..	0.795			
Octobre	0.883	Automne ...	0.761	
Novembre...	0.604			

Nous manquons malheureusement de données pour

comparer les valeurs de l'amplitude diurne moyenne à celles des éléments dont elle dépend, en particulier à la nébulosité moyenne, et expliquer ainsi ses variations.

Mais dans les années ultérieures, cette comparaison sera faite régulièrement.

II. *Observations faites au Parc de la Tête-d'Or.* — Depuis 1878, les observations ont été faites au Parc de la Tête-d'Or. Nous résumons dans les tableaux suivants les données les plus importantes qui en résultent, afin de fournir un ensemble rétrospectif aussi complet que possible.

ANNÉE MÉTÉOROLOGIQUE 1878-79

MOIS	Pression barométrique moyenne à 0	Température moyenne à l'ombre	Température la plus haute	Température la plus basse	Amplitude diurne moyenne	Nébulosité moyenne (0°—4°)	Pluie en millimètres	Nombre de jours pluvieux	Neige fondue en millimètres	Nombre de jours neigeux	Eau évaporée en millimètres
				Résultats mensuels							
Décemb. 1878	742.1	0.3	12.5	—12.2	0.64	3.3	43.1	14	25.4	11	glace
Janvier 1879	746.2	2.2	14.4	—12.5	0 72	3.3	5.6	6	24.5	5	glace
Février......	738.9	5.0	16.3	— 3.0	0.69	3.2	65.5	17	1.6	1	43.0
Mars........	746.5	7.4	19.5	— 3.5	0.97	2.1	22.8	12	»	»	67.3
Avril........	739.2	8.0	19.6	— 1.7	0.60	3.1	160.5	25	»	»	97.8
Mai........	745.5	10.9	26.3	+ 1.1	0.69	2.5	112.1	16	12.0	1	96.7
Juin	746.5	17.8	31.3	+ 7.4	0.86	2.3	83.4	17	»	»	116.2
Juillet.......	746.8	17.7	31.8	+ 7.6	0.78	2.3	146.4	19	»	»	90.7
Août........	746.7	20.5	34.0	+10.2	0.94	2.0	63.5	9	»	»	89.3
Septembre...	747 5	16.3	31.2	+ 4.7	0.96	2.4	69.4	9	»	»	60.8
Octobre......	749.6	9.5	22.4	+ 0.9	0.76	2.9	31.1	10	»	»	28.9
Novembre ...	749.6	3.5	15.9	— 4.8	0.58	3.0	37.7	7	1.3	3	25.7
				Résultats trimestriels							
Hiver	742.5	2.5	16.3	—12.5	0 68	3.3	114.2	27	51.5	17	»
Printemps ...	743.8	8.8	26.3	— 3 5	0.75	2.6	295.4	53	12.0	1	261.6
Eté	746.7	18.3	34.0	+ 7.4	0.83	2.2	293.4	45	0.0	0	296.2
Automne	748.9	9.8	31.2	— 4.8	0.73	2.8	138.2	26	1.3	3	115.4
				Résultats annuels							
Année	745.5	9.8	34.0	—12.5	0.75	2.8	841.2	151	64.8	21	

ANNÉE MÉTÉOROLOGIQUE 1879—80

MOIS	Pression barométrique moyenne à 0	Température moyenne à l'ombre	Température la plus haute	Température la plus basse	Amplitude diurne moyenne	Nébulosité moyenne (0° — 4°)	Pluie en millimètres	Nombre de jours pluvieux	Neige fondue en millimètres	Nombre de jours neigeux	Eau évaporée en millimètres
Résultats mensuels											
Décemb. 1879	755.2	— 6.2	13.3	—16.3	1.09	1.4	4.1	6	9.7	7	3.4
Janvier 1880	755.8	— 3.2	9.1	—15.6	0.69	2.9	5.8	7	6.5	6	»
Février.....	747.5	+ 3.8	37.6	— 8.8	1.01	2.1	57.5	15	»	»	»
Mars	749.4	+ 9.2	22.5	— 2.4	1.25	0.7	0.6	7	»	»	100.7
Avril	743.5	+11.0	23.5	+ 0.4	0.70	3.0	105.4	18	»	»	79.6
Mai	745.0	+13.8	29.5	+ 3.5	0 84	2.0	37.0	11	»	»	125.5
Juin........	746.0	+16.4	30.1	+ 6.2	0.83	2.6	115.4	25	»	»	88.8
Juillet......	747.1	+20.4	35.7	+ 9.0	0.95	1.7	47.7	12	»	»	123.7
Août.	745.3	+19.0	33.5	+ 8.7	0.85	2.2	89.2	19	»	»	88.4
Septembre..	748.5	+16.9	29.1	+ 5.0	0.92	2.0	55.8	15	»	»	61 8
Octobre	745.3	+12.0	24.8	— 1.4	0.83	3.0	81.1	21	»	»	53.0
Novembre ..	749.1	+ 5.1	16.5	— 5.7	0.79	3.0	56.9	15	8.0	2	28.3
Résultats trimestriels											
Hiver.......	752.9	— 1.9	17.6	—16.3	0.93	2.1	67.4	28	16.2	13	»
Printemps...	746.0	+11.2	29.5	— 2.4	0.93	2.6	143.0	36	»	»	305.8
Été.........	746.4	+15.3	35.7	+ 6.2	0.88	2.2	252.1	56	»	»	293.9
Automne....	747.6	+10.7	29.1	— 5.7	0.86	2.7	193.8	51	8.0	22	143 1
Résultats annuels											
Année	748.1	8.9	35.7	—16 3	0 89	2.4	758.3	171	24.2	15	

MÉTÉOROLOGIE DES ANNÉES 1880-85

Avec l'année météorologique 1880-81, M. André a commencé la publication régulière d'une série d'observations donnant, pour chaque jour de l'année, les valeurs d'un certain nombre d'éléments météorologiques. On les trouvera dans le tableau récapitulatif que nous faisons précéder de quelques remarques qui en faciliteront l'intelligence.

I. *Pression moyenne diurne. Température moyenne diurne.* — Elles sont déduites des 24 nombres donnés pour chaque heure de la journée, par le baromètre et le thermomètre enregistreur.

II. *Températures maxima et minima*. — Les nombres inscrits dans ces colonnes représentent :

1° La température la plus élevée de la journée ;

2° La température la plus basse de la nuit.

Ils manquent quelquefois et, d'ailleurs, ne donnent pas toujours le maximum absolu de température, pendant l'intervalle de temps qui s'étend d'un minuit quelconque au minuit suivant. Il peut arriver, par exemple, que le thermomètre, après avoir atteint 15° vers le milieu du jour, s'abaisse à 10° vers 6 heures du soir et remonte ensuite d'une manière continue jusqu'au lendemain : le maximum inscrit au tableau sera alors 15°, bien que la température ait été supérieure à 15° vers 9 ou 10 heures du soir.

Si le thermomètre monte ou baisse d'une manière continue pendant toute une journée, ce qui se présente quelquefois en hiver, le maximum ou le minimum, tel que nous le définissons, n'existera pas.

Lorsque ces anomalies se présentent, la température moyenne diurne, déduite de l'enregistreur, peut différer considérablement de celle qu'on déduirait des maxima et minima ; il se peut, par exemple, que la première soit très inférieure à la seconde et même inférieure au minimum inscrit au tableau. L'ensemble de ces trois données est donc nécessaire pour avoir une idée nette de la marche diurne de la température.

Cette idée est complète si l'on connaît les heures du maximum et du minimum ; nous les comptons à partir de midi pour le maximum, et positivement pour les heures de l'après-midi, à partir de minuit pour le minimum, et positivement pour les heures qui suivent minuit. Ainsi :

$+ 3$ h. 15^m désigne 3 h. 15^m soir pour le maximum et 3 h. 15 matin pour le minimum.

— 0 h. 45 désigne 11 h. 15 matin pour le maximum et 11 h. 15 soir pour le minimum.

III. *Eau tombée.* — Le nombre inscrit à chaque date dans cette colonne donne la quantité d'eau tombée pendant 24 heures, depuis la veille à 7 heures du matin. Par suite, la quantité totale de pluie tombée dans un mois et comptée du minuit qui termine le mois précédent au minuit du jour qui termine le mois considéré, peut n'être pas exactement égale à la somme des nombres inscrits dans les colonnes pluie et neige.

IV. *Actinométrie.* — Le degré actinométrique mesure l'intensité de la radiation solaire reçue par la surface du sol. Il est proportionnel à la différence des températures marquées au même instant par deux thermomètres, dont les réservoirs sont placés dans des enceintes de verre où l'on a fait le vide, mais dont l'une est recouverte à l'extérieur de noir de fumée, tandis que l'autre est, au contraire, laissée nue et brillante. Le coefficient de proportionnalité varie d'ailleurs d'un instrument à l'autre ; à Lyon, ce différent est égal à 6, sous le nom de degré actinométrique moyen, nous donnons donc la moyenne des différences diverses constatées et multipliées par 6. On peut utiliser ces données d'une autre manière. On calcule pour chaque heure d'observation le degré actinométrique que l'on mesurerait, si, à ce moment, l'atmosphère était entièrement dépourvue de vapeur d'eau ou d'eau à l'état vésiculaire (brouillards ou nuages). Le rapport entre le nombre observé et le nombre calculé est ce que l'on appelle le rapport actinométrique à l'heure considérée. Dans le tableau résumé annuel, nous donnons le rapport actinométrique moyen de chaque mois.

V. *Durée de l'insolation directe.* — Cette donnée, fort importante pour nous faire connaître l'état réel du ciel indique le temps pendant lequel l'intensité de la radiation solaire a dépassé une limite déterminée et constante qui correspond sensiblement au passage des rayons solaires à travers les nuages légers.

VI. *Amplitude diurne de la température.* — C'est le quotient de la différence des valeurs extrêmes de la température, pour chaque jour, par la durée de ce jour. Nous en donnons la valeur moyenne pour chaque mois.

VII. *Nébulosité.* — On complète les indications précédentes au moyen de la nébulosité moyenne comptée de 0 (ciel beau), à 4 (ciel couvert).

ANNÉE 1880-81

L'année 1880-81 débute par un hiver remarquable, sa température moyenne (4°,4) n'est pas très différente de la normale de l'hiver (3°,3) mais ce fait tient à la compensation qui s'établit entre un mois de janvier généralement très froid (moyenne — 0°3) et un mois de décembre exceptionnellement doux (moyenne + 7°1). Pendant cette saison, les oscillations du thermomètre sont considérables, nous y trouvons les extrêmes + 15°0 le 28 décembre, — 21,°9 le 24 janvier, + 16,°0 le 28 janvier, + 17,°1 le 22 février.

D'ailleurs décembre est assez sec ; janvier et février sont, au contraire, pluvieux ou neigeux, mais plutôt caractérisés par le grand nombre des averses que par leur intensité. Au total, la quantité d'eau tombée pendant cet hiver (86mm2) est inférieure à la normale (102).

Le printemps de 1881 présente une température moyenne de 11,°3 peu différente aussi de la normale

TABLEAU RÉCAPITULATIF — Année 1880 - 81

MOIS ET SAISONS	Pression Moyenne	Pression + haute	Pression + basse	Temp. Moyenne	Temp. Moy. des maxima	Temp. Moy. des minima	Temp. La plus haute	Temp. La plus basse	Amplitude (diurne moyen)	Temp. du sol à 0m30 (8h.m)	Humidité 7h matin	Humidité 1h soir	Humidité 9h soir	Eau Pluie (mm)	Eau Neige (mm)	Eau évaporée (mm)	Degré actino. moy.	Rapport actino. moy.	Durée insolation directe (h.m)	Nébulosité moy.	Jours Pluie	Jours Neige	Jours Orage	Jours Brouillard	Jours Gelée	Durée totale pluie et neige (h.m)
Décembre	750.8	762.6	734.0	+ 7.2	+10.2	+ 4.1	+15.0	− 1.9	0.701	7.5	90	73	84	14.9	23.5	»	10.4	0.19	14.34	3.4	18	1	1	10	8	69.10
Janvier	743.4	756.7	729.0	− 0.5	+ 3.0	− 3.9	+16.0	−21.2	0.766	2.6	94	75	84	12.7	2.3	»	20.9	0.34	69.20	2.9	10	9	0	8	28	93.90
Février	744.8	750.6	732.3	+ 6.4	+11.7	+ 1.4	+17.1	− 5.0	0.950	5.3	83	58	77	31.1	1.7	39.3	33.6	0.48	109.53	2.2	16	2	0	11	12	102.35
Mars	746.3	761.1	736.5	+ 8.8	+14.6	+ 3.3	+20.1	− 4.9	0.957	7.9	81	52	73	56.3	1.7	84.3	43.2	0.56	77.15	2.8	14	2	0	9	11	87.30
Avril	743.3	754.4	734.3	+11.4	+16.9	+ 6.4	+23.0	− 0.2	0.777	11.2	78	57	80	50.7		74.4	42.7	0.44	126.50	2.3	24	0	1	6	6	112.50
Mai	747.9	757.3	738.6	+14.5	+20.2	+ 8.2	+27.6	+ 1.7	0.828	13.4	72	49	77	43.2		127.8	54.2	0.65	200.44	2.1	13	0	1	3	0	74.25
Juin	746.6	753.6	734.5	+17.8	+24.6	+11.6	+32.4	+ 2.3	0.838	16.9	72	48	70	70.2		107.0	51.0	0.59	311.04	1.6	15	0	4	1	0	43.35
Juillet	748.5	753.8	737.2	+23.5	+31.5	+15.3	+36.8	+ 7.0	1.052	21.4	61	34	68	20.3		196.3	57.6	0.68	237.15	1.9	5	0	5	2	0	3.50
Août	746.5	754.5	738.0	+20.5	+27.1	+13.5	+35.0	+ 8.0	0.965	19.6	71	46	66	103.6		122.3	42.3	0.53	133.30	2.2	10	0	4	3	0	33.45
Septembre	747.0	753.0	733.4	+14.3	+20.3	+10.1	+25.6	+ 5.6	0.816	15.5	89	68	88	113.8		52.0	31.3	0.43	133.40	2.4	16	0	5	13	0	54.50
Octobre	745.7	755.8	732.0	+ 7.8	+12.1	+ 4.1	+22.3	+ 2.2	0.733	10.3	89	68	88	106.9		43.4	26.7	0.40	108.40	2.7	19	0	0	9	7	69.55
Novembre	751.9	759.9	739.4	+ 7.9	+13.4	+ 3.3	+20.0	+ 3.2	1.074	7.9	92	68	88	34.7		39.3	23.5	0.47	123.05	1.8	5	1	0	17	9	16.55
Hiver	746.4	762.6	729.0	+ 4.4	+ 8.1	+ 0.8	+17.1	−21.2	0.777	5.1	94	69	84	58.7	27.5	»	21.2	0.33	313.58	2.9	44	12	1	29	50	265.05
Printemps	745.8	761.1	734.1	+11.6	+17.3	+ 6.0	+27.6	− 4.9	0.850	10.8	77	52	74	150.2	1.7	286.5	46.6	0.55	749.63	2.4	51	2	2	18	17	274.45
Été	747.2	753.9	734.5	+20.6	+27.7	+13.5	+36.8	+ 2.3	0.923	19.3	59	43	68	194.1	»	433.7	50.3	0.60	365.34	1.9	30	0	13	6	0	81.10
Automne	748.2	759.9	732.0	+10.0	+15.3	+ 5.8	+25.6	+ 2.2	0.872	11.3	89	68	88	255.2	1.7	133.7	27.3	0.43	365.34	2.3	40	1	5	39	16	141.40
Année	746.9	762.6	729.0	+11.6	+17.1	+ 6.6	+36.8	−21.2	0.867	+11.6	77	58	70	658.2	29.2	»	28.5	0.48	»	2.4	165	15	21	92	83	762.40

correspondante 12,°3 ; on y rencontre quelques périodes
assez froides pendant lesquelles il gèle 17 fois. Ces gelées ont lieu, pour la plupart, dans le courant de mars ;
il s'en trouve seulement 4 en avril et 1 seule en mai
(le 12, dans la période des *Saints de glace*), en sorte
qu'elles n'ont pas eu d'effet nuisible sur la végétation.

La quantité d'eau tombée pendant ce printemps
(150^{mm}2) est inférieure à la moyenne normale (190^{mm}8) ;
c'est mars qui en fournit le plus (56^{mm}3) et mai qui en
donne le moins (43^{mm}2). Avril est caractérisé par
des pluies très nombreuses (24 jours pluvieux), mais
faibles (50^{mm}7). Pendant l'été la température présente
une allure analogue à celle que nous avons constatée
pour l'hiver ; la moyenne générale est 20°, c'est-à-dire
assez voisine de la normale (21°5), mais des chaleurs
excessives (+ 36°8 le 5 juillet) accompagnées d'une sècheresse prolongée se produisent depuis la fin de juin
jusqu'aux premiers jours d'août, tandis que le temps
est relativement très froid au commencement de juin
(+ 2°3 le 11) et la fin d'août (+ 7°0 le 29).

Si nous comparons le maximum + 36°8 du 5 juillet
au minimum — 21°2 du 24 janvier, nous trouvons
qu'en 1881, l'écart entre les températures extrêmes est
considérable : 58°0.

La sécheresse qui caractérise le milieu de l'été (20^{mm}3
d'eau en juillet) se termine dans la deuxième quinzaine
d'août et ce dernier mois présente un total d'eau
recueilli de 103^{mm}6, supérieure de 36^{mm}4 à la moyenne
normale de la pluie en août.

Ce temps pluvieux continue d'ailleurs pendant une
grande partie de l'automne ; septembre donne 113^{mm}8
de pluie et octobre 108^{mm}6, nombres supérieurs à ceux
qui leur correspondent dans l'année normale (56^{mm}6 et
92^{mm}4) ; novembre, au contraire, fournit très peu d'eau
(34^{mm}7).

Le même contraste entre ces divers mois se retrouve dans les températures ; septembre et octobre sont généralement très froids, tandis que novembre est doux et brumeux. En sorte que la température moyenne de l'automne (10°2) ne se trouve pas beaucoup inférieure à la normale (12°7).

En résumé, au point de vue de la température et de la pluie, les résultats généraux de l'année 1880-81 (moyenne température 11°5, hauteur totale d'eau 687^{mm}4), ne sont pas très éloignés de ceux qui leur correspondent dans l'année normale (12°4 et 704^{mm}). Mais ces deux éléments subissent des variations *nombreuses et considérables* : l'écart entre les températures extrêmes étant, ainsi que nous l'avons déjà dit, de 58° et les hauteurs mensuelles d'eau tombées varient entre 14^{mm}9 (décembre 1880) et 113^{mm}8 (septembre 1881).

ANNÉE 1881-82

Les deux faits saillants qui caractérisent cette année sont 1° une température inférieure à la normale ; 2° un excès de pluie. La température moyenne de l'année est 10°5, inférieure de 2°1 à la moyenne normale déduite de 25 années d'observations ; c'est, d'ailleurs, la saison d'été qui s'écarte le plus de la saison moyenne correspondante (3°7) et c'est le printemps qui donne l'écart le plus petit (0°9). Seuls, les mois de mars et de novembre sont un peu plus chauds que dans l'année moyenne ; tous les autres mois sont plus froids.

Pour achever de caractériser cette année, au point de vue de la température, nous ajouterons que l'écart (38°7) entre les températures extrêmes + 31°4 + et — 7°3 est relativement faible ; que l'oscillation diurne est de même assez petite, comme l'indique la valeur peu

TABLEAU RÉCAPITULATIF — Année 1381-82

MOIS ET SAISONS	PRESSION ATMOSPHÉRIQUE réduite à 0° Moyenne	La plus haute	La plus basse	TEMPÉRATURE DE L'AIR Moyenne	Moyenne des maxima	Moyenne des minima	La plus haute	La plus basse	Amplitude diurne moyen	Température du sol à 8 h. du mat. à 0m10	à 0m30	Humidité de l'air en centièm à 7h. matin	à 1h. soir	à 9h. soir	Eau tombée Pluie	Neige	Eau évaporée Hauteur en mm.	Actinométrie Degré actinométrique moy.	Rapport actinométriq. moy.	ÉTAT du ciel Durée totale de l'insolation directe (h.m)	Nébulosité moyenne	NOMBRE DE JOURS Pluie	Neige	Orage	Brouillard	Gelée	DURÉE TOTALE de la pluie et de la neige (h.m)
Décembre	mm. 750.7	mm. 763.6	mm. 734.3	+1.7	+4.4	−1.3	+14.4	−7.3	0.687	»	+4.7	83	78	87	51.1	0.3	»	13.0	0.32	51.30	2.7	13	1	0	11	9	51.15
Janvier	58.8	70.1	39.7	+0.3	+3.2	−2.0	+11.8	−4.1	0.591	»	+1.8	93	83	91	16.1	»	»	11.6	0.26	44.25	2.5	5	0	0	25	27	14.35
Février	55.7	63.9	34.7	+3.0	+7.6	−0.6	+15.0	−4.8	0.812	»	+2.5	86	67	81	9.0	»	»	19.1	0.35	80.15	2.3	7	0	0	18	23	13.45
Mars	49.6	60.6	29.5	+8.5	+14.5	+2.9	+22.0	−1.8	0.991	+7.4	+7.2	84	48	76	42.8	3.1	70.5	35.3	0.51	189.20	1.8	11	0	1	11	4	33.55
Avril	43.9	51.7	31.8	+10.9	+17.2	+4.5	+22.6	−1.4	0.931	+10.0	+9.9	75	48	73	82.8	»	102.8	40.7	0.53	207.05	2.3	16	0	2	16	1	64.35
Mai	47.1	55.9	38.4	+14.8	+21.6	+8.9	+27.8	+5.7	0.840	+14.0	+13.8	75	59	73	110.5	»	93.5	48.7	0.60	233.40	2.1	14	0	1	9	0	45.10
Juin	47.5	53.5	40.9	+17.0	+23.7	+11.4	+31.0	+10.2	0.756	+16.5	+16.5	76	59	80	93.8	»	84.1	48.0	0.52	190.50	2.5	17	0	2	8	0	51.35
Juillet	46.8	57.0	37.5	+18.2	+24.7	+12.8	+30.9	+8.0	0.763	+17.3	+17.2	81	60	83	125.1	»	87.5	35.5	0.44	219.20	2.2	16	0	5	11	0	63.50
Août	47.7	51.7	40.2	+18.0	+25.4	+12.0	+31.4	+8.0	0.937	+17.5	+17.4	81	56	80	30.9	»	85.2	29.6	0.38	216.55	2.2	15	0	2	17	0	31.35
Septembre	41.4	51.4	35.5	+14.4	+20.4	+10.7	+30.0	+5.0	0.770	+15.0	+15.0	91	69	90	157.8	»	49.8	22.3	0.31	112.20	3.0	21	0	0	16	0	120.25
Octobre	45.5	54.9	27.4	+11.6	+16.1	+8.4	+25.0	+1.6	0.713	+12.5	+12.8	92	75	89	168.3	»	33.2	11.7	0.19	57.15	3.0	26	0	1	17	0	116.45
Novembre	45.8	55.9	34.3	+7.4	+8.0	+3.2	+17.7	−1.0	0.522	+8.5	+8.8	89	69	89	49.7	4.1	34.5	8.1	0.18	59.10	3.2	23	1	0	6	2	135.55
Hiver	755.1	770.1	734.3	+1.7	+5.4	−1.3	+15.9	−7.3	0.697	»	+3.0	89	76	86	76.2	0.3	»	14.6	0.31	176.10	2.6	25	1	0	54	59	79.35
Printemps	746.1	760.6	729.5	+11.4	+17.8	+5.4	+27.8	−1.8	0.922	+10.5	+10.3	78	51	74	243.1	3.1	275.8	41.6	0.55	459.05	2.1	41	0	4	36	2	143.40
Été	747.3	757.0	737.5	+17.7	+24.4	+12.0	+31.4	+5.7	0.818	+17.1	+17.0	79	58	81	254.8	»	256.8	36.0	0.45	657.05	2.2	48	0	9	36	0	146.50
Automne	745.2	756.9	727.4	+11.0	+14.8	+7.4	+30.0	−1.0	0.663	+12.4	+12.2	91	71	89	375.8	4.4	117.5	14.0	0.22	228.45	3.1	70	1	1	39	2	373.05
Année	748.6	770.1	727.4	+10.5	+15.5	+5.9	+31.4	−7.3	0.779	»	+10.6	84	64	93	949.9	7.5	»	26.5	0.38	1521.0	2.5	184	3	14	165	63	743.10

élevée de l'amplitude diurne moyenne qui, pour tous les mois de l'année, est *inférieure* à 1. Ces faits doivent être rapprochés de quelques autres qui leur correspondent : 1° une nébulosité moyenne de 2,5 (ciel plus qu'à moitié couvert) ; 2° une durée totale d'insolation directe de 1,521 heures, ce qui fait environ 4 heures par jour ; 3° un rapport actinométrique très faible (0,38) indiquant que la plus grande partie des rayons solaires ont été absorbés avant d'arriver dans les couches d'air inférieures.

Au point de vue de la pluie, nous trouvons en 1880-81, une hauteur totale d'eau tombée de 957^{mm}4, supérieure de 253^{mm}6 à la quantité moyenne et correspondant à 187 jours pluvieux ou neigeux et 743 h. 10 m. de pluie. Mais ici, les diverses saisons sont très différentes les unes des autres ; l'hiver ne donne que 76^{mm}2, soit 25^{mm}5 de moins que l'hiver normal ; l'automne, au contraire, fournit 375^{mm}8 ou 169^{mm}2 de plus que l'automne normal. C'est septembre et octobre qui présentent les plus grandes quantités d'eau ; 157^{mm}8 et 168^{mm}3.

Notons, enfin, que si l'hiver ne donne que peu de pluie, il est en revanche, extrêmement brumeux ; le brouillard a été observé 54 fois pendant cette saison et il y a eu de la brume presque chaque jour.

Remarquons que pendant l'année 1881-82, la fréquence du vent, dans les rhumbs principaux, est représentée par les nombres suivants qui correspondent à 2,920 observations : 1,145 du N., 674 de l'E., 586 du S., et 515 de l'O.

ANNÉE 1882-83

Au début de l'année 1882-83 est un hiver remarquable par la quantité de pluie qu'il a fournie, 176^{mm} d'eau au lieu de 101^{mm}7 que l'on recueille dans l'hiver moyen normal, et par la régularité relative de la température moyenne. En effet, les températures moyennes des trois mois d'hiver, et par suite celle de la saison, diffèrent toutes fort peu (0°5 en plus ou en moins) de la moyenne normale ; les températures extrêmes sont d'ailleurs les suivantes : + 14°0 et — 5°2 en décembre, + 14°9 et — 6°1 en janvier, +14°0 et — 2°3 en février. La température à 0ᵐ30 de profondeur à l'intérieur du sol est toujours restée de beaucoup supérieure à 0°, la plus basse qui correspond au 25 janvier étant de 1°0, et les températures moyennes, mesurées ainsi pour chaque mois, d'environ 5°. Cet hiver est donc relativement doux, et les gelées qu'on y a observées, quoique assez fréquentes, ont été peu intenses et non persistantes : 11 jours en décembre, 17 en janvier et 7 en février, soit au total 35 pour la saison.

Il faut encore remarquer que le mois de décembre fournit à lui seul 73ᵐᵐ4 d'eau, presque la moitié de la quantité d'eau totale de la saison et le double de la moyenne normale du mois de décembre. La fin de ce mois a, d'ailleurs, été marquée par une crue extraordinaire de nos deux fleuves, et de désastreuses inondations dues à la fois à la grande quantité d'eau tombée dans les bassins du Rhône et de la Saône, et à la brusque fusion des neiges accumulées dans les montagnes.

La saison de printemps commence, au contraire, par un mois de mars exceptionnellement froid. En effet, sa température moyenne 3°3 est inférieure de 4°6 à la moyenne normale ; la température mesurée à 0ᵐ30 de profondeur à l'intérieur du sol descend aussi bas qu'en janvier, et la moyenne mensuelle est la même pour les deux mois ; on y compte 17 jours de gelée, avec une moyenne de — 3°3 pour les températures minima, et un minimum absolu de — 5°7 ; enfin il donne 24ᵐᵐ9 de

TABLEAU RÉCAPITULATIF — Année 1882-83

SAISONS ET MOIS	PRESSION ATMOSPHÉRIQUE réduite à 0° Moyenne	La plus haute	La plus basse	TEMPÉRATURE DE L'AIR Moyenne	Moyenne des maximas	Moyenne des minimas	La plus haute	La plus basse	Amplitude diurne moyen	Température du sol 0m30 (8 h. m)	Humidité de l'air à 7 h. matin	à 1 h. soir	à 9 h. soir	Eau tombée Pluie	Neige	Eau évaporée Hauteur en mm	Actinométrie Degré actinométrique moy.	Rapport actinométriq. moy.	État du ciel Durée totale de l'insolation directe	Nébulosité moyenne	Nombre de jours Pluie	Neige	Orage	Brouillard	Gelée	Durée totale de la pluie et de la neige
	mm.	mm.	mm.																							
Décembre	743.9	756.9	724.5	+3.9	+7.4	+1.2	+14.0	−5.2	0.713	+5.3	91	91	91	55.4	18.3	19.3	6.4	0.07	9.9	3.0	18	2	0	8	11	112.4
Janvier	748.1	759.7	725.9	+2.6	+5.7	+0.0	+14.9	−6.1	0.606	+4.3	93	90	90	57.6	»	12.8	7.0	0.08	40.5	2.9	19	2	0	8	17	76.7
Février	753.0	767.0	729.3	5.7	9.7	1.8	+14.0	−2.3	0.760	3.8	83	82	84	45.4	»	51.5	8.7	0.10	90.3	2.5	10	2	0	7	7	57.0
Mars	742.4	757.2	730.1	3.3	7.8	0.3	+14.5	−5.7	0.687	4.3	70	60	82	12.3	24.9	46.3	12.1	0.13	112.0	2.6	19	7	0	7	7	113.7
Avril	714.7	752.9	729.8	10.2	16.0	5.4	+21.0	−0.4	0.785	9.3	73	48	67	47.4	»	115.0	11.5	0.13	201.4	2.0	13	0	0	2	1	65.8
Mai	745.1	753.6	731.5	14.8	21.4	8.2	+28.0	+1.3	0.910	13.0	80	55	85	37.9	»	107.2	18.6	0.18	212.5	2.3	18	0	1	0	0	43.8
Juin	746.3	752.5	737.8	16.6	24.1	11.4	+31.2	+6.8	0.819	16.4	82	59	85	73.5	»	68.3	17.9	0.21	165.6	2.3	10	0	3	1	0	45.8
Juillet	746.8	756.4	740.5	18.3	25.6	12.7	+33.4	+8.3	0.849	18.8	82	53	85	99.1	»	79.7	17.9	0.20	194.4	2.3	15	0	11	3	0	45.4
Août	748.5	752.9	739.7	18.7	26.3	11.9	+33.6	+0.0	1.024	18.2	80	50	80	27.4	»	95.4	16.7	0.24	311.5	0.8	14	0	1	1	0	10.4
Septembre	746.0	751.8	734.1	15.5	21.4	9.0	+24.7	+3.0	0.818	16.4	66	66	92	110.3	»	49.1	16.7	0.20	141.6	2.3	13	0	5	0	0	51.7
Octobre	749.0	760.3	737.1	9.8	15.5	5.7	+20.1	+0.0	0.900	11.8	74	74	92	65.5	»	30.2	10.6	0.13	120.2	2.3	13	0	0	2	0	59.2
Novembre	748.8	758.5	736.9	6.1	10.1	2.2	+17.2	−3.0	0.840	8.4	92	73	91	47.1	»	17.8	9.1	0.13	51.1	2.7	16	0	0	9	7	65.5
Hiver	748.3	767.0	724.5	+4.9	+7.6	+1.0	+14.9	−6.1	0.702	+4.9	91	78	88	158.5	18.3	83.6	7.6	0.08	140.7	2.8	47	4	0	23	35	245.8
Printemps	744.1	757.2	729.8	+9.4	+15.1	+4.4	+28.0	−5.7	0.797	+9.2	75	52	74	97.6	24.9	268.5	13.3	0.15	525.9	2.2	45	7	1	3	18	223.3
Été	747.3	756.4	737.8	+17.9	+25.3	+12.0	+33.6	+6.6	0.853	+17.7	81	54	83	200.0	»	243.4	19.2	0.22	671.5	1.8	42	0	25	4	0	101.6
Automne	747.9	760.3	734.1	+10.3	+15.7	+6.2	+24.7	−3.0	0.862	+12.2	92	71	92	222.9	»	97.1	12.1	0.15	312.9	2.4	43	0	5	27	7	176.4
Année	746.9	767.0	724.5	+10.4	+15.9	+5.9	+33.6	−6.1	0.826	+11.0	85	64	84	679.0	43.2	602.6	13.0	0.15	1651.0	2.3	177	11	31	57	60	747.1

neige en 7 jours neigeux, et seulement 12^{mm}3 de pluie
en 12 jours pluvieux, soit un total de 37^{mm}2 d'eau, inférieur de 17^{mm}8 à la hauteur normale de mars.

Avril et mai sont encore un peu froids, leurs températures moyennes étant inférieures de 1° à 2° aux
moyennes normales correspondantes ; d'ailleurs le premier mois ne donne que 47^{mm}4 de pluie (hauteur normale 54^{mm}0), et le deuxième en fournit encore moins,
37^{mm}9 (hauteur normale 81^{mm}8).

En résumé, la température moyenne 9°4 du printemps est inférieure de 2°9 à celle du printemps moyen,
et la hauteur d'eau tombée, 112^{mm}5, est beaucoup plus
faible que la normale (190^{mm}8).

L'été de 1883 est relativement froid, moyennement
pluvieux et très orageux.

Les températures moyennes de chacun des trois mois
qui le composent sont inférieures de 3° environ aux
températures moyennes normales correspondantes ;
cependant tous trois présentent quelques journées très
chaudes avec les maxima absolus suivants : 31°2 pour
le mois de juin ; 33°4 pour le mois de juillet ; 33°6 pour
le mois d'août.

Et, d'un autre côté, les températures moyennes de
l'air dans les mois de juillet et d'août sont égales (18°3
et 18°7) ; tandis que dans l'année normale elles diffèrent
de 1°.

La quantité de pluie tombée dans l'été de 1883 diffère
fort peu de celle que l'on mesure dans l'été moyen,
mais ce n'est qu'un résultat de compensation, la pluie
et les orages se répartissant fort inégalement entre les
différents mois. Ainsi, juin comprend 13 jours orageux
avec une hauteur de pluie égale à 73^{mm}5, et, par conséquent, à peine différente de la moyenne normale 77^{mm}7.

Juillet donne 11 jours orageux, mais $99^{mm}1$ de pluie, soit $39^{mm}3$ de plus que la hauteur normale ; et août n'est ni orageux (un seul orage), ni pluvieux ($27^{mm}4$, la normale étant $67^{mm}2$).

Enfin, la température la plus élevée de l'été étant $+ 33°6$ et la plus basse de l'hiver $— 6°1$, l'écart entre les températures extrêmes n'est que de $39°7$, inférieur de près de 20° à celui que nous avions constaté en 1880-81.

L'automne de l'année 1882-83 est encore une saison relativement froide, car sa température moyenne, $10°3$, est inférieure de $2°6$ à celle de l'automne moyen ; ce résultat provient surtout des mois de septembre et octobre, dont les températures moyennes sont inférieures de $3°5$ aux moyennes normales correspondantes ; tandis que le mois de novembre présente une température moyenne à peu près égale à la normale.

Au point de vue de la pluie, ces trois mois sont encore très différents les uns des autres : septembre donne une grande quantité d'eau ($110^{mm}3$, la normale étant $56^{mm}6$) avec 14 jours pluvieux ; octobre en fournit beaucoup moins ($65^{mm}5$, la hauteur moyenne étant $92^{mm}4$), mais les pluies sont aussi fréquentes dans ce mois (13 jours pluvieux) que dans le précédent ; novembre, enfin, ne donne que $47^{mm}1$ d'eau (normale ($57^{mm}7$) en 16 jours pluvieux. Ainsi, septembre est caractérisé par des pluies abondantes ; octobre et surtout novembre, par des pluies nombreuses et peu intenses. Au total, cet automne fournit une hauteur de pluie de $222^{mm}9$, à peine supérieure à celle de l'automne moyen $206^{mm}6$.

En résumé, l'année 1882-83 a été relativement froide, sa température moyenne, $10°4$, étant inférieure de $2°2$ à la normale, et a fourni une hauteur d'eau de $722^{mm}2$, peu différente de celle qui correspond à l'année moyenne ($704^{mm}2$).

3

La pression moyenne a été de 746^{mm}9, presque exactement la pression normale à Lyon (746^{mm}8) ; d'ailleurs les diverses saisons ne présentent, à ce point de vue, que de faibles différences avec les nombres normaux correspondants.

Ajoutons que, pour cette année, la fréquence du vent dans les quatre rhumbs principaux est représentée par les nombres suivants, qui correspondent à 2,920 observations : N. 1,203 ; E. 680 ; O. 548 ; S. 489.

ANNÉE 1883-84

Au début de l'année 1883-84, se trouve une période de froid assez intense (minimum absolu — 11°6), mais de courte durée (7 au 11 décembre) ; ces quelques jours sont du reste les seuls vraiment rigoureux de la saison d'hiver, qui dans son ensemble est relativement douce : les gelées y sont peu nombreuses (27, dont 12 en décembre, 11 en janvier, 4 en février) et, à part celles du 7 au 11 décembre, peu intenses (minima absolu : — 5° en janvier, nombre observé une seule fois, — 3°3 en février) ; on y rencontre d'ailleurs un assez grand nombre de jours dont la température moyenne est supérieure à la normale, avec les maxima diurnes absolus suivants : + 10°6 en décembre, + 15°0 en février. Il faut cependant remarquer que les journées douces sont surtout fréquentes en janvier et en février, tandis qu'elles sont plus rares en décembre ; il en résulte que ce dernier mois présente une température moyenne un peu inférieure à la normale (la différence étant due surtout à la période du 7 au 11), les deux

TABLEAU RÉCAPITULATIF — Année 1883-84

MOIS ET SAISONS	PRESSION ATMOSPHÉRIQUE réduite à 0°			TEMPÉRATURE DE L'AIR						Température du sol à 0m30 (8 h. m) A	Humidité de l'air en centièm.			Eau tombée (hauteur) en mm.		Eau évaporée Hauteur en mm.	Actinométrie		ÉTAT du ciel		NOMBRE de jours où il y a eu					Durée TOTALE de la pluie et de la neige
	Moyenne	La plus haute	La plus basse	Moyenne	Moyenne des maxima	Moyenne des minima	La plus haute	La plus basse	Amplitude diurne moyen.		à 7 h. matin	à 1 h. soir	à 9 h. soir	Pluie	Neige		Degré actinométrique moy.	Rapport actinométriq. moy.	Durée totale de l'insolation directe	Nébulosité moyenne	Pluie	Neige	Orage	Brouillard	Gelée	h. m.
Décembre.	751.6	7 60.3	738.9	+1.2	+4.0	−0.7	+10.6	−11.6	0.510	3.1	92	84	93	31.1	117.2	12.1	5.7	0.07	11.3	3.0	13	8	0	9	12	134.2
Janvier..	54.7	63.0	34.3	+4.0	+7.1	+1.3	+15.9	5.1	0.637	4.3	92	77	90	21.5	»	23.4	8.8	0.12	45.3	2.7	13	0	0	9	11	43.1
Février..	48.6	62.3	39.3	+6.7	+11.7	+3.0	+15.8	3.5	0.835	6.2	87	64	84	33.3	»	37.4	8.6	0.11	59.5	3.0	14	0	0	4	4	54.7
Mars	45.9	51.2	37.1	+8.5	+14.7	+4.2	+21.6	2.7	1.042	7.6	86	42	70	2.6	»	91.0	14.7	0.20	210.4	1.5	7	0	0	1	7	16.8
Avril	39.9	47.3	33.1	+9.9	+16.5	+4.2	+21.6	1.8	0.925	10.0	78	51	71	22.3	»	88.2	13.8	0.18	181.9	2.3	14	0	1	0	2	70.4
Mai	47.5	55.1	33.1	+16.0	+23.0	+9.3	+30.4	5.2	0.913	15.6	73	49	72	61.4	»	104.2	15.2	0.20	220.4	1.8	12	0	4	0	0	53.5
Juin	46.3	50.7	33.7	+15.8	+27.7	+10.3	+30.4	8.8	0.750	15.7	77	49	75	49.3	»	92.9	15.0	0.20	186.7	1.9	10	0	2	0	0	28.4
Juillet...	47.5	52.2	42.7	+20.2	+27.8	+14.2	+34.2	6.1	0.882	19.7	77	54	75	96.4	»	103.1	16.5	0.21	226.5	1.7	13	0	7	0	0	42.0
Août	47.4	52.0	42.9	+20.2	+27.8	+13.7	+33.0	6.5	1.000	19.6	82	50	81	30.8	»	52.8	16.0	0.21	255.0	2.0	9	0	4	0	0	19.2
Septembre	48.8	54.8	36.6	+16.0	+22.7	+10.6	+27.6	0.3	0.938	16.7	94	58	84	110.1	»	52.8	16.6	0.21	201.3	2.1	9	0	0	2	0	45.8
Octobre..	47.9	58.9	39.5	+9.9	+15.3	+6.0	+21.6		0.853	12.5	91	67	91	8.1	»	36.9	11.5	0.16	87.7	2.5	9	0	0	7	2	20.1
Novembre	51.0	57.8	33.3	+4.4	+8.7	+0.5	+19.1	5.0	0.863	7.6	93	75	91	14.3	5.0	20.1	8.3	0.11	54.5	3.0	12	4	0	9	16	76.4
Hiver	51.6	63.0	31.3	+4.0	+7.6	+1.2	+15.9	−11.6	0.681	+4.5	90	75	89	93.9	17.2	72.9	7.7	0.10	116.1	2.9	40	8	0	22	27	232.0
Printemps	44.4	55.1	35.2	+11.5	+18.1	+5.2	+30.2	+2.7	0.963	+10.7	79	47	71	89.3	»	286.4	14.6	0.19	612.7	1.9	33	0	5	1	9	140.7
Été... ...	47.1	52.2	33.7	+18.9	+25.8	+12.7	+34.2	+5.2	0.873	+18.3	78	51	76	176.5	»	289.0	16.4	0.21	668.2	1.6	32	0	16	0	0	89.6
Automne .	49.9	57.8	35.6	+10.0	+15.6	+5.7	+27.2	+5.0	0.903	+12.3	93	67	90	132.5	5.0	109.8	12.1	0.16	313.5	2.5	30	4	4	18	18	142.3
Année	48.3	63.0	33.7	+11.1	+16.8	+6.2	+31.2	−11.6	0.869	+11.5	85	60	91	492.2	22.2	753.1	12.7	0.16	1742.5	2.2	135	12	25	41	54	604.6

autres des moyennes supérieures de 1° à 2° aux normales correspondantes, et la saison elle-même, prise
dans son ensemble, une moyenne de 4°0, un peu supérieure aussi à la normale (3°6).

Dans l'intérieur du sol, les thermomètres placés aux
profondeurs de 0^m10 et 0^m30, n'indiquent aucune gelée
pendant tout cet hiver; les plus basses températures
observées sont de 0°6 à 0^m10 et 1°6 à 0^m30 (11 décembre).

Il est d'ailleurs remarquable que le temps relativement doux que nous venons de signaler correspond à
une pression barométrique moyenne supérieure à la
normale pour les mois de décembre et janvier et sensiblement égale pour février. L'excès de la pression
moyenne sur la pression normale est de $3^{mm}9$ pour
décembre, $6^{mm}1$ pour janvier, $0^{mm}1$ pour février, $3^{mm}4$
pour l'ensemble de la saison.

Pendant cet hiver, la pluie ou la neige donnent au
total $111^{mm}1$ d'eau, quantité peu différente de la normale ($101^{mm}7$); mais les trois mois qui le composent
diffèrent beaucoup les uns des autres et des mois
correspondants de l'année normale à ce point de vue :
décembre 1883 présente un excès de pluie de $19^{mm}4$ et
ce fait doit être remarqué, à cause de la pression
moyenne très élevée de ce mois ; janvier 1884 s'écarte
de $10^{mm}9$, en sens opposé, du mois moyen ; février
donne sensiblement la quantité de pluie normale. En
décembre, il est tombé plusieurs fois de la neige ; en
janvier et février, il n'y en a pas eu.

Nous remarquons encore que cette saison d'hiver a
été très brumeuse pendant les deux premiers mois
(24 jours brumeux en décembre, 23 en janvier) et beaucoup moins pendant le mois de février (8 jours) ; de
plus, les brouillards intenses, qui se sont produits

vingt-deux fois dans toute la saison, coïncidaient fréquemment avec l'existence d'une tension électrique de l'air positive et très forte.

Le printemps de 1884 est caractérisé surtout par une sècheresse prolongée ; chacun des trois mois de mars, avril et mai, ne fournit, en effet, qu'une quantité de pluie très inférieure à la normale. En mars, en particulier, il ne tombe que $2^{mm}6$ d'eau, soit à peine le 20° de la hauteur normale ($55^{mm}0$).

Notons que ce temps sec ne coïncide pas avec une pression moyenne élevée ; en mars et mai, la pression moyenne est à peine supérieure à la normale, en avril, elle lui est inférieure de $5^{mm}6$.

Un autre caractère remarquable de cette saison, est l'écart considérable qui existe entre les températures extrêmes *moyennes*, tant pour la saison prise dans son ensemble que pour chacun des trois mois qui la composent : on peut voir, en effet, dans le tableau ci-après, que l'amplitude diurne moyenne est très supérieure à la normale en mars, avril et mai. C'est surtout en mars que la différence est accusée ; la différence entre l'amplitude moyenne actuelle 1,042 et la normale 0,734, est de 0,308 à très peu près la moitié de la valeur normale.

Il y a une relation évidente entre cette amplitude moyenne et le régime des pluies ; l'écart des températures extrêmes d'une journée augmente, en effet, quand le ciel est beau, en sorte que le mois le moins pluvieux doit présenter l'amplitude diurne la plus grande.

De même, il en résulte aussi que, pendant cette saison, et surtout pendant le mois de mars, les nuits sont froides et les journées relativement chaudes ; aussi trouvons-nous 7 gelées en mars, avec un minimum absolu de 21^o2 en mars, 21^o6 en avril, et 30^o2 en mai.

D'ailleurs, dans l'ensemble, mars est relativement doux (température moyenne mensuelle 8^o5, normale 7^o9), avril relativement froid (9°9, normale 12°9) et mai très peu différent du mois moyen 16°0, normale 16°2).

La saison d'été présente, au point de vue de la température, une assez grande variabilité ; on y trouve successivement des périodes très chaudes, pendant lesquelles le thermomètre atteint 30°4 en juin, 34°2 en juillet, 33°0 en août, et des périodes froides pendant lesquelles il descend jusqu'à 5°2 en juin, 8°8 en juillet, 6°1 en août. L'influence de ces dernières périodes est prédominante dans les moyennes et la température moyenne de la saison et de chacun des mois qui la composent sont inférieures aux normales correspondantes ; la différence est de 4°3 pour juin, 1°7 pour juillet, 1°4 pour août et 2°5 pour l'été dont la température moyenne est de 18°9.

Si nous comparons le maximum absolu 34°2, observé en juillet, au minimum absolu de décembre, 11°6, nous trouvons que dans l'année 1883-84, l'écart des températures extrêmes est relativement fort, 45°8. Quand on mesure les températures à l'intérieur du sol, mais à une faible profondeur, cette oscillation du thermomètre se trouve bien diminuée : ainsi, à la profondeur de 0^m10, le maximum absolu est 22°6 et l'écart des extrêmes 22°0, à la profondeur de 0^m30, le maximum absolu est 22°0 et l'écart des extrêmes 20°4.

La sécheresse est moins marquée pendant l'été qu'au printemps, mais les pluies sont encore relativement faibles ; elles ne donnent que 176^{mm}5 d'eau, soit 28^{mm}2 de moins que la hauteur normale, et sont d'ailleurs très inégalement réparties entre les différents mois. Juin débute par une période moyennement pluvieuse qui dure jusqu'au 14 et fournit 49^{mm}3 d'eau ; mais la seconde quinzaine est très sèche et le déficit est, par rapport à la normale, de 28^{mm}4 pour ce mois, qui d'un autre côté n'est presque pas orageux. En juillet, au contraire, les orages sont fréquents et déterminent de fortes averses ; la quantité d'eau recueillie, 96^{mm}4 est par suite très supérieure à la normale 59^{mm}8. Le temps reste assez orageux en août ; mais les pluies redeviennent rares et faibles et ne donnent que 30^{mm}8 d'eau, c'est-à-dire à peine la moitié de la hauteur normale 67^{mm}2.

Malgré son caractère orageux, le mois de juillet ne présente pas une tension électrique moyenne plus forte que juin ; la tension moyenne, mesurée à 3^m du sol, équivaut à 64 éléments Volta pour le premier de ces mois et 63 pour le second.

Nous remarquons encore qu'il y a eu pendant cette saison un assez grand nombre de perturbations magnétiques ; ces phénomènes ne paraissent pas d'ailleurs avoir de relation avec les orages électriques, puisque juin présente 14 de ces perturbations, tandis que juillet n'en compte que 6. Toutefois c'est en juillet, du 2 au 4, qu'on trouve un des orages magnétiques les plus intenses de l'année, la déclinaison de l'aiguille aimantée ayant varié, à cette époque, de 32', soit de plus d'un demi degré.

L'automne de 1884 est une saison froide ; pour chacun des mois de septembre, octobre et novembre, la température mensuelle moyenne est en effet inférieure d'environ 3° à la normale correspondante, et la température moyenne de la saison est de 10°9, tandis que la normale est de 12°9. En septembre, on trouve encore quelques journées assez chaudes, surtout pendant la période du 15 au 20 où le minimum absolu des 16 et 17 est 27°2. Mais en octobre, la température moyenne diurne reste constamment inférieure à la normale, sans que pourtant il y ait eu gelée. Novembre est plus variable, et, à côté d'une période relativement douce (du 7 au 11), présente des gelées nombreuses (16) et assez fortes (minimum absolu — 5°0).

Au point de vue de la pluie, les mois de cette saison sont très différents les uns des autres : septembre donne 110^{mm}1 d'eau, soit environ le double de la hauteur normale 56°6 ; octobre au contraire est extrêmement sec et ne fournit que 8^{mm}1 de pluie ce qui est à peine le onzième de la hauteur normale ; novembre enfin en donne 14^{mm}3, c'est-à-dire le quart environ de la normale. Au total, il tombe 132^{mm} d'eau pour toute la saison, tandis que la hauteur moyenne de pluie est pour l'automne de 206^{mm}6.

D'ailleurs, en septembre, la seule journée du 3 a donné 76^{mm}6 d'eau sur les 110^{mm} que comporte le mois entier ; au point de vue agricole, on doit laisser de côté une pareille averse qui ne produit pas du tout les mêmes résultats que la même quantité d'eau répartie sur plusieurs jours. L'automne de 1884 doit donc être regardée comme une saison sèche.

Le temps a d'ailleurs été très brumeux pendant les deux mois d'octobre et novembre qui sont les moins pluvieux de la saison, et, cette fois encore, comme dans l'hiver précédent, les brouillards intenses observés 16 fois pendant ces deux mois ont coïncidé en général avec une forte tension électrique positive de l'air ; aussi les tensions moyennes mensuelles de l'air sont-elles fortes ; 123 éléments Volta en octobre et 164 en novembre.

Il est encore intéressant de constater que ces mêmes mois présentent un grand nombre de perturbations magnétiques, dont quelques-unes très fortes ; du 1er au 3 octobre la déclinaison de la boussole varie de 28', du 2 au 4 novembre elle varie de 33'.

En résumé, l'année météorologique 1883-84 est froide et remarquablement sèche. Sa température moyenne 11°1 est inférieure de 1°5 à la normale, et la quantité de pluie qu'elle fournit est seulement de 514^{mm}4, tandis que la hauteur normale est 748^{mm}6. A ce dernier point de vue, elle est caractérisée par des pluies moyennement nombreuses, mais peu abondantes, puisque les 514^{mm} d'eau tombée se répartissent entre 147 jours pluvieux, nombre peu inférieur au nombre normal (155).

Remarquons enfin que, pendant cette année, le vent a soufflé 1,308 fois du Nord, 521 de l'E., 557 du S. et 442 de l'O., sur 2,928 observations.

ANNÉE 1884-85

L'année météorologique 1884-85, dont la pression barométrique moyenne 745^{mm}9 est inférieure de 0^{mm}9 à la moyenne normale, est surtout caractérisée par un froid relatif ; sa température moyenne 10°6 est inférieure de 1°9 à la moyenne normale. Cette différence est, en effet, considérable, et d'un autre côté, dix mois sur douze présentent un écart de même sens, écart qui atteint 4°3 pour le mois de septembre, tandis que deux mois seulement, février et novembre, ont des températures moyennes mensuelles supérieures de 1°6 et 0°2 aux normales correspondantes.

D'ailleurs, dans l'étendue de l'année, les variations de ces deux éléments météorologiques sont considérables. Les valeurs extrêmes sont : pour la pression, 726^{mm}6 le 20 décembre 1884 et le 10 octobre 1885, 761^{mm}0 le 13 décembre 1884 ; et, pour la température, — 9°4 le 3 janvier, + 33°1, le 12 juillet. Ainsi l'écart est de 34^{mm}5 pour la pression et de 42°5 pour la température. Ajoutons que les valeurs extrêmes sont : — 10° le 3 janvier, + 43°0 le 12 juillet pour le thermomètre placé à l'air libre à 0^{m}05 au-dessus du gazon ; — 0°8 le 20 et le 27 janvier et + 25°6 le 12 juillet pour le thermomètre placé dans l'intérieur du sol, à la pro-

4

fondeur de 0^m19 ; $0°0$ les 20, 21, 24, 28 et 29 janvier et $+ 24°5$ le 1er août pour le thermomètre placé à la profondeur de 0^m30, les différences des valeurs extrêmes sont donc : $24°5$ à la profondeur de 0^m30 dans le sol, $26°4$ à la profondeur de $0°10$, $42°5$ pour le thermomètre placé à l'air libre mais abrité et enfin $53°$ pour le thermomètre placé à l'air libre à 0^m05 au-dessus du gazon.

Nous ferons remarquer qu'à 30 cent. de profondeur à l'intérieur du sol le maximum de température a lieu beaucoup plus tard qu'à l'ombre 3^m au-dessus du sol.

Enfin tandis que le nombre de jours de gelée de l'année a été de 68, le thermomètre placé à 30 cent. de profondeur n'est pas descendu au-dessous de $0°$.

L'oscillation diurne du thermomètre a elle aussi été en moyenne relativement forte : En effet l'amplitude diurne moyenne est $0°885$, la normale étant 0,776.

Ce fait se rattache aux deux suivants : 1° Nébulosité moyenne relativement faible, 2, 3, c'est-à-dire ciel à peu près demi-couvert ; 2° Durée totale d'insolation assez élevée : 1663 heures, sur 4467 heures de séjour du soleil au-dessus de l'horizon de Lyon : n'oublions pas d'ailleurs, que cette durée, 1663 heures, correspond à une intensité déterminée de l'insolation, intensité de radiation que le soleil n'atteint pas toujours, quoiqu'il soit visible ; en sorte que la durée réelle d'apparition du soleil serait un peu supérieure à 1663 heures.

La richesse hygrométrique moyenne de l'année, expérimentée en dix-millièmes, est 100 ; c'est-à-dire, qu'en moyenne, le poids de vapeur d'eau contenue dans un mètre cube d'air atmosphérique a été la centième partie du poids d'air sec que renferme ce mètre cube d'air.

Le tableau récapitulatif, (p. 35) montre d'ailleurs que la richesse hygrométrique moyenne mensuelle croît du mois de janvier (48) au mois de juillet (161) : C'est donc

TABLEAU RÉCAPITULATIF — Année 1884-85

MOIS ET SAISONS	PRESSION ATMOSPHÉRIQUE réduite à 0° — Moyenne	La plus haute	La plus basse	TEMPÉRATURE DE L'AIR — Moyenne	Moyenne des maxima	Moyenne des minima	La plus haute	La plus basse	Amplitude diurne moyen	Température du sol à 7h du mat. A 0m10	A 0m30	Hygromét. à 7h.m. Humidité en centième	Richesse hygromét.	Eau tombée (hauteur en mm) Pluie	Neige	Eau évaporée Hauteur en mm	Actinométrie Degré actino-métrique moy.	Rapport actino-métriq. moy.	ÉTAT du ciel Durée totale de l'insolation directe	Nébulosité moyenne	NOMBRE DE JOURS où il y a eu — Pluie	Neige	Orage	Brouillard	Gelée	DURÉE TOTALE de la pluie et de la neige
	mm.	mm.	mm.																h. m							h. m
Décembre	747.5	751.0	723.6	+ 2.3	+ 5.8	− 0.6	+13.4	− 5.1	0.735	+ 2.9	+ 3.6	83	60	49.0	13.5	22.5	10.7	0.10	45.9	2.8	13	2	0	8	8	94.6
Janvier	46.8	55.0	32.2	− 0.8	+ 3.2	− 4.9	+13.1	− 9.4	0.839	0.0	+ 0.7	94	43	6.4	5.6	»	11.8	0.11	32.9	2.0	2	4	0	9	17	21.7
Février	45.8	55.2	32.5	+ 6.6	+12.2	+ 1.5	+18.1	− 2.8	1.023	+ 5.3	+ 5.3	87	75	51.3	»	45.3	13.4	0.09	55.4	2.4	11	0	0	5	9	39.5
Mars	45.8	53.4	31.0	+ 7.0	+12.5	+ 2.7	+19.8	− 3.1	0.417	+ 6.0	+ 6.6	82	91	26.7	»	67.4	16.3	0.12	121.9	2.5	9	1	2	3	11	19.6
Avril	41.0	54.2	31.0	+10.3	+16.6	+ 5.4	+25.4	− 1.7	0.822	+ 9.0	+ 9.7	84	91	62.6	»	44.7	15.4	0.14	142.2	2.6	12	0	2	1	3	73.3
Mai	45.2	52.6	21.0	+13.9	+19.0	+ 7.2	+29.6	− 3.8	0.847	+11.3	+12.3	74	111	46.3	»	121.2	13.3	0.17	146.9	1.6	19	0	5	0	0	28.4
Juin	46.8	53.8	40.8	+21.1	+27.0	+12.0	+31.9	+ 7.0	0.940	+18.2	+19.3	69	140	20.8	»	225.6	17.6	0.23	253.7	1.4	10	0	2	0	0	13.7
Juillet	43.8	53.0	43.1	+19.0	+23.8	+14.6	+31.0	+10.7	0.928	+20.7	+22.0	65	161	9.0	»	223.8	16.7	0.23	310.6	1.0	5	0	3	0	0	7.8
Août	45.4	54.9	43.4	+18.0	+23.6	+12.8	+32.9	+ 8.0	0.979	+19.1	+21.1	76	146	84.5	»	216.1	15.7	0.27	250.1	2.0	10	0	4	0	0	24.0
Septembre	47.8	54.9	35.5	+15.0	+21.9	+ 9.5	+23.3	+ 4.2	1.000	+14.8	+15.4	86	131	107.5	»	93.1	12.8	0.17	114.8	3.0	13	0	2	5	0	67.2
Octobre	43.8	51.5	26.5	+ 8.9	+13.9	+ 5.1	+21.0	+ 0.4	0.835	+ 8.7	+10.3	93	93	137.3	»	5.7	8.6	0.12	87.8	3.3	22	0	0	9	0	143.0
Novembre	45.7	52.8	23.3	+ 7.0	+10.6	+ 4.2	+17.9	+ 0.0	0.633	+ 6.5	+ 7.4	92	80	65.0	»	7.6	6.7	0.10	35.3	3.3	15	0	0	11	1	86.3
Hiver	45.7	61.0	23.6	+ 2.7	+ 7.1	− 1.3	+18.1	− 9.4	0.900	+ 2.7	+ 3.2	90	61	102.7	19.1	67.4	10.7	0.10	103.9	2.4	23	6	0	22	57	155.8
Printemps	44.0	58.4	28.0	+10.4	+16.3	+ 5.1	+29.6	− 3.2	0.830	+ 8.8	+ 9.5	81	93	135.6	»	233.3	15.0	0.14	418.9	2.5	40	1	7	9	10	121.3
Été	47.0	54.4	33.9	+19.4	+27.5	+13.1	+33.1	+ 7.0	0.930	+19.3	+20.8	71	149	114.3	»	615.6	17.2	0.22	824.4	1.7	25	0	9	0	0	45.5
Automne	45.8	54.9	26.5	+10.3	+15.5	+ 6.3	+28.9	+ 0.0	0.835	+10.0	+11.4	90	101	309.8	»	106.4	9.4	0.13	317.9	2.8	51	0	4	25	1	236.5
Année	45.9	61.0	26.5	+10.7	+15.6	+ 5.8	+33.1	− 9.4	0.885	+10.2	+11.2	83	100	569.1	19.1	1056.0	13.1	0.15	1633.4	2.3	111	7	20	56	68	619.1

pendant ce mois que la quantité d'eau renfermée dans l'atmosphère a été la plus forte.

La quantité totale d'eau, pluie ou neige, tombée dans le cours de cette année, 669^{mm}4, n'est que peu inférieure à la normale, 703^{mm}8 ; de même le nombre de jours pluvieux, 141, ne s'écarte pas beaucoup du nombre normal 155 : mais il faut remarquer que l'automne seul a fourni 309^{mm} d'eau tandis que le printemps et l'été ont été très secs.

Nous reviendrons tout à l'heure sur cette comparaison des saisons ; mais nous remarquerons maintenant que cette hauteur totale d'eau, un peu plus faible que la normale, correspond à la distribution suivante des vents dans les quatre rhumbs principaux : N. 1198, E. 529, S. 643, W. 552 ; tandis que si l'on prend la moyenne des six années 1880-85, on trouve : N. 1234, E. 644, S. 575, W. 467, distribution qui diffère peu de la normale. Ainsi en 1885, la fréquence des vents de N. et E. est moindre, et celle des vents de S. et O. plus grande que dans l'année normale, ainsi que nous l'avons dit. Cela tient à ce qu'en mai, juin et août il y a eu des périodes où un temps sec coïncidait avec un vent variable et faible, soufflant fréquemment du Sud ou de l'Ouest.

Les orages (jours où l'on a entendu le tonnerre) ont été rares, à Lyon, pendant l'année 1884-85 ; on en a observé seulement 20, dont 7 au printemps, 9 en été, 4 en automne.

. La tension électrique moyenne de l'air, mesurée à 3^m au-dessus du sol, a été de 124 éléments Volta ; et, ainsi que nous l'avons déjà fait remarquer l'année dernière, c'est pendant la saison la moins orageuse, l'hiver, que cette tension a atteint son maximum (moyenne de février, 213 Volta), et pendant la saison la plus orageuse, l'été, qu'elle est, au contraire, le plus faible. (Moyenne d'août, 87 Volta ; de septembre, 64 Volta.)

A l'égard du magnétisme terrestre, si on néglige les perturbations qui n'ont produit que des variations de la déclinaison inférieure à 3' (1/20 de degré), on trouve que le nombre de jours où il y a eu perturbations est de 182 ; sur ce nombre, 10 jours ont été marqués par des perturbations fortes, déterminant des déviations de 20' à 40' ; 50 jours par des perturbations assez fortes donnant lieu à des oscillations de 10' à 20' pour l'aiguille de déclinaison.

Nous avons déjà fait remarquer que pendant les mois de mai, juin, juillet, août, septembre et novembre, on constate une analogie assez nette entre les variations de la surface apparente des taches du soleil et celles du nombre ou de l'intensité des perturbations magnétiques.

Nous terminerons cette étude de l'année météorologique 1884-85 par une revue rapide des saisons.

L'hiver 1884-1885 donne une température moyenne, 2°7, inférieure de près de 1° à la normale, 3°6 ; d'ailleurs, le mois le plus froid est janvier, dont la moyenne mensuelle est — 0°8, la normale étant + 3°. Décembre est encore relativement froid (moyenne, 2°3 ; normale 2°9), mais février est, au contraire, assez doux (moyenne, 6°6 ; normale 5°0). Le nombre total des jours de gelées, pour toute cette saison, est de 57. La pression barométrique moyenne hivernale est 746^{mm}7, un peu inférieure à la normale, 748^{mm}2 ; c'est février, le mois le plus doux, qui donne la moyenne barométrique la plus basse, 745^{mm}8, et la plus différente de la normale, 748^{mm}5 ; les trois mois présentent, d'ailleurs, des écarts de même sens. Enfin, la hauteur d'eau tombée pendant cette saison, 128^{mm}8, est supérieure à la normale, 101^{mm}7 ; cet excès est dû aux mois de décembre et février, qui présentent des quantités d'eau presque doubles de la normale ; janvier, au contraire, déjà signalé par sa basse température, est très sec (hauteur d'eau, $12^{mm}0$; normale, $32^{mm}4$).

Le printemps de 1885 est encore relativement froid moyenne, $10°1$, la normale étant $12°3$), les trois mois qui le composent s'écartent de la normale dans le même sens, et l'écart va en croissant de mars à mai ; cette saison donne 10 jours de gelée. Sa moyenne baromé- trique, $744^{mm}0$, est inférieure à la pression normale, $745^{mm}2$; mais tandis que la moyenne de mai est sensiblement égale à la normale, celle de mars lui est supérieure de $0^{mm}9$, et celle d'avril inférieure de $4^{mm}4$. Ce dernier mois est, d'ailleurs, assez pluvieux ($62^{mm}6$, la hauteur normale étant 54.0), tandis que les deux autres sont secs. Dans l'ensemble, la saison ne donne qu'une hau- teur de pluie de $135^{mm}6$ (nombre normal, $190^{mm}8$).

En été, la température moyenne, $19°7$, est encore inférieure à la normale, $21°4$; et les trois mois de juin, juillet et août présentent des écarts de même sens. La pression moyenne de la saison, $747^{mm}0$, est égale à la normale, $747^{mm}1$; mais cela résulte de la compensation entre la moyenne de juillet, $748^{mm}8$, qui est supérieure à la normale, $747^{mm}2$, et celle d'août, $745^{mm}4$, qui est infé- rieure à la normale, $747^{mm}1$, tandis que celle de juin est normale. Juin et juillet sont très secs ; le premier donne $20^{mm}8$ d'eau et le deuxième $9^{mm}0$, les hauteurs normales étant respectivement $77^{mm}7$ et $59^{mm}8$. Août donne $84^{mm}5$, quantité supérieure à la normale, $67^{mm}2$, mais la plus grande partie est tombée pendant les derniers jours du mois ; en sorte qu'il n'a presque pas plu du commence- ment de mai à la fin d'août. Janvier et mars ayant déjà été très secs, et l'année précédente, 1884, ayant déjà donné une quantité d'eau inférieure de près de 220^{mm} à la normale, la sécheresse de l'été 1885 a été très nuisible à l'agriculture.

Cette sécheresse se termine à la fin d'août, et les trois mois d'automne sont pluvieux : Septembre donne $107^{mm}5$

d'eau ; octobre, 137^{mm}3 ; novembre, 65^{mm}0, les normales respectives de ces mois étant 56^{mm}6, 92^{mm}4 et 57^{mm}7 ; l'automne, dans son ensemble, donne 309^{mm}8, soit 103^{mm}2 de plus que la hauteur normale.

D'ailleurs, la température moyenne, 10°3, de l'automne est inférieure à la normale, 12°9, écart dû seulement aux mois de septembre et octobre, dont les moyennes sont inférieures de plus de 3° aux normales correspondantes, la moyenne de novembre étant égale à la moyenne normale ; et quant à la pression barométrique moyenne de cette saison, 745^{mm}8, elle est inférieure de 1^{mm}0 à la normale ; surtout à cause de l'état du baromètre en octobre qui est alors presque toujours au-dessous de sa valeur moyenne.

Ajoutons enfin, pour caractériser cette année météorologique, que jamais on n'y a vu la température mesurée à 0^{m}30 à l'intérieur du sol y descendre au-dessous de 0°.

Nous devons à l'obligeance de notre collègue M. André les très intéressants documents suivants. On voit que le vent le plus fréquent est le Nord. Les vents du Sud et d'Est ont été observés à peu près un même nombre de fois. Le vent d'Ouest est rare.

OBSERVATOIRE DE LYON

RÉCAPITULATION DES DIRECTIONS ET FORCES DU VENT

Observées à 9 h. du matin, du 1ᵉʳ décembre 1853 au 1ᵉʳ décembre 1885

SAISONS	N Nombres d'obs.	N Tempête	N Très fort	N Fort	N Assez fort	N Modéré	N Faible	N Très faible	E Nombres d'obs.	E Tempête	E Très fort	E Fort	E Assez fort	E Modéré	E Faible	E Très faible	S Nombres d'obs.	S Tempête	S Très fort	S Fort	S Assez fort	S Modéré	S Faible	S Très faible	O Nombres d'obs.	O Tempête	O Très fort	O Fort	O Assez fort	O Modéré	O Faible	O Très faible
Hiver	1071	3	9	61	160	268	311	156	736	»	»	1	6	119	384	236	571	1	16	36	71	153	212	82	395	»	3	6	53	121	144	68
Printemps	1202	3	16	58	243	330	363	189	634	»	»	5	21	94	346	168	690	1	10	23	94	221	262	79	392	»	2	4	55	144	138	49
Eté	1261	»	16	39	175	341	451	239	665	»	»	2	19	85	368	191	598	1	4	9	70	169	259	86	397	»	1	5	37	125	163	66
Automne	1038	1	10	43	137	233	306	208	692	»	1	3	10	71	305	212	736	3	9	43	93	194	261	133	353	»	2	3	48	97	135	68
	4572	7	51	201	715	1172	1434	992	2727	»	1	11	56	369	1483	807	2595	6	39	111	328	737	994	380	1537	»	8	18	193	487	580	251

ANNÉE	Nombres d'obs.	Tempête	Très fort	Fort	Assez fort	Modéré	Faible	Très faible
N	4572	7	51	201	715	1172	1434	992
E	2727	»	1	11	56	369	1483	807
S	2595	6	39	111	328	737	994	380
O	1537	»	8	18	193	487	580	251
	11431	13	99	311	1292	2765	4491	2430

CHAPITRE II

RÉSUMÉ GÉOLOGIQUE

SUR L'ARRONDISSEMENT DE LYON

Par M. le docteur DEPÉRET

Ce travail a pour but de condenser en quelques pages les connaissances acquises actuellement sur la géologie de l'arrondissement de Lyon, et de mettre en lumière les déductions pratiques que l'on en peut tirer au point de vue des applications de l'hygiène. En ce qui concerne cette partie des sciences médicales, l'importance de données précises sur la composition géologique du sol n'est plus aujourd'hui à démontrer. Pourtant les travaux déjà nombreux qui concernent la région lyonnaise sont difficilement consultés par les médecins et les hygiénistes, parce qu'ils se trouvent dispersés dans une foule de recueils périodiques spéciaux ou fondus dans le corps d'ouvrages géologiques d'ordre plus général. D'ailleurs, les notions exactes surtout en ce qui concerne les terrains récents, — de beaucoup les plus importants au point de vue de l'hygiène — remontent à un très petit nombre d'années et sont encore fort peu répandues en dehors d'un public scientifique très spécial. Ayant parcouru moi-même une grande partie de l'arrondissement de Lyon, j'ai pu souvent contrôler sur place les renseignements puisés à des sources

5

bibliographiques diverses, et n'admettre dans ce travail parmi les conclusions formulées par les auteurs, que celles qui peuvent être considérées comme définitivement acquises à la science.

Dans une première partie, je m'occuperai d'une manière générale de la géologie de l'arrondissement de Lyon. La deuxième partie sera consacrée à l'étude plus détaillée des environs immédiats de cette ville et de la composition du sous-sol sur lequel elle est construite.

GÉOLOGIE DE L'ARRONDISSEMENT DE LYON

L'arrondissement de Lyon s'étend sur la rive droite de la Saône et du Rhône depuis la hauteur de Trévoux au nord, jusqu'à Condrieu au midi, à l'exception d'une étroite lisière découpée sur la rive gauche de ces fleuves depuis Neuville-sur-Saône jusqu'auprès de Feyzin, pour englober les quartiers de la rive gauche de la ville de Lyon et quelques communes suburbaines, que l'on peut considérer à juste titre comme parties intégrantes de l'agglomération lyonnaise.

Orographie. — Considérée d'une manière générale, l'orographie de cet arrondissement peut être ramenée à la conception d'une large croupe ou arête montagneuse orientée à peu près N.-S., parallèlement au cours du Rhône et de la Saône, ou plus exactement inclinée vers l'Est de 20° environ. Cette crête d'une altitude moyenne de 7 à 800 mètres qui traverse tout l'arrondissement depuis Sainte-Catherine jusqu'à Lozanne peut être désignée sous le nom de *chaîne* ou *côte d'Izeron* (Fournet). La partie de ce massif qui s'abaisse vers le Rhône forme une sorte de plateau, élevé en moyenne de 300 mètres, qui est connu d'une manière générale sous le nom de *bas-plateau lyonnais*.

Le versant oriental de la côte d'Izeron appartient en entier à l'arrondissement de Lyon, tandis qu'une notable partie de son versant occidental qui incline vers la plaine du Forez, se trouve compris dans les limites du département de la Loire.

La ligne de partage des eaux entre les deux bassins du Rhône et de la Loire, comme il arrive fréquemment, ne se confond pas avec la crête principale, mais décrit dans cette partie de la chaîne un tracé des plus capricieux. « Tandis que la Brevenne et le Gier, deux affluents « du Rhône, ont leurs sources situées la première à dix « kilomètres, la seconde à moins de vingt kilomètres « de la Loire, on voit la Coize, entre la Brevenne et le « Gier, partir d'un point voisin du Rhône, et couler en « sens opposé vers la Loire. La ligne de faîte qui nous « occupe est ainsi obligée de contourner presque en « entier les bassins de ces trois rivières. (Grüner. « *Géologie de la Loire*, p. 35) ».

Sur le versant rhodanien, les cours d'eau de quelque importance sont du nord au sud : la Brevenne, affluent de la Saône par l'Azergue, le Thoux, le ruisseau de Rochecardon, le ruisseau des Planches, la rivière d'Izeron, le Garon et le Gier ; dans le bassin ligérien, le seul cours d'eau notable est la Coize, qui arrose le canton de Saint-Symphorien.

Les bassins de chacune de ces petites rivières, sont séparés par autant de crêtes secondaires, rattachées à la chaîne principale ou côte d'Izeron, et affectant d'une manière générale une direction N. 55° E,, parallèle à la crête du Mont-Pilat qui peut lui-même être considéré comme la plus importante de ces rides parallèles.

Généralités. — Au point de vue géologique, la chaîne d'Izeron doit être considérée, ainsi que tout le massif du Lyonnais dont elle fait partie, comme le simple rebord oriental de l'immense plateau de roches cristallines qui occupe une grande partie des provinces du Centre (Auvergne, Velay, Bourbonnais, Morvan,

Limousin, Cévennes). Ce massif qui a joué un rôle capital sur la distribution des terres et des mers aux différentes époques géologiques sur le sol français, est désigné depuis Elie de Beaumont, sous le nom de *Plateau Central de la France.*

Si l'on jette un coup d'œil sur la *Carte géologique de France* dressée par Dufrénoy et Elie de Beaumont, on sera certainement frappé de ce fait que le rebord du Plateau Central dessine du côté de l'Est, une ligne à peu près droite, dirigée N.-S., dont la régularité est surtout évidente depuis Mâcon jusqu'un peu au sud de Valence. Cette ligne, qui est accusée par le cours inférieur de la Saône, puis par celui du Rhône au sud de Lyon, doit être considérée comme une grande ligne de fracture, ou mieux comme la résultante d'une série de failles successives. Elle correspond d'une manière générale à une dénivellation importante, dénotée par le changement brusque de terrain qui se produit presque partout au delà de cette ligne.

J'aurai pourtant l'occasion de faire remarquer plus loin que des lambeaux de roches cristallines, qu'il est impossible de ne pas rattacher au Plateau Central, franchissent en quelques points et notamment près de Lyon (Rochetaillée, Lyon-Croix-Rousse, environs de Vienne) la ligne tracée par le cours du Rhône et de la Saône, et forment quelques pointements sur la rive gauche de ces fleuves. On peut s'expliquer ce fait, en admettant avec M. Torcapel que dans le Rhône Viennois, la grande faille N.-S., indiquée par le cours du fleuve lui-même, se trouve rejetée un peu plus à l'Est, où elle se trouve masquée le plus souvent par des formations tertiaires et modernes.

M. Torcapel a étudié avec soin ces grands accidents stratigraphiques de la rive droite du Rhône. Indépendamment de la grande faille N.-S, dont l'action prédo-

mine, il a constaté, dans la région Valentinoise,
l'existence d'un réseau de failles de direction N.-E. qui
se greffent sur la précédente, et détournent vers le Sud-
Ouest en plusieurs points la direction normale de la
vallée. L'existence d'accidents stratigraphiques dirigés
N.-E. est manifeste aussi dans la région lyonnaise. C'est
la direction du massif du Pilat, et des crêtes secondaires détachées de la chaîne d'Izeron ; c'est aussi la
ligne de direction qui prédomine dans le Mont-d'Or
lyonnais, et que suit notamment la grande faille de
Curis. C'est enfin à des plissements ou à des fractures
de ce système que l'on doit attribuer la direction de la
vallée de la Brevenne, celle de la Saône, de l'Ile-Barbe à
Vaise, celle de la vallée du Gier, enfin celle du Rhône,
de Vienne à Condrieu.

L'ensemble des observations faites jusqu'à ce jour,
permet de penser que le relief du Plateau Central est
de date géologique fort ancienne et que, depuis les
temps *primitifs*, qui correspondent à la formation des
gneiss et des *micaschistes*, cette surface cristalline n'a
plus été recouverte en totalité par les eaux de la mer.
C'est seulement le long de son pourtour, et pour ainsi
dire à ses pieds, ou dans les échancrures plus ou moins
profondes de ses rivages, que les mers *primaires, secondaires* et *tertiaires* ont pu déposer leurs sédiments.
Il est à remarquer que l'extension actuelle des affleurements de ces terrains est d'autant moins grande vers
le Centre du plateau primitif, que l'on a affaire à des
terrains plus jeunes de la série sédimentaire. Il est à
peine besoin d'ajouter qu'il s'agit seulement de couches
marines et que je fais abstraction en ce moment des dépôts lacustres, fluviatiles ou continentaux qui recouvrent des parties notables de la surface cristalline
surtout dans les vallées de la Loire et de l'Allier.

Les roches cristallines sont presque partout à découvert dans les parties méridionale et centrale de Lyon.

Elles ne sont guère masquées dans le voisinage et jusqu'à une certaine distance des vallées fluviales que par des dépôts alluviaux d'âges divers, mais toujours relativement récents.

C'est seulement vers la partie nord de l'arrondissement, dans les cantons de St-Laurent-de-Chamousset, de l'Arbresle et surtout dans celui de Limonest, qu'une dépression des bords du Plateau Central a permis aux mers primaires et secondaires de pénétrer en forme de golfe dans la région occupée aujourd'hui par le bassin de l'Azergue. Les dépôts sédimentaires qui correspondent à diverses périodes de ces grandes ères géologiques débordent en ce point les roches cristallines, qui forment néanmoins là encore le soubassement général de la contrée.

Cet aperçu synthétique sommaire me permettra d'étudier successivement. : 1° Les roches cristallines primitives, en leur adjoignant les roches éruptives de divers âges ; 2° les terrains primaires ; 3° les terrains secondaires ; 4° les terrains tertiaires ; 5° les divers dépôts-alluviaux.

1° TERRAIN PRIMITIF ET ROCHES ÉRUPTIVES

Les roches cristallines, silicatées, dépourvues de débris organiques, que l'on désigne sous le terme général de *terrain primitif* (1) occupent la plus grande partie de la surface montagneuse de l'arrondissement de Lyon. Elles se divisent naturellement en deux groupes.

Les unes, comprenant surtout les GNEISS et les MICASCHISTES ont une apparence plus ou moins schisteuse due

_____

(1) Ce nom de *terrain primitif* indique simplement que c'est celui que l'on a rencontré à la base de tous les autres terrains, partout où cette base a été accessible à nos investigations. Il ne préjuge pas s'il a été réellement le premier formé à la surface du globe, commençant à passer à l'état solide.

à la disposition stratiforme de leurs éléments. En raison de leur double modalité à la fois *cristalline* et
stratoïde, elles ont reçu le nom de ROCHES CRISTALLO-
PHYLLIENNES.

Les autres, d'une composition analogue, souvent
même identique aux précédentes, ont une structure
massive et proviennent par voie éruptive des couches
profondes du sol, non encore solidifiées. Elles se présentent sous forme d'*amas* plus ou moins étendus, ou de
filons qui soulèvent et pénètrent les roches du groupe
gneissique. Les principales roches éruptives (1) de l'arrondissement sont : le GRANITE, la GRANULITE, la MINETTE
ou porphyrite micacée, le PORPHYRE GRANITOÏDE, le POR-
PHYRE QUARTZIFÈRE, la SERPENTINE, la SPILITE, etc.

Les roches du groupe cristallo-phyllien ou schisteux
sont de beaucoup les plus importantes par l'étendue
superficielle qu'elles occupent. De plus, comme elles
sont régulièrement stratifiées, il existe un ordre assez
constant de succession des différentes roches qui composent ce groupe. L'élément à la fois le plus ancien et
le plus important est formé par le *gneiss*, roche composée comme le *granite* de feldspath, de quartz et de
mica, et qui diffère seulement de ce dernier parce que
les trois éléments sont disposés par minces lits parallèles au lieu d'être irrégulièrement disséminés dans la
masse. Vers la base, le gneiss passe même au granite
par l'intermédiaire de roches où la disposition ru-
bannée peu manifeste a suggéré le nom de *gneiss granitoïde* ou *granite schisteux* de Grüner. Celui-ci diffère du *gneiss ordinaire* parce que la schistosité est

(1) J'étudierai les roches éruptives en même temps que les
roches cristallophylliennes, auxquelles elles sont intimément
liées par leur composition, bien que leur apparition à la surface appartienne à des périodes diverses, plus récentes que
celle qui correspond à la formation du terrain primitif.

faible ou presque nulle, et le mica en général moins abondant. Il en résulte que le gneiss ordinaire est plus tendre, plus friable et qu'il résiste beaucoup moins que le gneiss granitoïde à la désagrégation produite par les agents atmosphériques.

A mesure que l'on s'élève vers des couches plus jeunes le gneiss ordinaire perd de sa richesse en feldspath se charge de mica et de quartz et passe au MICA-SCHISTE, roche très schistoïde, à surface lustrée et onctueuse au toucher. D'autres fois le gneiss passe à la LEPTYNITE, mélange cristallin, à grain fin, ou même aphanitique de quartz et de feldspath, avec grenat disséminé.

Plus haut encore, apparaissent des schistes ou l'amphibole se substitue au feldspath en totalité ou en partie pour former les SCHISTES AMPHIBOLIQUES. Ailleurs la présence de nombreuses lamelles ou d'écailles de *chlorite* donne lieu à la formation de SCHISTES CHLORITEUX ou SCHISTES A SÉRICITE. Ces dernières roches jouent dans la région lyonnaise un rôle beaucoup moins important que les gneiss et les micaschistes.

Il faut ajouter qu'il existe entre ces roches, surtout les deux dernières, des passages insensibles, de sorte qu'il est souvent difficile de tracer une ligne de démarcation entre les diverses espèces de roches cristallophylliennes. De plus, la fréquence de l'un ou de l'autre de leurs éléments constituants, ou l'adjonction de certains minéraux jouant un rôle accessoire déterminent la formation de nombreuses variétés de ces roches. Tel est le micaschiste noir, presque exclusivement formé de mica que l'on trouve entre St-Germain et Chasselay, à la montée d'Ecully, etc. Ailleurs, notamment dans le massif de Vienne et Givors, la présence d'une grande quantité de silice a transformé le micaschiste en une roche compacte, rubanée, où les paillettes de mica sont devenues très rares ; qui est connue sous le nom de *pétrosilex* ou de *schiste pétrosiliceux*.

Les roches gneissiques contiennent en certains points des minéraux particuliers, dont le rôle est toujours très accessoire. Je me bornerai à citer les *grenats* qui se montrent dans le gneiss de Rochecardon, la *pyrite* dans les schistes cristallins de St-Rambert, de Rochecardon, de Chasselay, de Givors, etc., le *fer oligiste* associé à la *baryte sulfatée* en filon dans les gneiss de Chaponost, la *tourmaline* dans la granulite et dans les noyaux feldspathiques des gneiss de l'Ile-Barbe, etc.

L'un des caractères les plus généraux du groupe cristallo-phyllien dans l'arrondissement de Lyon et dans une grande partie de cette région du Plateau Central, réside dans l'orientation assez régulière de ses couches. La direction des strates est le plus souvent comprise entre N 20° et N 30· E ; elle est parallèle à la direction orographique de la chaîne d'Izeron. Grüner attribue ces cassures et ces ridements N.N.E., première ébauche du Plateau Central, à des mouvements du sol fort anciens (antésiluriens d'après ce géologue) qui auraient coïncidé avec l'épanchement du *granite* à travers ces roches schisteuses déjà consolidées.

Les strates du terrain cristallophyllien sont en général fort redressées : presque partout dans les environs de Lyon, ses couches plongent à l'ouest sous un angle très relevé qui atteint bien souvent la verticale. Quant à l'épaisseur de ce terrain, elle est très-considérable et n'est sans doute pas inférieure à plusieurs milliers de mètres, mais il est difficile de l'évaluer avec quelque précision, en raison des plissements et des retours probables des mêmes couches.

L'extension géographique du terrain primitif dans l'arrondissement de Lyon est comme je l'ai dit, considérable. C'est lui qui constitue l'axe principal de la chaîne d'Izeron et les grosses rides parallèles qui s'en détachent pour se projeter entre les bassins de l'Azergue, de l'Izeron, du Garon et du Gier. En partant du sud, le massif du Pilat, — dont l'extrémité orientale seule est comprise dans les limites de l'arrondissement, — peut être considéré comme la plus importante de ces rides dirigées N. 55° E. Cette arête qui est limitée au nord par la vallée du Gier, traverse le Rhône de Vienne à Saint-Symphorien-d'Ozon pour se prolonger sous le Bas-Dauphiné dans la direction de Chamagnieu. La structure du Pilat est fort simple : il est formé de granite à petits grains sur lequel repose une bande de gneiss et de micaschiste qui recouvre tout le versant nord, le long de la vallée du Gier. Les arêtes culminantes du massif (1.400 mètres) sont composées de gneiss granitoïde en bancs durs, qui ont mieux résisté aux causes destructives que le granite massif du versant sud et que le micaschiste du versant septentrional.

En suivant le cours du Rhône, de Condrieu à Givors, on observe des *gneiss granulitiques*, peu feuilletés, à paillettes de mica blanc et noir assez rares et souvent peu alignées ; le quartz se présente en grains ou en cristaux isolés. Près de Condrieu, un massif de *granite porphyroïde* est intercalé dans le gneiss. Les couches gneissiques plongeant assez régulièrement au nord, on rencontre en remontant le fleuve des couches plus récentes : à Ampuis, ce sont des gneiss très feuilletés chargés de chlorite ; entre Sainte Colombe et Loire, des micaschistes, puis enfin des schistes à séricite auprès de la ville de Givors.

La vallée du Gier, dans l'axe de laquelle s'est déposé le terrain houiller du bassin de Saint-Etienne, interrompt un instant l'affleurement du terrain primitif. Auprès de Givors en effet, les grès houillers, peu développés, passent le Rhône pour se prolonger sur la rive gauche dans la direction de Ternay, Communay, Toussieu, etc., dans le département de l'Isère.

Au nord du Gier, le terrain primitif constitue à lui seul *l'arête de Riverie*, parallèle à celle du Pilat. Cette crête secondaire qui se détache de la chaîne d'Izeron un peu à l'ouest de Sainte-Catherine, file en s'abaissant sur Mornant, Brignais, Saint-Genis-Laval, Irigny, Oullins, et se termine en ce point sur la rive droite du Rhône. Le massif de Riverie est presque entièrement formé de gneiss ; le *granite*, la *granulite* (1), s'y

(1) On donne le nom de *granulite* à une variété de granite à mica généralement blanc, où le quartz a une tendance à se concentrer en grains bien isolés au milieu du feldspath. Une granulite à grandes parties devient la *pegmatite*. L'apparition des granulites est postérieure à celle des granites ordinaires.

montrent en amas ou en filons plus ou moins puissants, mais le rôle de ces roches éruptives est moindre que dans la chaîne du Pilat.

Une troisième arête parallèle s'embranche sur la crête principale un peu au nord des précédentes sur les sommités comprises d'Izeron à Duerne. Elle se dirige au nord-est en bordant au sud le bassin de la rivière d'Izeron, par Messimy, Brindas, Francheville, où elle traverse cette rivière pour se relier aux masses cristallines qui constituent le soubassement des collines de Sainte-Foy, de Fourvière, et enfin de la Croix-Rousse. Vers l'ouest, au-delà de la crête principale d'Izeron, la même arête gneissique se prolonge dans le haut bassin de la Coise, affluent de la Loire sous le nom de *côte de Duerne*.

Comme dans la chaîne de Riverie, les gneiss parfois granitiques, en couches très redressées, ou même verticales, orientées suivant la direction normale du terrain primitif, sont la roche dominante de toute cette région. Le gneiss passe en quelques points au micaschiste et même au schiste amphibolique. L s intercalations de roches éruptives anciennes, principalement de granulite et de granite à grands cristaux d'orthose ou granite porphyroïde, s'y montrent à peu près comme dans le massif de Riverie. Cette dernière roche constitue des dykes importants, notamment à Francheville tandis que la granulite traverse le gneiss dans l'intérieur même de la ville de Lyon (Pierre-Scize, fort Saint-Jean, Saint-Clair). Cette dernière roche apparaît encore à Izeron, Chaponost, Francheville, Sainte-Foy-les-Lyon, etc. On observe aussi en divers points des pointements de porphyrite micacée.

Si l'on continue à se diriger vers le nord, on voit se détacher de la chaîne principale une nouvelle crête dirigée N.-E, comprise entre les vallées de l'Izeron et de la Brévenne. Cette arête s'abaisse vers la Saône en passant au-dessus de Vaugneray et de Charbonnières, par la Tour-de-Salvagny, Dardilly, Limonest; puis les schistes cristallins qui la forment disparaissent sous les couches secondaires du Mont-d'Or lyonnais pour reparaître sur les bords de la Saône (Collonges, l'Ile-Barbe). Le dernier pointement de roches gneissiques traverse même cette rivière et se fait jour à Rochetaillée sur le flanc occidental du plateau bressan.

La limite nord du terrain primitif dans cette partie de l'arrondissement, décrit une ligne un peu sinueuse, mais parallèle dans l'ensemble à la vallée de la Brévenne. Cette ligne, à partir

de Grézieu, suit le flanc droit de cette vallée en passant au-
dessus de Sainte-Foy-l'Argentière, par Courzieu, Saint-Pierre-
la-Palud, Sourcieux, Civrieux, Chasselay, Saint-Germain-au-
Mont-d'Or, où elle atteint la Saône. Mais il faut ajouter que,
dans la partie orientale de cette région, les formations secondaires (trias et jurassique) débordent vers le sud la limite des
roches cristallines, sur lesquelles elles s'appuient pour constituer au nord de Lyon l'important massif du Mont-d'Or
lyonnais.

La composition du terrain primitif dans cette région n'offre
pas de particularités bien notables. Le gneiss qui est toujours
l'élément principal de ce terrain est compacte et zôné quand le
feldspath est abondant, friable et schisteux si le mica prédomine. La couleur du mica, variable du noir au brun ou au
vert foncé, communique en général au terrain de gneiss une
teinte sombre. Les roches éruptives sont fréquentes : il convient
de signaler en première ligne un énorme dyke de *granite porphyroïde* de plusieurs centaines de mètres de largeur qui traverse les gneiss du S-O au N-E en partant des montagnes de
Saint-Bonnet, passe au nord de Charbonnières et de Dardilly
et vient butter à Limonest contre les gneiss qui forment le
soubassement du Mont-Narcel. Sous le bois de l'Étoile, à
Charbonnières, ce filon détache un rameau vers le Pont-des-
Planches et Fonville, à Écully. On voit aussi des *granites à
grain plus fin* traverser le gneiss à Collonges, sur les bords de
la Saône, à Saint-Didier, Rochecardon, auprès de l'Ile-Barbe,
etc., des granulites à Dommartin, Rochecardon, Craponne, etc.
La *minette* ou porphyrite micacée, forme dans la région du
Mont-d'Or des filons très nombreux mais d'une faible puissance; on l'observe, souvent décomposée en une argile jaunâtre ou rougeâtre, à Civrieux, Chasselay, Limonest, Dardilly,
Saint-Didier, Saint-Cyr, Vaugneray, Dommartin, etc. A Vaugneray, une roche qui a reçu le nom de *Vaugnérite* composée
essentiellement de grandes lames de mica et de plagioclase, et
voisine en conséquence de la kersantite, traverse le terrain
primitif. Une roche éruptive amydaloïde voisine de la *spilite*
a été trouvée par M. Falsan dans le gneiss de Rochetaillée.

Pour terminer l'histoire du terrain primitif, il me reste à
signaler une petite région spéciale située à l'angle nord-ouest
de l'arrondissement, sur la rive gauche de la Brévenne, dans
le canton de Saint-Laurent-de-Chamousset. Ce territoire est
traversé du sud au nord par le chaînon du Pellerat, parallèle
à la grande chaîne d'Izeron : cette crête débute à Maringes

(Loire), passe par Haute-Rivoire, Montrotier, puis se continue par le mont Pellerat vers la vallée de Tarare. A l'inverse des régions déjà étudiées, le chaînon du Pellerat est formé essentiellement par une roche cristalline massive, du type granitoïde (granite du Beaujolais), mais qui diffère des granites ordinaires du midi de l'arrondissement, parce que le mica est associé à l'amphibole (granite amphibolique). Cette roche constitue seule la surface comprise entre Haute-Rivoire et Montrotier, mais vers le nord, sur le mont Pellerat et le mont Arjoux, des schistes argileux amphiboliques peut-être paléozoïques couronnent par lambeaux le haut de la crête. Enfin il faut signaler des filons de porphyre quartzifère recoupant le granite amphibolique et le gneiss à Villechenève, sur la limite de l'arrondissement.

Hygiène. — Malgré la grande variété pétrographique des roches que j'ai eu à signaler dans les terrains cristallins de l'arrondissement de Lyon, le rôle que joue le terrain primitif dans ses rapports avec la nature des eaux et du sol superficiel, et par conséquent avec les besoins et l'hygiène de l'homme est remarquablement uniforme, je dirai presque monotone. Ce fait s'explique par la nature chimique des roches constituantes, formées d'une manière presque exclusive par des *silicates* à bases diverses (potasse, soude, chaux, magnésie, fer, etc.), mais dont les caractères constants sont d'être peu perméables et peu solubles dans l'eau. On peut, suivant l'expression de M. de Lapparent, considérer ces roches primitives comme une espèce d'*écume silicieuse* ayant surnagé à la surface du globe en fusion, et lentement solidifiée par les progrès du refroidissement de l'écorce superficielle.

Au point de vue *orographique*, la structure massive ou au contraire plus ou moins schisteuse ou friable des roches cristallines correspond à des différences notables dans le relief du sol. Ainsi partout où apparaît le granite, les contours s'arrondissent, les pentes sont plus adoucies, les crêtes rocheuses rares ou absentes. Le

gneiss compacte en gros bancs qui constitue la base du
groupe cristallo-phyllien résiste au contraire bien mieux
aux causes d'altération : le relief du sol est plus accusé,
les pentes plus raides, les crêtes rocheuses ou même les
aiguilles schisteuses abondantes. La facilité plus grande
d'altération du granite tient d'une manière générale à
l'abondance des paillettes de mica disposées dans tous
les sens, qui rendent la roche plus friable. Le contraste
entre les pays de gneiss et ceux de granite est particulièrement évident au Pilat où la crête entière est constituée par le gneiss granitoïde ou un peu schisteux,
tandis que le versant sud de ce massif, mollement
arrondi correspond à un granite à petits grains. Sur le
versant nord de cette même montagne, le micaschiste,
plus tendre et plus feuilleté que le gneiss a facilité parallèlement à la crête principale, le creusement de la
vallée du Gier. Des exemples analogues abondent dans
le reste de l'arrondissement et aussi dans tous les pays
où le sol appartient au terrain primitif.

Au point de vue *du régime hydrographique*, les
roches cristallines sont à peu près imperméables ; de
plus le manque de fissures profondes dans ces roches
contribue à rendre presque nulle l'infiltration opérée
par cette voie. Il en résulte que la presque totalité de
eaux de pluie ruisselle sur les pentes pour se réunir en
filets d'eau et en ruisselets dans toutes les dépressions :
dans les districts montagneux primitifs, on est certain de
trouver une source au fond de chaque ravin, mais à l'inverse des pays calcaires, où les sources sont rares et
abondantes, les sources dans le terrain primitif sont nombreuses, mais de peu de volume. Une autre conséquence
du ruissellement sur les pentes est que celles-ci sont en
général humides, recouvertes de végétation herbeuse,
tourbeuse même si la pente du terrain est peu prononcée.
cée. Enfin l'écoulement des eaux étant toujours rapide

par le manque de réservoirs souterrains, les sources et
les rivières ont dans ces contrées un régime variable
avec l'apport des saisons. Les crues sont rapides et intenses dans les périodes pluviales, mais elles sont de
peu de durée, et les sources n'étant guère alimentées
qu'en temps de pluie, beaucoup d'entr'elles tarissent
dans la saison chaude. Il faut cependant ajouter que le
tapis végétal, presque toujours assez épais dans les
régions granito-gneissiques, contribue en se saturant
d'eau comme une sorte d'éponge, à régulariser dans
une certaine mesure, le ruissellement trop rapide qui se
produirait sur ces pentes imperméables.

Les roches cristallines sont composées de silicates à
peu près insolubles dans l'eau. Il en résulte que les
sources qui s'échappent des contrées granito-gneissiques sont très pures, contiennent peu de calcaire et
encore moins souvent du gypse. On y trouve seulement
des chlorures et des carbonates alcalins en petite quantité, assez souvent des traces d'oxyde de fer. Enfin
comme elles proviennent du ruissellement superficiel,
et non de nappes profondes, leur température est variable suivant l'altitude et aussi suivant les saisons.

Le plus grand nombre des sources minérales ou
thermo-minérales s'échappant du terrain primitif. Il en
existe beaucoup dans le département de la Loire, mais
l'arrondissement de Lyon est pauvre en sources de cette
nature. On ne peut citer que quelques sources plus ou
moins ferrugineuses s'échappant du gneiss et surtout
du granite auprès de Duerne, à Sainte-Catherine, à
Saint-Laurent-de-Vaux dans la vallée d'Izeron, à
Ecully, à Charbonnières, etc. Cette dernière signalée
dès 1774 par l'abbé Rougeat-Marsonnat, sort des fentes
du granite porphyroïde et paraît provenir d'une certaine profondeur car elle ne subit que dans de faibles
limites (5°) les variations atmosphériques externes;

cette eau doit sa petite quantité de fer comme les autres sources de l'arrondissement à la décomposition de la pyrite de fer, ce qui lui communique une odeur sulfureuse assez prononcée.

Les relations du terrain primitif avec la *végétation* et avec la *culture*, c'est à dire avec la nature du sol arable, sont des plus constantes.

Sous l'influence des agents atmosphériques, les roches cristallines les plus compactes s'altèrent et se désagrègent quelquefois jusqu'à la profondeur de plusieurs mètres. Le phénomène capital de cette altération consiste dans l'hydratation du feldspath qui passe en partie à l'état de kaolin et devient blanc mat et friable. Il en résulte que les divers éléments constituants de ces roches, quartz, mica, cristaux de feldspath non décomposés deviennent libres sous la forme d'un sable ou *arène granitique* donnant lieu à la production d'une terre végétale en général très maigre. Il existe cependant des différences à signaler suivant l'espèce des roches cristallines qui forme le sous-sol. Le granite soit à grain fin, soit porphyroïde, la granulite, se désagrègent facilement; cependant les terres granitiques sont plus maigres et plus arides que les terres de formation schisteuse. Ces dernières sont au moins un peu argileuses, tandis que les terres granitiques sont presque entièrement formées de sables qui se dessèchent promptement sur les pentes où l'écoulement peut s'effectuer d'une manière rapide. Le gneiss compacte et les schistes gneissiques riches en silice s'altèrent peu et produisent des crêtes rocheuses ou bien un sol végétal très maigre et rocailleux. La végétation et la culture se concentrent dans les bas-fonds où les terres et les détritus sont accumulés, grâce à la raideur des pentes. Le gneiss schisteux, le micaschiste et les schistes argileux se décomposent jusqu'à une grande profondeur et

donnent des terres plus fertiles que les roches précédentes. En même temps les vallées schisteuses sont
plus adoucies et plus largement ouvertes.

La *végétation naturelle* du terrain primitif est
épaisse et vigoureuse, grâce à la fraîcheur et à l'humidité des pentes. Les hautes cimes sont couvertes entre
1000 et 1300 mètres de forêts de sapin et de hêtre notamment sur le versant nord du mont Pilat. Pour
atteindre la zône des prairies subalpines il faut s'avancer jusque sur les plateaux les plus élevés de ce massif.
Au-dessous de la zône forestière proprement dite, les
pentes sont encore couvertes de bois et de fourrés dans
lesquels dominent le chêne, le pin sylvestre, l'aulne, et
à un niveau inférieur le noyer et le châtaignier. On sait
que l'existence de ce dernier arbre est liée, ainsi que
celle de la digitale à la présence de la silice ou de silicates dans le sous-sol, tandis que ces végétaux manquent
d'une manière générale au moins, dans les pays calcaires. Aussi, dans le Lyonnais en particulier, l'apparition de l'une de ces espèces annonce-t-elle d'une
manière presque certaine l'affleurement des roches cristallines.

Les terres exclusivement granitiques sont plus sèches
que celles qui résultent de l'altération des schistes cristallins. Aussi leur surface est-elle moins boisée et se
transforment-elles souvent en landes où dominent les
genêts et les ajoncs. Dans les bas-fonds au contraire, où
s'accumulent la terre végétale et l'humidité, on voit
apparaître des prairies fertiles.

La *culture* est ingrate sur le terrain primitif, principalement sur les plateaux et sur les pentes, quand le
sous-sol est formé de gneiss compacte ou de granite
massif. Le seigle, le sarrazin, la pomme de terre sont les
seules cultures donnant quelques résultats. Les bas-fonds
et les vallées sont généralement couverts de prairies.

La vigne et les céréales ordinaires ne trouvent nulle part dans ces régions un terrain favorable, si l'on excepte les points où l'élément calcaire peut se mélanger aux roches siliceuses, comme cela arrive au pied des escarpements du Mont-d'Or. L'adjonction aux terres granitiques d'une certaine quantité de marne ou de chaux (*marnage* et *chaulage*) peut suppléer dans de certaines limites à ce mélange naturel de silicates avec le calcaire. Malgré tous les efforts des cultivateurs, les terres granito-gneissiques sont toujours peu fertiles. Aussi, dans l'arrondissement de Lyon, et notamment dans les communes de Craponne, Tassin, Francheville, Oullins, etc., les habitants ont dû recourir à une industrie spéciale, celle du blanchissage du linge, que le voisinage de Lyon leur permet de pratiquer en grand. Une remarque curieuse faite par le docteur Saint-Lager, et qui peut avoir un grand intérêt hygiénique, est de constater que ces communes reposant sur le gneiss, ne disposent que d'une très petite quantité d'eaux courantes. Il en résulte, comme conséquence fâcheuse que ces eaux retenues par de nombreux barrages, servent presque indéfiniment et sans être suffisamment renouvelées à lessiver le linge des habitants de Lyon.

Les difficultés de l'existence matérielle et la qualité médiocre des substances alimentaires sur les plateaux granito-gneissiques ont un retentissement marqué sur la vigueur et sur le développement physique des habitants. Dans une contrée donnée — et sans qu'on puisse rapporter ces différences à des qualités originelles de race — les habitants, de même que les bestiaux des pays calcaires, sont plus grands, plus vigoureux, sujets à moins d'infirmités constitutionnelles que les habitants des pays granitiques, ou d'une manière plus générale, des contrées siliceuses. Le contraste est frappant dans le Midi du Plateau central entre les hommes des *causses* calcaires (*calx* chaux) ou *caussenards* et les hommes du pays de granite ou mangeurs de seigle (*ségalains*). Dans le département du Rhône lui-même, d'après une remarque due à M. Saint-Lager, les cantons d'Anse, de Villefranche, de Limonest où dominent les terrains secondaires sont ceux qui fournissent le moins d'exemptions pour infirmités générales et faiblesse de constitution.

2° *Terrains primaires ou paléozoïques* (1).

Les terrains primaires n'occupent qu'une faible surface de l'arrondissement de Lyon. On peut leur rapporter avec quelque réserve les *schistes argileux de la Brévenne*, dans le nord-ouest de l'arrondissement, et avec certitude les *grès et schistes houillers des vallées de la Brévenne et du Gier*.

A. — *Schistes anciens de la Brévenne.* — Sur le versant oriental de la chaîne d'Izeron, à l'est d'une ligne un peu sinueuse s'étendant du Pont-du-Buvet près la Tour-de-Salvagny, par Sourcieu, Saint-Pierre-la-Palud, Chevinay, Courzieu, jusqu'à Sainte-Foy-l'Argentière et Bellegarde (Loire), on observe au-dessus des schistes cristallins *primitifs*, et en stratification concordante avec eux une série schisteuse épaisse, orientée parallèlement à l'axe de la chaîne d'Izeron et de la vallée de la Brévenne qui est tracée dans l'épaisseur de ces couches.

Ces schistes, en général argileux et ardoisiers, deviennent quelquefois chloriteux ou amphiboliques et prennent alors une teinte verte qui les a fait souvent désigner sous le nom de *schistes verts*. La prédominance d'éléments siliceux dans leur pâte les fait passer à des roches compactes, dures, semi-transparentes, désignées par les mineurs de Saint-Bel et de Chessy sous les noms de *cornes vertes* et de *cornes rouges*. Les schistes de la Brévenne sont recoupés par des filons de granite amphibolique, de porphyre granitoïde, de serpentine etc. C'est dans leur masse que sont contenus les amas de *cuivre et de fer*

(1) Le groupe *primaire* comprend les systèmes ou terrains *archéen*, *cambrien*, *silurien*, *dévonien* et *permo-carbonifère*.

pyriteux, qui s'étendent sur une ligne assez régulière par Chessy, Fleurieu, Saint-Bel jusque près de Courzieu et de Bessenay. Au voisinage des pyrites, les schistes sont décolorés, blancs et très onctueux.

L'âge géologique du système schisteux de la Brévenne est difficile à préciser. Ces schistes ne contiennent pas de fossiles et sont en stratification concordante avec les micaschistes et les gneiss de la chaîne d'Izeron : aussi Grüner les rattachait-il à la partie supérieure du terrain primitif. Dufrénoy, Jourdan, Fournet sont plus disposés à les rattacher à l'un des termes anti-carbonifères du groupe primaire, et il semble assez naturel de voir en eux un représentant de *l'archéen* ou du *cambrien.*

Hygiène. — Au point de vue de la composition chimique, ces schistes sont fort semblables aux schistes primitifs, et on peut leur appliquer la plus grande partie des considérations orographiques, hydrologiques, et sociologiques qui ont été développées plus haut à propos du terrain de gneiss.

Il faut cependant faire une mention spéciale de l'action que la présence des minerais de cuivre exerce sur les eaux courantes auprès des mines de Chessy et de Saint-Bel. « Les eaux des galeries de ces mines contiennent des sulfates de cuivre, de fer, de zinc, de chaux, et certainement aussi d'alumine et de magnésie. Ces eaux vitrioliques détériorent rapidement les souliers, et altèrent la couleur des habits. Les eaux pluviales, en filtrant au travers des monceaux de pyrite en décomposition, produisent également des eaux vitrioliques qui, pénétrant au travers des roches voisines, les attaquent et les altèrent de toutes manières. En outre, le sol saturé de ces sulfates se recouvre d'efflorescences salines lorsqu'à la suite d'une pluie il survient un coup de soleil qui évapore rapidement l'excès d'humidité. » (Drian. *Minéralogie et pétrologie des environs de Lyon,* p. 133).

La présence des pyrites dans les schistes argileux de la Brévenne exerce une action manifeste sur les petits

affluents de la rive droite de cette rivière et sur la
Brévenne elle-même au voisinage des mines de Chessy
et de Saint-Bel. Ces cours d'eau contiennent des quantités notables de sulfates de fer et de cuivre, produits de
l'oxydation des pyrites. Leurs eaux sont absolument
impropres aux usages alimentaires et les poissons eux-
mêmes ne peuvent vivre dans cette partie de la Brévenne.
En dehors de la région minière, la présence de quantités
très diluées de sels métalliques dissoutes naturellement
dans les eaux courantes de cette vallée aurait-elle une
influence hygiénique ou médicale appréciable, par
exemple au point de vue de l'immunité qu'elle pourrait
conférer contre certaines affections épidémiques? Cela
n'est pas impossible, mais les expériences directes aussi
bien que les observations pathologiques à cet égard font
complètement défaut.

M. le docteur Saint-Lager, dans ses remarquables
recherches sur l'étiologie du goître, ayant observé quelques goîtreux sur le territoire de Courzieux, — dans
lequel se prolongent les gîtes pyriteux de Saint-Bel —
avait eu un moment l'idée d'attribuer une action goîtri-
gène aux eaux potables en contact avec les pyrites. Cette
supposition était d'autant plus vraisemblable que dans
les Alpes, les schistes liasiques, toujours pyriteux, constituent des régions essentiellement goîtrigènes. Mais le
goître existant aussi dans des contrées dépourvues de
pyrite, et les expériences directes tentées sur les animaux par ce savant observateur n'ayant eu aucun
résultat, M. Saint-Lager a dû renoncer à son hypothèse
séduisante et a depuis longtemps abandonné toute idée
de relation directe entre le goître et la présence de la
pyrite de fer.

B. — *Terrain houiller.* — On n'a rencontré dans
l'arrondissement de Lyon aucun terrain que l'on puisse

rapporter d'une manière positive au *silurien* ni au *devonien*. Le *carbonifèrien* (calcaire carbonifère marin), partie inférieure du système permo-carbonifère fait lui-même défaut dans l'arrondissement bien qu'il existe très développé dans le nord du département du Rhône (environs de Tarare) et surtout dans celui de la Loire. Quant à l'étage houiller ou partie moyenne de l'ensemble permo-carbonifère, il se montre à l'extrémité sud de l'arrondissement auprès de Givors, dans la vallée du Gier et au nord dans la vallée de la Brévenne où il forme une série de petits bassins peu importants alignés dans le sens de cette vallée depuis Sainte-Foy-l'Argentière jusqu'à l'Arbresle.

1° Les grès et schistes houillers qui occupent le fond de la vallée du Gier en amont de Givors, sont le prolongement des couches de Rive-de-Gier qui forment la base du grand bassin houiller de Saint-Etienne. « A Tartaras, la bande houillère est réduite à 300 mètres. Plus loin vers l'est elle augmente et diminue tour à tour. Ainsi à Givors, elle atteint 1.500 mètres et sur la rive gauche du Rhône, auprès de Communay, on observe la même largeur au point où elle se cache sous les sables tertiaires. » (Grüner. *Géologie de la Loire*, p. 13). Les lambeaux houillers de Tartaras et du bois de Montrond près Givors sont composés comme la plupart des dépôts houillers, d'une alternance de schistes, de grès et de poudingues, mais ils n'ont fourni que du mauvais charbon peu exploitable. « Des tentatives d'extraction ont cependant eu lieu à plusieurs reprises à Tartaras en 1767, 1780 et surtout de 1839 à 1843; à Montrond en 1772, 1795 et 1818. Le puits de Montrond, qui date de cette dernière époque, a traversé à 120 mètres de profondeur une couche de houille de 1ᵐ80 mais très irrégulière, il a été poussé jusqu'à 160 mètres où le sondage a été arrêté par l'eau sans avoir traversé l'épaisseur entière du terrain houiller. » (Drian. *Minéralogie des environs de Lyon*, p. 463).

2° Les petits bassins houillers de la vallée de la Brévenne sont au nombre de trois dans l'arrondissement : Sainte-Foy-l'Argentière, Courzieux, l'Arbresle.

Le premier, situé à la partie supérieure de la vallée a une longueur de dix kilomètres sur deux de largeur. Les couches du grès houiller reposant sur les schistes argileux de la Brévenne en stratification discordante plongent assez régulièrement de 30° au nord-est. Les travaux d'exploitation entrepris activement à partir de 1770, ont fait constater l'existence de deux couches de houille séparées par six mètres environ de terrain stérile. La première, épaisse de trois mètres est de mauvaise qualité; la deuxième un peu plus mince est très flambante; on la mélange avec la houille de Rive-de-Gier pour le chauffage domestique.

Le lambeau de Courzieux, séparé de celui de Sainte-Foy par une arête de schistes est long de trois kilomètres sur 500 mètres de large. Il ne renferme qu'une couche de houille épaisse au plus de 50 centimètres.

Enfin le petit bassin houiller de l'Arbresle est situé au confluent de la Brévenne et de la Turdine. Les assises du grès houiller, très redressées disparaissent au nord sous le grès bigarré et sous les alluvions de la Turdine. La houille, de bonne qualité, mais d'une épaisseur peu considérable, a donné lieu en 1770 à quelques travaux d'exploitation.

Ce dernier petit bassin établit le raccordement entre les gîtes de la Brévenne et celui de Sainte-Paule placé à l'extrémité méridionale d'un chaînon beaujolais.

Hygiène. — Le terrain houiller occupe une surface trop peu étendue dans l'arrondissement pour exercer une influence notable sur la nature du sol et des eaux, ou sur les conditions sociologiques des habitants.

Les grès et conglomérats avec alternances schisteuses qui composent ce terrain, sur une épaisseur parfois considérable (160 mètres à Montrond), ont emprunté la plus grande partie de leurs éléments aux roches primitives ou paléozoïques sur lesquelles elles reposent. M. Drian (*Minéralogie des environs de Lyon*, p. 198) a constaté que le grès houiller du bassin de Rive-de-Gier était composé de grains de diverses variétés de quartz, de porphyres, de granite, de gneiss, de micaschistes et de quelques roches grenues, liés ensemble par un ciment blanc mat, de nature argileuse ou kaolinique, contenant un peu de carbonate de fer. Le calcaire, la dolomie et

les roches amphiboliques y font entièrement défaut. Il
en résulte que l'action de ce terrain sur la composition
des eaux de source ou de ruissellement est à peu près
la même que celle des roches primitives. Quant à l'action de la houille elle-même sur la composition des
eaux, elle reste localisée dans les eaux des mines qui
renferment principalement des sulfates de potasse, de
chaux, de fer, de magnésie, et des chlorures de potas-
sium et de sodium. Les substances dissoutes, qui toutes
rendent ces eaux impropres à l'alimentation, sont quelque peu variables suivant les localités.

Actuellement, dans l'arrondissement de Lyon, le seul
lambeau houiller en exploitation est celui de Sainte-Foy-
l'Argentière, de sorte que les conditions sociologiques
de la vie minière ne s'appliquent qu'à une fraction très
peu importante de la population de cet arrondissement.

2° Terrains secondaires ou mésozoïques (1).

A partir du début de l'ère secondaire, la mer, qui déli-
mitait à l'est le rivage du Plateau central pénétrait vers
le nord de l'arrondissement de Lyon sous la forme d'un
golfe dont le contour approximatif passait par Saint-Cyr
et Saint-Didier au Mont-d'Or, Dardilly, Dommartin,
l'Arbresle, Bully, pour remonter ensuite vers le nord
par Bois-d'Oingt dans l'arrondissement de Villefranche.
Les couches secondaires du nord de l'arrondissement
de Lyon se rapportent au terrain triasique et à la moitié
inférieure du système jurassique. La moitié supérieure
du jurassique et le terrain crétacé en entier font défaut
dans la région.

Sur presque tout le pourtour de ce golfe, les sédiments
secondaires reposent sur les roches cristallines; en

(1) Le groupe secondaire comprend de bas en haut les systèmes ou terrains *triasique, jurassique* et *crétacé.*

quelques points seulement elles s'appuient sur les schistes anciens de la Brévenne ou même sur le terrain houiller (environs de l'Arbresle).

1° *Terrain triasique.* — Le type du trias de la région peut être pris dans le massif du Mont-d'Or, où il se compose, d'après MM. Falsan et Locard (*Monographie géologique du Mont-d'Or lyonnais*), des assises suivantes en allant des couches inférieures vers les supérieures :

a) *Grès blancs ou verdâtres, à ciment siliceux (grès bigarré)* et quelques rares lits de marnes irisées. Épaisseur : vingt-cinq à trente mètres.

b) *Calcaire rose, magnésien (maschelkalk)* avec empreintes de fossiles. Géodes de spath et de barytine. Épaisseur : quatre à cinq mètres.

c) *Keuper ou marnes irisées.* Puissante succession (50 à 60 mètres) de *grès blancs, jaunes ou rougeâtres, à ciment calcaire,* avec intercalations de quelques lits de marnes irisées et de calcaire magnésien.

Les grès triasiques des environs de Chessy contiennent de magnifiques amas de carbonates de cuivre, connus sous le nom de *mine bleue,* qui proviennent de l'oxydation des pyrites renfermées dans les schistes anciens.

2° *Terrain jurassique.* — Le terrain jurassique du Mont-d'Or comprend de bas en haut les zônes suivantes.

a) Zône à *Avicula contorta* et *bone bed* (couche à dents de poissons), formée de calcaires magnésiens caverneux ou *cargneules* alternant avec quelques lits de grès (bone-bed), de marnes et d'argiles bariolées, 10 à 12 mètres.

b) *Infra-lias* essentiellement composé de bancs calcaires gris-blanchâtres (choin-bâtard des carriers) à *Ammonites planorbis,* superposés à des marnes ocreuses fissiles, et surmontés de quelques bancs d'un calcaire compacte, lithographique, à *Ammonites angulatus.* L'épaisseur totale de l'infra-lias est de 15 à 25 mètres. Cette zône est plus épaisse entre l'Arbresle et Bully.

c) *Lias inférieur* ou *sinémérien.* Zône essentiellement calcaire, épaisse d'environ 20 mètres, formée de couches régulières d'un calcaire bleu ou jaunâtre, à surface bosselée par la présence d'innombrables individus de l'*Ostrea arcuata.* Un grand nombre de carrières sont ouvertes dans cet ensemble.

d) *Lias moyen* ou *liasien*. — Puissante série de marnes gris-bleuâtres, devenant jaune-verdâtres par altération. A la base on observe 5 à 6 mètres de bancs marno-calcaires à *Belemnites paxillosus* (calcaire à bélemnites). Les marnes du lias, facilement entraînées par les eaux, forment des talus en pente douce ou des vallons déprimés; elles jouent un rôle des plus importants au point de de vue de l'hydrographie du Mont-d'Or.

e) *Lias supérieur* ou *toarcien*. — Composé de quelques couches marneuses lie de vin que surmonte un calcaire rouge, renferment un grand nombre d'oolithes ferrugineuses formant un minerai de fer pauvre, qui a donné lieu à des tentatives d'exploitation. La puissance de cette zône est de 5 mètres à peine.

f) *Oolite inférieure* ou *bajocien*. — Masse calcaire puissante de 100 à 120 mètres qui constitue les principaux escarpements et sommets du Mont-d'Or. Il se divise en deux parties d'épaisseur à peu près égales : à la base, le *calcaire jaune* ou *pierre de Couzon*, calcaire de couleur jaunâtre, à grains miroitant, subcristallin, renfermant des amas ou concrétions siliceuses appelées *charreyrons*, excellente pierre de construction exploitée à Couzon, au Mont-Ceindre, à Civrieux, etc. Les bancs inférieurs sont caractérisés par des empreintes de fucoïdes, les bancs supérieurs par des débris nombreux de bryozoaires et par l'*Ammonites Murchisonæ*. Au-dessus du calcaire jaune et séparé de lui par une mince zône à *Ammonites Blagdeni*, vient le calcaire siliceux à *Ammonites Parkinsoni*, bleu à la base, blanchâtre, jaunâtre ou rose dans le haut, appelé suivant sa couleur *circt bleu* et *circt blanc*, trop poreux et gélif pour la construction, trop siliceux pour faire de la chaux.

g) *Bathonien*. — Le dernier terme du système jurassique dans l'arrondissement de Lyon est constitué par l'oolithe blanche du *bathonien supérieur* ou pierre de Lucenay, calcaire blanc ou jaunâtre, oolithique, avec nombreuses tiges d'encrines et baguettes d'oursins, d'une épaisseur totale de 15 à 20 mètres. Cette assise fait défaut au Mont-d'Or peut-être par dénudation mais existe à Lucenay et à Marcilly où elle est exploitée comme une excellente pierre de construction.

Les autres étages du terrain jurassique font défaut dans l'arrondissement de Lyon et apparaissent successivement lorsqu'on se dirige au nord vers le Mâconnais.

Hygiène. — Les considérations qui ont été longuement développées plus haut à l'occasion du terrain primitif ont déjà fait ressortir l'opposition qui existe entre
les pays siliceux et les pays calcaires aux divers points
de vue de l'orographie, de l'hydrographie, des productions du sol et des conditions sociales des habitants. Je
me bornerai donc à résumer les faits connus à cet égard
en les appliquant à la région marno-calcaire occupée
par les divers étages des terrains secondaires dans la
partie nord de l'arrondissement de Lyon.

Les nombreuses subdivisions dans lesquelles ont dû
être partagées les couches secondaires pour les besoins
des études géologiques et dont les principales ont été
rappelées dans le chapitre précédent, peuvent être
réduites à trois, si l'on se place seulement au point de
vue des applications de l'hygiène.

1° A la base une série de grès (trias), de calcaires
marneux et magnésiens (infra-lias) et de calcaires (lias
inférieur) formant une masse *gréso-calcaire inférieure*.

2° A la partie moyenne, une *série marneuse* (marnes
du lias moyen).

3° A la partie supérieure, une *masse calcaire supérieure* formée par le calcaire jaune, le ciret et l'oolithe
blanche (bajocien et bathonien).

Comme *orographie*, les calcaires d'une manière générale, surtout ceux qui sont en bancs compacts, impri-
ment au pays un relief accentué; ils dessinent des
escarpements et même des abrupts, le plus souvent
terminés à leur partie supérieure par des lignes droites
qui forment un contraste remarquable avec les formes
arrondies du granite et avec les aiguilles déchiquetées
des schistes cristallins. Dans le massif du Mont-d'Or, la
série gréso-calcaire inférieure dessine au-dessus des
gneiss friables un premier gradin bien accentué vers le
haut par la saillie du calcaire à gryphée arquée (arête du

Narcel, de la Longe, etc.), au-dessus de laquelle la série marneuse du lias moyen, se présente sous la forme de talus à pente douce, souvent même sous celle de combe, par suite des érosions faciles dans ces couches friables. Enfin la masse calcaire supérieure du calcaire jaune et du ciret forme les principaux sommets et escarpements du Mont-d'Or (Verdun, Mont-Toux, La Roche, Mont-Ceindre).

L'*hydrographie* est soumise d'une manière remarquable à la constitution géologique du sous-sol. Il existe dans cette région deux niveaux aquifères distincts : le plus élevé est dû à l'existence des marnes imperméables du lias moyen, qui retiennent les eaux infiltrées à travers les nombreuses cassures du ciret et du calcaire jaune. Il est facile de reconnaître les affleurements de ces marnes, à la fraîche végétation qui les recouvre et à la présence de nombreux filets d'eau souvent même concentrés en sources considérables (Mont-Ceindre, Mont-Toux, etc.). Le deuxième niveau aquifère est formé par la surface imperméable du gneiss, substratum constant des terrains secondaires dans le massif du Mont-d'Or.

La *végétation naturelle* est peu abondante sur les montagnes secondaires par suite du défrichement presque général des forêts et de l'aménagement des terres en *prairies* dans les parties hautes, en *terres à céréales* et en *vignes* sur les pentes et les plateaux inférieurs. Les terres les plus favorables à cette dernière culture proviennent de la décomposition du ciret, du calcaire jaune et surtout des marnes du lias. Les terrains vagues et arides occupent une très faible surface.

Grâce à cette richesse des produits naturels, la population du Mont-d'Or est en général vigoureuse et bien constituée. « La pureté de l'air, la salubrité des eaux, le travail agricole et toutes les ressources de la prospérité contribuent à entretenir chez les habitants un état de santé très florissant. L'existence certes, n'échappe pas aux misères de la condition humaine, mais elle n'est jamais menacée par le fléau des épidémies, et bien souvent la vie se prolonge jusqu'à un âge avancé (Falsan et Locard. *Géologie du Mont-d'Or lyonnais*, p. 35). »

3° *Terrains tertiaires* (1).

Les terrains tertiaires n'occupent qu'une étendue superficielle bien faible de l'arrondissement de Lyon, si on les compare aux autres terrains déjà étudiés. Leur étude n'en est pas moins des plus intéressantes en raison du rôle qu'ils jouent dans les environs immédiats de Lyon et des mouvements d'oscillation du sol remarquables qui correspondent à leur dépôt.

I. — *Terrain éocène*. — La période éocène paraît correspondre à une phase d'émersion générale de la région lyonnaise, et d'une grande partie de la vallée du Rhône. Dans l'arrondissement de Lyon, les dépôts que l'on peut rapporter à ce terrain sont des plus limités. Fournet, Ébray, Jourdan et plus tard MM. Falsan et Locard lui ont attribué les conglomérats bréchiformes à fragments calcaires et à ciment rougeâtre ferrugineux découverts par Thiollière auprès de Dardilly et de Curis, et dont M. Falsan a observé quelques autres lambeaux sur le chemin du cimetière de Collonges, auprès de Champagne, au-dessus de Limonest, de la crête de Monteiller entre Saint-Didier et Saint-Cyr. Les seuls fossiles connus de ces brèches sont une mâchoire de didelphe insectivore trouvée par Thiollière et deux dents d'un petit rongeur découvertes par le professeur Jourdan. Ces fossiles n'ont jamais été l'objet d'une détermination précise.

II. — *Terrain miocène*. — Vers le milieu de la période miocène (étage *Helvétien*), la mer a envahi de nouveau la vallée du Rhône pour aller communiquer par l'intermédiaire de la plaine suisse avec la grande mer qui couvrait le Midi de l'Alle-

---

(1) Le groupe tertiaire comprend les trois termes ou terrains désignés depuis Lyell sous les noms de *éocène*, *miocène* et *pliocène*.

lemagne. Le succession des divers dépôts sédimentaires abandonnés dans le bassin du Rhône par la mer *helvétienne* a été
bien étudiée par mon savant confrère et ami M F. Fontannes
(*Études stratigraphiques dans le bassin du Rhône*). Dans les
environs immédiats de Lyon, les rares affleurements du miocène marin appartiennent aux deux zones les plus élevées du
miocène moyen savoir les sables à *Terebratulina calathiscus*
ou sables de Saint-Fons, et la zone à *Nassa Michaudi*, dépôt
saumâtre de rivage, formant passage aux sables et marnes
d'eau douce du *miocène supérieur*, dont les érosions n'ont
guère laissé d'autre trace que le lambeau mis à découvert à
l'époque de la construction du chemin de fer de la Croix-
Rousse. Les affleurements de la mollasse marine ont été consta.
tés à Feyzin, Saint-Fons, Irigny (balmes du Rhône) ; dans l'intérieur de la ville de Lyon, à la gare Saint-Paul, au Jardin des
Plantes, au quai Saint-Clair ; puis au pont du Vernay dans la
vallée de la Saône (M. Falsan). On peut présumer d'après la
puissance considérable des sables mollassiques constatée par
les sondages de Toussieu-Chandieu, à une faible distance au
sud de Lyon, que ces sables doivent former à une profondeur
variable au dessous des alluvions pliocènes et quaternaires le
substratum du sol sur lequel sont construits tous les bas quartiers de la ville de Lyon. Mais d'une part le peu d'importance
des affleurements superficiels de la mollasse marine, et de
l'autre l'épaisseur énorme des alluvions rhodaniennes dans les
environs de Lyon ne laissent jouer aux sables miocènes aucun
rôle appréciable dans les conditions hygiéniques de cette ville.

III *Terrain pliocène*. — Après un retrait général de la mer
correspondant à l'ensemble de l'étage miocène supérieur, un
nouvel affaissement du sol a ramené dans la vallée du Rhône
les eaux de la mer *pliocène inférieure* ou *subapennine*. Mais cet
envahissement des eaux marines a été moins prononcé qu'à
l'époque de la mer de la mollasse : les recherches de M. Fontannes (*Les Mollusques pliocènes de la vallée du Rhône et du
Roussillon*) ont montré que la mer pliocène a pénétré seulement sous la forme d'un golfe ou d'un *fiord* à contour
irrégulier qui s'est avancé presque jusqu'aux portes de Lyon.
Les environs de Loir, sur la limite méridionale du département
du Rhône, entre Givors et Vienne, forment vers le nord le
point extrême où l'on ait constaté l'existence de ces argiles marneuses, de couleur généralement bleuâtre (*marnes subapennines*)

qui ont rempli le fond du fiord pliocène rhodanien et qui prennent à mesure qu'on chemine vers le Midi, une part de plus en plus importante à la constitution géologique du sous-sol de la vallée du Rhône,

Le rôle des marnes subapennines à *Syndosmia Rhodanica* des environs de Loir est absolument négligeable au point de vue de l'hygiène.

Au nord de Lyon, où la mer pliocène n'a pas pénétré, l'ensemble de la région bressane était occupée, pendant *le pliocène inférieur et moyen*, par les eaux d'un vaste lac, dans lequel se sont déposés d'abord des *argiles avec bancs de lignite* intercalés (Loyes, Mollon, Maribel, Sermenaz, Trévoux etc.) puis des *sables jaunâtres à Mastodon Arvernensis ou sables de Trévoux*. Ceux-ci se prolongent jusque dans l'arrondissement de Lyon où on peut les voir affleurer à Neuville-sur-Saône, Sathonay, Saint-Germain-au-Mont-d'Or etc., le long des balmes qui dominent la vallée de la Saône et dans les ravins qui ont entamé à une profondeur suffisante le corps du plateau des Dombes.

A leur partie supérieure, les sables pliocènes sont d'une manière générale recouverts et ravinés par des graviers et cailloutis de couleur ferrugineuse qui dans toute la vallée du Rhône représentent le *pliocène supérieur*. Les caractères stratigraphiques et la disposition de ces alluvions pliocènes seront indiqués dans le chapitre consacré à l'ensemble des dépôts alluviaux de la région.

4° *Alluvions pliocènes et quaternaires. Dépôts modernes.* — Le pliocène supérieur marque, dans la vallée du Rhône et probablement aussi dans d'autres vallées de l'Europe méridionale, le début d'un régime oro-hydrographique peu différent, dans l'ensemble, du régime actuel, et caractérisé par l'importance que prennent durant cette période, les *dépôts de transport fluviatiles* ou *graviers alluviaux*. Ceux-ci sont disposés actuellement sous la forme de *terrasses* étagées à des altitudes diverses et d'autant plus élevées au-dessus du thalweg actuel que l'on a affaire à des dépôts plus anciens.

Dans les environs de Lyon, si l'on néglige les détails
de peu d'importance, ces terrasses sont au nombre de
trois qui sont par ordre d'ancienneté : *a*. la *terrasse
pliocène supérieure*, qui atteint une altitude un peu
supérieure à 300 mètres ; *b*. la 1ʳᵉ *terrasse quaternaire*,
préglaciaire, atteignant en certains points des altitudes
inférieures seulement de 20 à 25 mètres à la précédente ;
c. la 2ᵉ *terrasse quaternaire, post-glaciaire*, beaucoup
plus basse que la précédente et élevée seulement d'une
vingtaine de mètres au-dessus du thalweg actuel du
Rhône. Entre les deux terrasses quaternaires, il convient
de placer les intéressants dépôts erratiques (boue glaciaire à cailloux rayés et à blocs erratiques), témoins de
l'extension de glaciers alpins jusque sur l'emplacement
actuel de la ville de Lyon. Je vais dire un mot de chacun
des dépôts de transport qui viennent d'être énumérés.

1° *Alluvions pliocènes supérieures.*Ces alluvions, désignées
aussi quelquefois sous le nom d'*alluvions des plateaux* ou
d'*alluvions ferrugineuses* présentent un certain nombre de caractères, précisés dans ces derniers temps par M Fontannes,
*(Notes sur les alluvions pliocènes et quaternaires du plateau de
la Bresse aux environs de Lyon* 1884), qui permettent de les
distinguer des alluvions quaternaires : leur altitude maximum
est un peu supérieure à celle de ces dernières ; la disposition
en *terrasse horizontale* est moins prononcée ; la couleur générale plus ferrugineuse, les amandes sableuses moins fréquentes etc., enfin et surtout les cailloux formés de roches granitoïdes sont altérés et friables, se réduisant même quelquefois
en poussière sous l'action du doigt. On y a découvert en des
points très peu nombreux et notamment à Saint-Germain et à
Saint-Didier-au-Mont-d'Or des dents de *Mastodon arvernensis*
et d'*Elephas méridionalis* qui permettent de préciser l'âge de
ces cailloutis et de les rapporter à la fin de la période pliocène.

Les alluvions pliocènes se composent exclusivement de sables
et de graviers, sans intercalations argileuses, les sables dominant surtout dans les parties inférieures de cette assise dont
l'épaisseur est considérable et dépasse probablement une centaine de mètres.

Dans l'arrondissement de Lyon, les graviers pliocènes forment la partie supérieure du corps du plateau des Dombes, depuis Neuville jusqu'à Fontaine-sur-Saône. Le ravin qui sépare le village du camp de Sathonay est la limite extrême de l'extension de ces graviers entre le Rhône et la Saône. Sur la rive gauche du Rhône, les graviers pliocènes n'apparaissent qu'en de rares points, notamment le long du plateau qui s'étend de Saint-Fons à Sérézin, où ils ravinent la mollasse marine miocène. Sur la rive droite de la Saône et du Rhône, ils couvrent une étendue superficielle assez importante, et leur présence est décelée dans ces régions cultivées, **par la présence de gros galets de quartzite à patine rougeâtre sur tous les plateaux** qui ne dépassent par beaucoup l'altitude de 300 mèt. On peut les observer depuis Saint-Germain-au-Mont-d'Or, le long de la base orientale du Mont-d'Or à Collonges, Saint-Cyr-au-Mont-d'Or, Saint-Didier ; puis ils s'étalent largement sur les gneiss du bas plateau lyonnais, et sur les éperons gneissiques qui portent les quartiers de Fourvière de Saint-Just et de Sainte-Foy, pour se continuer sans interruption notable le long de la vallée fluviale.

2° *Alluvions quaternaires préglaciaires.* Un premier creusement quaternaire de la vallée du Rhône s'est effectué aux dépens des alluvions pliocènes, et le remblayage qui a suivi ce profond ravinement a comblé la vallée presque jusqu'à la hauteur des alluvions pliocènes. Telle est l'origine de la haute terrasse de Caluire qui forme la pointe extrême du plateau des Dombes, de Sathonay à la Croix-Rousse. Les graviers quaternaires se distinguent des graviers pliocènes par leur disposition plus marquée en terrasses horizontales, par leur couleur en général plus grisâtre, par la fréquence et l'étendue des amandes sableuses, enfin et surtout par la rareté des roches granitoïdes et le peu d'altérations de celles qu'on y observe encore.

Un de leurs caractères les plus remarquables, et dont j'aurai plus loin l'occasion de faire ressortir l'intérêt au point de vue de l'hydrographie souterraine consiste dans l'intercalation au sein de la masse des graviers de lentilles ou bandes argileuses d'une étendue et d'une puissance variables. Les deux plus constantes de ces couches argileuses, à ma connaissance sont : l'une à la base même du système des graviers quaternaires *dans la vallée de la Saône,* à Villevert, Neuville, Rochetaillée, Sathonay ; la deuxième dans l'épaisseur même du cailloutis quaternaire sur lequel est construite la partie plane de la ville de Lyon. On verra plus loin quel rôle important joue cette petite couche argileuse sur la qualité des eaux souterraines de cette ville.

3° *Dépôts glaciaires ou erratiques*. Depuis les beaux travaux de A. Favre, de MM. Lory, Falsan et Chantre (*Monographie des anciens glaciers du bassin du Rhône*), l'extension des glaciers alpins jusqu'à Lyon, à un moment donné de la période quaternaire, est admise d'une manière unanime par les géologues. Quelles que soient les causes d'ordre astronomique ou simplement climatérique auxquelles doit être attribué ce remarquable progrès des glaces dans la vallée du Rhône, il est facile à tout observateur de constater aujourd'hui sur la plupart des collines et des plateaux qui avoisinent Lyon, la présence de dépôts de *boues glaciaires* avec *cailloux rayés* et *blocs erratiques* superposés aux alluvions de la 1re terrasse quaternaire. La puissance de ces dépôts erratiques n'est jamais considérable ; elle dépasse rarement 5 à 6 mètres. De plus ce dépôt est parfaitement indépendant, soit comme niveau barométrique, soit comme transgressivité, des dépôts alluviaux ci-dessous énumérés : ainsi on observe les boues glaciaires sur tout le plateau des Dombes, superposées aux alluvions pliocènes (Vancia, Miribel etc.) aussi bien qu'aux alluvions quaternaires (Sathonay, Caluire, Saint-Clair etc.), ailleurs même reposant directement sur le granite. Les circonstances toutes spéciales de ce dépôt glaciaire autorisent à penser que la vallée du Rhône était déjà en grande partie creusée à travers les alluvions préglaciaires, lorsque le front des glaces est parvenu peut-être pour un temps très limité jusque sur les collines lyonnaises, que les glaciers n'ont pas dépassé de beaucoup dans la direction du sud-ouest.

4° *Lehm*. Aux dépôts glaciaires se rattache, sinon comme époque de formation, du moins comme relations d'étendue géographique, la terre argilo-sableuse jaunâtre, avec coquilles presque toutes terrestres, connue sous le nom de *lehm* ou de *terre à pisé*. Cette terre, qui joue un rôle important au point de vue de la perméabilité du sous-sol couvre une grande partie du plateau des Dombes, des plateaux de Saint-Cyr, de Saint-Didier-au-Mont-d'Or, de Feyzin etc. (*lehm des plateaux*) et descend jusque dans le fond des vallées (*lehm des vallées*) en se moulant étroitement sur les pentes intermédiaires. Le maximum de puissance de cette étrange formation se trouve en avant du front des dépôts erratiques qu'elle déborde cependant sur bien des points (Vancia, Feyzin etc.)

Le mode de formation le plus rationnel du *lehm* est celui qui a été avancé par M. de Lapparent (voir *Traité de géologie*) et qui consiste à admettre un ruissellement sur les pentes effectué pendant une période très pluviale, aux dépens des dépôts argileux plus anciens et plus particulièrement des dépôts glaciaires. Le lehm des environs de Lyon et notamment celui de Saint-Germain-au-Mont-d'Or, de Sathonay, de la Croix-Rousse, de Choulans s'est montré extrêmement riche en débris des animaux terrestres de la faune quaternaire (*Elephas, Rhinoceros, Bos, Bison, Arctomys*, etc.)

5° *Alluvions post-glaciaires.* Les alluvions transportées par le Rhône et la Saône postérieurement au retrait définitif des glaciers vers les hautes vallées alpines ont une puissance beaucoup plus faible que les alluvions préglaciaires.

A ces alluvions dont la composition est peu différente de celle de ces dernières, se rapporte la dernière terrasse rhodanienne (3ᵉ terrasse) que l'on peut observer à une altitude de 20 mètres environ au-dessus du thalweg actuel, à la Valbonne, Montluel, La Pape et dans la plaine du Bas-Dauphiné, où les bras du Rhône postglaciaire ont dû entourer des îlots plus anciens tels que ceux de Décines, de Bron, de Vénissieux, formés de graviers préglaciaires que surmontent des calottes de terrain erratique.

Dans les vallées de la Saône, les *argiles* de la Caille, de Saint-Rambert, de Vaise etc., que l'on observe au fond du lit de cette rivière, lorsque les eaux baissent au-dessous de l'étiage, appartiennent également à une période géologique toute récente qui se continue encore de nos jours par le dépôt des *alluvions modernes* des rivières.

Hygiène. — Bien que les terrains tertiaires et quaternaires n'occupent dans l'arrondissement de Lyon qu'une surface beaucoup moins étendue que d'autres formations, telles par exemple, que les schistes cristallins, leur importance au point de vue de l'hygiène de l'homme est bien plus grande que celle de tous les autres terrains, en raison de la densité de la population qui s'est établie à leur surface.

D'une manière générale les dépôts d'alluvion anciens ou récents sont disposés en contre-bas des autres terrains et suivent à peu près la direction des fleuves et des rivières actuelles, dont ils s'écartent cependant quelquefois à des distances assez grandes surtout dans les régions de plaine. Ils sont disposés le plus souvent sous la forme de *terrasses* ou de gradins étagés à des hauteurs d'autant plus grandes que leur âge géologique est plus ancien. Composés essentiellement de sables et de graviers meubles, ces dépôts d'alluvion se sont laissés entamer par les eaux de ruissellement et par les cours d'eau en lambeaux parfois assez étendus pour mériter le nom de plateaux (*plateau bressan, plateau des Dombes*), d'autrefois au contraire réduits à des *témoins* sans importance.

La perméabilité de ces dépôts est la règle générale ; les nappes d'eau souterraines circulent sans difficulté dans ces graviers meubles et communiquent librement par voie latérale avec les eaux fluviales qui subissent en les traversant un filtrage grossier, mais dont l'importance est loin d'être négligeable. C'est ainsi par exemple, que les eaux du Rhône se répandent à travers les graviers qui constituent la plaine du Bas-Dauphiné jusqu'au pied du plateau d'Heyrieu, et qu'il suffit pour les atteindre de creuser un puits de quelques mètres. Il est facile de constater dans ces puits de la rive gauche du Rhône les oscillations de niveaux correspondantes aux hautes et aux basses eaux du fleuve.

Il existe cependant un obstacle à la circulation souterraine des eaux dans les dépôts d'alluvion de la région lyonnaise : ce sont les couches ou lentilles argileuses que j'ai signalées plus haut dans les alluvions quaternaires préglacières. L'une des plus importantes au point de vue hydrographique est la couche des argiles de Villevert assez constante à la base des alluvions quaternaires de la basse vallée de la Saône. C'est à la pré-

sence de cette couche argileuse imperméable que sont
dues, d'après M. Falsan, les sources des balmes de la
Saône sur la rive gauche depuis Trévoux (1) jusqu'à
Lyon (Vernay, Roy, Fontaine etc.), et les phénomènes
hydrographiques du versant oriental du plateau des
Dombes, le long du Rhône, sont en relation intime avec
ceux de la vallée de la Saône.

Quant à la couche argileuse intercalée dans les
dépôts de graviers qui portent la ville de Lyon, j'aurai
plus loin l'occasion de donner quelques détails précis
sur le rôle qu'elle joue dans l'hydrographie souterraine
de cette ville.

Au point de vue de la perméabilité du sol, il faut
aussi tenir grand compte des formations glaciaires qui
recouvrent d'une couche peu épaisse il est vrai, mais
tout à fait imperméable la plupart des plateaux d'alluvion de la région lyonnaise. Il suffit par exemple des
cinq ou six mètres de boue glaciaire à cailloux rayés
qui recouvrent le plateau des Dombes et de la Bresse,
pour retenir à la surface de ce plateau les innombrables
étangs qui jouent un si grand rôle sur la production des
miasmes paludéens dans cette contrée. La perméabilité
du sous-sol profond de ce plateau composé pour la
plus grande part de sables et de graviers pliocènes est
annihilée par le mince revêtement glaciaire (boue glaciaire) et postglaciaire (limon de ruissellement) de la
surface (2).

(1) Quelques-unes de ces sources sont peut-être dues non à
la couche d'argile quaternaire mais plutôt aux argiles du pliocène moyen qui forme en grande partie la base du plateau
bressan.

(2) C'est peut être à des causes de cet ordre qu'il faudra
attribuer, en partie au moins, le fait que certaines localités
telles que Rilleux, bâtie sur la couche glaciaire imperméable
des plateaux des Dombes, ont eu à subir de graves atteintes
cholériques, tandis que des localités très populeuses étaient
presque entièrement préservées.

C'est encore à des formations du même ordre (boue glaciaire et lehm argileux) que les ruisseaux qui entament les grandes terrasses alluviales rhodaniennes doivent de rouler un mince filet d'eau. Je citerai comme un bel exemple de ce genre la nappe d'eau très superficielle (2 mètres de profondeur) qui alimente la prise d'eau de Sathonay. La présence d'une nappe d'eau aussi importante dans un ravin entièrement découpé dans les graviers alluviaux ne s'explique que par la disposition en cuvette du lehm très argileux qui tapisse les pentes du ravin et empêche les eaux de ruissellement de pénétrer dans la profondeur. Des exemples analogues abondent dans l'arrondissement de Lyon.

En ce qui concerne la *culture*, le sol graveleux ou sablonneux fourni par les terrains tertiaires ou quaternaires est favorable à la culture de la vigne, surtout s'il est mélangé au lehm, même dans une faible proportion. C'est en réalité le lehm ou limon post-glaciaire, qui en se mélangeant aux éboulis des autres terrains forme la majeure partie du sol végétal dans les parties de l'arrondissement de Lyon, occupées par les terrains tertiaires et quaternaires. Quand ce lehm forme une couche épaisse comme dans le canton de Neuville-sur-Saône, et au pied des escarpements du Mont d'Or, il constitue, d'après Thiollière, « des terres qui conviennent encore mieux aux plantes fourragères et aux céréales qu'à la culture de la vigne. »

Il me suffira de rappeler, au point de vue industriel que le lehm est employé communément et de toute antiquité dans la région lyonnaise, pour la construction des maisons, sous le nom de *terre à pisé*. Les sables et les graviers des terrains tertiaires et quaternaires sont employés à la fabrication des mortiers et à l'empierrement des routes.

DE LA

CONSTITUTION GÉOLOGIQUE

DU

SOUS-SOL DE LA VILLE DE LYON

Le fait important qui caractérise la situation géologique de Lyon est la position de cette ville au point où le Rhône, venu de l'est, vient se heurter aux roches cristallines du plateau central, qui l'obligent à détourner son cours dans la direction du Midi. Par suite de ce brusque changement de direction, le Rhône qui, par son origine sur le flanc nord du massif alpin et par l'orientation générale est-ouest de son cours supérieur, semblait devoir couler vers l'océan, est devenu un affluent de la Méditerranée. C'est peut-être en partie à l'obstacle présenté au courant du fleuve par les masses cristallines du Plateau Central qu'il faut attribuer la grande épaisseur des alluvions fluviatiles dans la région de Lyon, alluvions qui sont avec les roches primitives, les deux traits dominants de la constitution géologique du sous-sol de cette ville.

J'étudierai successivement et par ordre d'ancienneté relative chacune des formations géologiques dont la présence a été reconnue dans le sol lyonnais, et je commencerai naturellement par les roches primitives qui sont comme le squelette ou le soubassement général sur lequel sont venus se déposer les matériaux de transport marins ou fluviatiles des terrains tertiaires et quaternaires.

Les *roches primitives* affleurent sur un grand nombre de points dans l'intérieur même de la ville de Lyon. Elles se composent essentiellement de *gneiss*, plus ou moins imprégné de *granulite*, roche éruptive qui s'y montre même en filons et en dykes d'une assez grande puissance.

Sur la rive droite de la Saône, au pied des collines de Saint-Rambert, de Rochecardon, de Loyasse, de Fourvière et de Sainte-Foy, les gneiss se montrent d'une manière à peu près continue au-dessous des terrains de transport de divers âges. Ils sont visibles au-dessus du lit de la Saône sur une hauteur variable, qui atteint souvent la moitié ou plus de la hauteur totale des collines qui dominent la rivière, comme au niveau du fort de Loyasse. En ce point, la vallée de la Saône est réduite à un étroit défilé à parois verticales, entaillé dans un dyke de granulite sur lequel sont construites les fortifications de Loyasse sur la rive droite, de Serin et du fort Saint-Jean sur la rive gauche. Le nom expressif de Pierre-Scize donné à ce point de la vallée consacre cette structure géologique.

Dans le lit même de la Saône, la présence des roches primitives a été constatée (1) au pont de la Feuillée à 13 mètres au dessous du lit de la rivière ; au pont de Nemours où « les granits ont pendant de longues années affleuré auprès du pont pour former tout près de là une brusque chute bien connue des mariniers sous le nom de Trou de la Mort-qui-trompe ; au pont d'Ainay à 10 mètres de profondeur ; enfin au pont de la Mulatière où il affleure sur le bas-port de la rive droite. »

Dans la presqu'île comprise entre la Saône et le Rhône, les roches primitives affleurent sur une foule de points à la base du promontoire triangulaire de Caluire qui se termine à la Croix-Rousse. Elles existent le long de la rive gauche de la Saône depuis l'Ile-Barbe jusqu'au fort Saint-Jean ; puis dans la ville même à l'embarcadère du chemin de fer de la Croix-Rousse, où leur présence a été reconnue par le professeur Jourdan lors de la construction du tunnel de cette ligne de 1858 à 1862 ; sur la place Tholozan au-dessous de la maison n° 18 ; et en remontant la rive droite du Rhône à la base des escarpements du cours d'Herbouville et du quai Saint-Clair.

(1) A Locard. → *Notice sur la constitution géologique du sous-sol de la ville de Lyon considéré au point de vue du régime hydrographique.* Lyon, 1882.

Il est donc permis de penser que les gneiss forment le soubassement général de tout le plateau qui s'étend de la Croix-Rousse à Sathonay.

Dans la partie basse de la ville comprise entre les deux fleuves. M. Locard *(loc cit.)* rappelle que « le granite a été rencontré à 24 mètres de profondeur dans la rue Bât-d'Argent, et M. Fournet signalait dans ses cours la présence de cette roche dans le sous-sol de la place-Bellecour.»

Sur la rive gauche du Rhône, dans les quartiers du Grand-Camp, des Brotteaux, de la Guillotière, de la Mouche, la présence des roches primitives dans le sous-sol n'a jamais été reconnue, soit que les sondages n'aient pas été poussés à une profondeur suffisante, soit que ces roches aient été abîmées à de grandes profondeurs par les grandes failles que j'ai signalées à la limite orientale du Plateau Central.

Il est certain que la surface des roches primitives qui forment en résumé le sous-sol profond de la plupart des quartiers de la ville et des faubourgs de Lyon, se présenterait sous une forme des plus irrégulières, si on la supposait dépouillée des divers terrains de transport qui sont venus successivement niveler cette surface. Ces irrégularités du sous-sol primitif peuvent être directement observées le long des escarpements qui dominent la Saône et le Rhône : pour les parties plus profondes, elles ont été rendues évidentes sur un certain nombre de points : ainsi, j'ai dit plus haut que les gneiss affleuraient dans le lit de la Saône au pont de Nemours. tandis qu'on ne les a pas rencontrés à 6 mètres au-dessous de l'étiage au pont du Palais-de-Justice, et à 15 mèt. de profondeur au pont du chemin de fer de Paris à Lyon. Si l'on néglige ces anfractuosités superficielles, on peut se figurer d'une manière générale la surface gneissique au niveau de la ville de Lyon sous l'aspect d'un talus incliné qui s'enfonce d'une part vers l'Est à des profondeurs inconnues sous la plaine des Brotteaux et de Villeurbane, qui se relève au contraire vers l'Ouest pour se relier par l'intermédiaire du bas plateau lyonnais aux masses gneissiques de la chaîne d'Izeron.

Terrain miocène. — Ce talus granito-gneissique a servi de falaise à la mer *helvétienne* qui couvrait la plus grande partie du bassin actuel du Rhône, vers le milieu de la période miocène. Les sables et les conglomérats de rivage de cette mer miocène ont dû niveler d'abord les anfractuosités des roches primitives avant de se déposer en couches régulières au-dessus de leur surface. Des érosions postérieures ayant fait disparaître une grande partie de ces sables mollassiques, c'est seulement au fond des poches les plus profondes du gneiss que l'on a pu observer, dans l'intérieur même de la ville de Lyon, quelques faibles lambeaux de la mollasse marine. Je me bornerai à citer les lambeaux que divers travaux de chemin de fer ont fait connaître à la gare Saint-Paul, à Gorge-de-Loup, dans la tranchée du chemin de fer de la Croix-Rousse, et aussi le lambeau dont M. Falsan a pu constater la présence dans la vallée de la Saône au pont du Vernay. Il existe encore quelques affleurements de la mollasse visibles le long des quais Saint-Clair et d'Herbouville. Enfin, un peu en aval de Lyon, les sables marins de Saint-Fons, de Feyzin, d'Irigny qui affleurent au pied des balmes du Rhône, représentent les couches les plus élevées de la mollasse helvétienne, voisines de la zône à *Nassa Michaudi* qui correspond à un régime déjà quelque peu saumâtre et passent insensiblement aux couches d'eau douce du miocène supérieur.

Les zônes sableuses plus profondes de la mollasse marine existent sans aucun doute à des profondeurs plus grandes que celle du thalweg actuel du Rhône et se prolongent probablement vers le nord sous les alluvions puissantes de la plaine du Bas-Dauphiné pour aller se relier aux sables mollassiques de la vallée de l'Ain. Le cours du Rhône dans la région lyonnaise serait donc creusé en grande partie aux dépens de la mollasse marine qui forme sans doute à des profondeurs inconnues le sous-sol général de cette vallée fluviale. Mais, en raison même de cette profondeur des couches marines et du peu d'importance de leurs affleurements superficiels, le rôle de ces sables miocènes est tout à fait insignifiant au point de vue de l'hydrographie souterraine et des conditions hygiéniques dues à la situation géologique de Lyon.

J'en dirai presque de même des couches d'eau douce du miocène supérieur qui, par leur position plus élevée dans l'ensemble des dépôts miocènes, ont subi à un degré plus prononcé encore que les sables marins, l'effet des érosions pliocènes et quaternaires. Les couches miocènes supérieures entrent cependant pour une part notable dans la structure de la colline de la Croix-Rousse où d'après la coupe relevée par le professeur Jourdan (1), elles comprennent de bas en haut, au dessus d'un lambeau de mollasse marine : 1° des couches régulières d'une mollasse sableuse présumée d'eau douce; 2° des argiles grises ou noirâtres avec coquilles fluviatiles et terrestres, bois fossiles et de débris de vertébrés à la partie supérieure; 3° des marnes blanchâtres à coquilles fluviatiles et terrestres, et nombreux ossements de mammifères; 4° des sables à grumeaux calcaires et os de vertébrés; 5° des couches à *Unios* et débris de *Mastodon longirostris*. L'ensemble que je viens d'énumérer est profondément raviné par des dépôts de transport alluviaux et glaciaires, qui constituent tout le sommet du plateau de la Croix-Rousse.

D'après M. Falsan (2), le miocène supérieur se trouve également représenté sur les collines de Loyasse, et de Saint-Irénée, où des marnes et argiles lacustres superposées à la mollasse marine, correspondraient aux marnes de la Croix-Rousse, sur la rive opposée de la Saône.

M. Locard a supposé *(loc. cit.)*, sans vouloir affirmer le fait d'une manière absolue, que les marnes miocènes supérieures pourraient avoir une influence sur les eaux qui s'écoulent sur le flanc du plateau de la Croix-Rousse, comme par exemple dans les rues du Commerce et de la Vieille-Monnaie, et que ces eaux qui sont d'un degré hydrotimétrique très-élevé (107° à 135°), et en même temps gypseuses, pourraient peut-être avoir emprunté à ces marnes leurs éléments d'impureté, ou bien aussi aux nombreuses substructions romaines dont ce quartier est couvert. Quand à l'imperméabilité de ces couches marneuses, elle ne saurait jouer aucun rôle dans la formation de nappes d'eau souterraines, parce que les boues glaciaires qui les recouvrent et constituent la surface même du plateau sont aussi imperméables et ne permettent pas aux eaux pluviales de pénétrer dans la profondeur du sous-sol de ces collines.

(1) La description détaillée de cette coupe sera publiée par le savant M. Fontannes dans les *Archives du Muséum de Lyon* de 1886.

(2) Falsan. — *Constitution géologique des collines de Loyasse, de Fourvière et de Saint-Irénée (Académie de Lyon*, 5 août, 1873.

Terrain pliocène inférieur et moyen. — La fin de la période miocène a été marquée dans le Sud-Est de la France par un affaissement général du sol qui a permis le retour progressif de la mer dans cette vallée. L'existence de sédiments de la mer pliocène inférieure a été reconnue par M. Fontannes dans toute la longueur de la vallée inférieure du Rhône jusqu'aux portes de Lyon. Ce savant géologue a rencontré en effet des marnes à *Syndosmia Rhodanica* auprès de la station de Loire, sur la ligne de Lyon au Teil, et ce point marque, dans l'état actuel de nos connaissances, le point extrême de pénétration de la Méditerranée pliocène dans la direction du Nord.

On ne connaît encore dans le sous-sol de Lyon aucun représentant certain des dépôts de cette période ; mais au nord de cette ville, la plaine bressanne actuelle semble avoir été couverte, pendant une grande partie de la période pliocène, par les eaux d'un vaste lac dont les marnes à lignites et à coquilles terrestres et lacustres s'avancent vers le Sud le long des balmes du Rhône jusqu'au hameau de Neyron, près de Miribel, et dans la vallée de la Saône jusqu'à Trévoux.

Les sables fluviatiles à *Mastodon arvernensis* qui surmontent ces marnes et appartiennent au pliocène moyen, s'avancent encore plus près de Lyon, le long de la vallée de la Saône par Trévoux, Neuville-s-Saône, Saint-Germain-au-Mont-d'Or, le ravin de Sathonay, etc.

Pliocène supérieur. — A partir du pliocène supérieur, le régime de grands transports fluviaux ou *régime alluvial,* qui se continue encore de nos jours, commence à s'établir dans la vallée du Rhône, dont les formes orographiques devaient être déjà assez nettement dessinées. Le Rhône pliocène supérieur, dont les énormes amas d'alluvions indiquent assez le volume et la puissance a dû remblayer successivement sa vallée presque depuis le fond du thalweg actuel jusqu'à des altitudes qui dépassent un peu la cote de 300 mètres dans la région lyonnaise. Les graviers et les cailloutis pliocènes (1), reconnaissables à leur grande altitude au-dessus de la vallée actuelle, à leur couleur générale ferrugineuse, à l'altération profonde des roches granitoïdes qui entrent dans leur composition, à la patine ferrugineuse ou même vineuse de leurs

(1) Fontannes. *Etude sur les alluvions pliocènes et quaternaires du plateau de la Bresse aux environs de Lyon.* 1884.

quartzites, etc., couvrent le sommet des plateaux les plus élevés qui dominent la ville de Lyon : le plateau des Dombes jusqu'au village de Sathonay, ceux de Saint-Cyr et de Saint-Didier-au-Mont-d'Or, de Champagne, de la Duchère, les hauteurs de Loyasse, de Fourvière, de Sainte-Irénée et de Sainte-Foy. Ils n'ont été recouverts sur les sommets de ces plateaux par d'autres dépôts plus modernes que par les boues glaciaires ou par le lehm. Il est à remarquer que les graviers pliocènes n'existent pas sur le plateau triangulaire de Caluire et de la Croix-Rousse, où ils ont été enlevés par des érosions postérieures, et remplacés en entier par les alluvions du Rhône quaternaire.

Terrain quaternaire. 1. *Alluvions préglaciaires.* — Il paraît logique de faire coïncider la limite du pliocène et du quaternaire avec la fin du grand remblayage pliocène supérieur, à la suite duquel le Rhône a dû entamer profondément sa vallée quaternaire à travers l'épaisseur des alluvions pliocènes. Les matériaux de remblaiement de cette nouvelle vallée rhodanienne constituent les *alluvions quaternaires anciennes ou préglaciaires*, parce qu'elles ont précédé immédiatement l'époque où les glaciers alpins ont envahi la vallée du Rhône jusqu'à Lyon. Ces alluvions quaternaires ont aussi une grande puissance verticale et leur niveau supérieur s'élève jusqu'à l'altitude d'environ 280 mètres, c'est-à-dire à un niveau seulement un peu inférieur à celui des alluvions pliocènes. Leur disposition en terrasse horizontale est plus manifeste que dans ces dernières, comme on peut s'en assurer en comparant la surface horizontale du plateau de la Croix-Rousse avec la surface plus ondulée des plateaux pliocènes ; la couleur générale est en outre plus grisâtre d'une manière générale, plus semblable à celle des alluvions modernes ; l'altération des roches granitoïdes y est nulle ou peu avancée, etc.

La distribution géographique des alluvions quaternaires est plus en rapport que celles des alluvions pliocènes avec le cours actuel du Rhône, dont elles s'écartent en général assez peu. Ainsi j'ai déjà dit que les alluvions quaternaires couvraient l'ensemble du plateau qui s'étend depuis le ravin de Sathonay jusqu'à la Croix-Rousse ; sur la rive droite de la Saône, on en voit

encore quelques lambeaux vers Saint-Rambert, au pied
du plateau d'Ecully, au plan de Vaise, à la Mulatière etc.
Leur pénétration dans la plaine de la Demi-Lune et dans
la basse vallée de l'Izeron indique nettement qu'un bras
important se détachait du fleuve au plan de Vaise pour
aller rejoindre le Rhône à Oullins, entourant ainsi les
deux îlots de Sainte-Foy et de Loyasse séparés eux-mêmes
par un petit bras du Rhône quaternaire. Au sud de Lyon,
une île plus importante, comprenant les hauteurs de
Saint-Genis-Laval et de Milhery, était isolée par un
autre bras du Rhône qui empruntait la basse vallée du
Garon pour rejoindre à Givors le courant principal du
fleuve.

Sur la rive gauche du Rhône, dans la plaine dauphi-
noise, les alluvions quaternaires ont dû avoir autrefois
une extension latérale assez grande, mais par suite des
érosions, on n'en voit plus aujourd'hui que quelques
lambeaux isolés, comme ceux de Décines, de Bron, de
Vénissieux, émergeant de la terrasse horizontale plus
basse constituée par les alluvions postglaciaires.

Enfin les alluvions préglaciaires sont remarquables
par l'intercalation fréquente à différents niveaux de leur
hauteur, de couches argileuses qui jouent un certain
rôle au point de vue de l'hydrographie souterraine de la
région. L'une de ces couches argileuses les plus étendues
se trouve à la base même de la masse des alluvions
dans la vallée de la Saône, où on peut l'observer
depuis Villevert et Neuville jusqu'à Rochetaillée et à
Fontaine-sur-Saône. D'autres qui sont plutôt des amandes
argileuses que des couches continues se montrent dans
l'épaisseur même des alluvions quaternaires, notamment
à Décines, dans la plaine de la Demi-Lune, etc. J'aurai
l'occasion de signaler plus loin d'autres couches argileuses intercalées dans les alluvions postglaciaires, et
dont le rôle au point de vue de la formation d'une nappe

d'eau souterraine et de la qualité de ces eaux intéresse plus directement encore la ville de Lyon.

2. *Terrain erratique.* — L'un des traits les plus intéressants de la géologie quaternaire lyonnaise est dû à l'arrivée des glaciers alpins jusque dans la vallée moyenne du Rhône, et à leur extension extrême jusqu'au point aujourd'hui occupé par la ville de Lyon. Ce n'est pas ici le lieu d'insister sur les causes de ce grand phénomène géologique, qui ont été étudiées avec le plus grand soin par MM. Falsan et Chantre dans leur *Monographie des anciens glaciers de la vallée du Rhône.* Il est aujourd'hui admis d'une manière unanime que les glaces alpines, après avoir envahi progressivement la vallée du Rhône déjà en partie creusée aux dépens des alluvions préglaciaires, ont acquis une épaisseur suffisante pour couvrir à gauche la plus grande partie des plateaux du Bas-Dauphiné, à droite le plateau de la Bresse et des Dombes de Bourg à la Croix-Rousse. En ce dernier point, le fleuve de glace passait au-dessus de la vallée de la Saône pour s'étaler sur les hauteurs de Fourvière, de Sainte-Irénée, de Saint-Genis-Laval qui marquent la limite extrême de l'extension glaciaire du côté de l'Ouest. A partir de Givors, les dépôts glaciaires n'existent plus que sur la rive gauche du Rhône jusqu'à Vienne où ils s'éloignent même du cours du fleuve pour incliner fortement vers le Sud-Est.

Les dépôts boueux à blocs erratiques et à cailloux rayés abandonnés à la surface du sol à la suite de la fonte des glaces ne couvrent pas d'une couche uniforme le territoire glaciaire : ils constituent plutôt des séries de bourrelets ou de calottes d'une épaisseur moyenne d'une dizaine de mètres que l'on peut observer aux environs et dans l'intérieur même de la ville de Lyon, comme sur le plateau de la Croix-Rousse, sur les hauteurs de Loyasse et de Fourvière, de Saint-Genis-Laval, sur les collines de Bron, de Saint-Priest, de Feyzin etc. C'est uniquement à la présence de ces boues glaciaires que certains villages de la banlieue de Lyon et quelques quartiers hauts de la ville même ont un sous-sol argileux

8

et imperméable aux eaux pluviales, bien que les collines
sur lesquelles ils reposent soient constituées dans la
profondeur par des cailloux alluviaux favorables aux
infiltrations profondes. C'est-là une condition géologique
dont les hygiénistes doivent, à mon sens, tenir grand
compte, lorsqu'il s'agit d'expliquer les différences constatées dans le dévellopement des affections épidémiques
qui ont frappé ou au contraire épargné des localités
voisines et placées en apparence dans des conditions
identiques.

3. *Alluvions postglaciaires et modernes.* — Le séjour des
glaciers alpins dans la région lyonnaise ne parait avoir eu
en somme qu'une durée relative assez courte. Dès que les
conditions atmosphériques ont eu déterminé le retrait des
glaces vers la vallée supérieure du fleuve, les rivières ont
repris leur travail de transport alluvial, momentanément interrompu ou du moins modifié. Les dépôts d'alluvions postglaciaires, un peu différentes d'aspect des alluvions préglaciaires, constituent aujourd'hui une terrasse assez régulière,
élevée seulement d'une vingtaine de mètres au-dessus du
thalweg actuel. Sur la rive droite du Rhône on ne voit que
quelques faibles lambeaux de cette terrasse alluviale, lambeaux sur lesquels sont construits notamment le château de
la Pape et la gare de Saint-Clair. Sur la rive gauche au
contraire, elle prend un beau développement ; son rebord suit
le Rhône à quelque distance de sa rive depuis le village de
Décines jusqu'au delà de Villeurbanne et sa surface se continue horizontalement entre les îlots préglaciaires que j'ai
signalés plus haut dans la basse plaine du Dauphiné.

Le lit actuel du Rhône, dans sa traversée de Lyon a
été creusé au moins sur sa rive gauche à travers ces
alluvions postglaciaires. Malheureusement, aucune
coupe assez profonde ne permet d'apprécier l'épaisseur
de ces dépots quaternaires et de tracer dans le sous-sol
lyonnais une limite précise entre ceux-ci et les alluvions
modernes. Mais cette distinction, d'une grande importance pour le géologue, peut être négligée sans grand

inconvénient dans le résumé qu'il me reste à présenter des connaissances acquises sur le sous-sol alluvial de la ville de Lyon. Ces données géologiques, dont un excellent résumé a été publié par M. Locard (*loc. cit.*) sont dues pour la plus grande part aux forages de puits tubés et aux travaux entrepris pour asseoir les piles des ponts.

Dans la presqu'île lyonnaise proprement dite, comprise entre le Rhône et la Saône, au pied du promontoire de la Croix-Rousse, les sondages ont été relativement peu nombreux. Ils sont néanmoins suffisants pour nous avoir appris que le sol de cette partie de la ville se compose exclusivement de sables et de graviers plus ou moins grossiers reposant sur un substratum gneissique d'une profondeur un peu variable. Au pont de la Feuillée, ces alluvions ont 14 mètres d'épaisseur au dessus des roches primitives, plus de 15 mètres au pont du chemin de fer de Paris à Lyon, 24 mètres dans la maison Arlès-Dufour, rue Bât-d'Argent. Divers sondages pour puits tubés ont été poussés sans rencontrer le gneiss, à 17 mètres dans la rue Sala, à 12 mètres sur le quai de la Charité, à 11 mètres dans la prison Saint-Joseph; ils ont traversé uniquement des sables et graviers quartzeux de grosseur variable.

Ces divers forages ont pour caractère commun l'absence au sein des graviers de toute intercalation de couches argileuses ou marneuses capables de retenir les eaux. C'est seulement dans la partie méridionnale de la presqu'île, vers l'Arsenal que l'on aurait constaté, d'après des indications fournies par M. Donné à M. Locard, en 1874 et 1879, l'existence d'une couche marneuse blanche à 12ᵐ 50 de profondeur au dessous des eaux du Rhône. Cette couche, puissante de 4 mètres à 4ᵐ 50, recouvrirait elle-même d'épaisses couches de sables fins, blanc-jaunâtre, sans graviers.

Il semble probable que cette couche marneuse imperméable de l'Arsenal ne soit que la continuation de la couche argileuse qui existe d'une manière à peu près constante sur la rive gauche du Rhône dans les quartiers des Brotteaux et de la Guillotière depuis le Parc jusqu'à la Mouche, comme l'attestent plus de trois cents forages de puits instantanés pratiqués dans ces quartiers.

L'ensemble de ces observations a montré que le sous-sol de cette partie de la ville se compose d'une première couche de graviers grossiers avec amandes sableuses et même marneuses intercalées. Au dessous de ces graviers, qui appartiennent aux alluvions modernes, on trouve à une profondeur à peu près constante de 10 à 12 mètres au dessous du niveau des chaussées, une couche argileuse grise plus ou moins bleuâtre, d'une épaisseur moyenne de 4 à 5 mètres, contenant des coquilles ou des débris de coquilles blanchâtres.

L'origine de ces argiles, qui ne représentent en somme qu'une formation tout à fait localisée, me paraît devoir être attribuée à quelque ancienne *losne* ou même simplement à une anse latérale du fleuve, au fond desquelles les sédiments vaseux ont pu s'accumuler, grâce à la tranquillité relative du courant.

Au-dessous des argiles, viennent de nouvelles couches de sables et graviers, d'aspect un peu différent des graviers superficiels : ils sont de couleur jaunâtre ou rougeâtre, à éléments plus fins, et avec nombreuses paillettes de mica. Il est difficile de décider si ces graviers inférieurs se rapportent comme âge géologique aux parties profondes de la terrasse postglaciaire ou seulement à la base des alluvions modernes. On ignore d'ailleurs l'épaisseur de ces graviers, aucun sondage n'ayant été poussé dans ces graviers à une profondeur plus grande que 18 mètres.

Dans la vallée de la Saône, (1) il existe dans le lit même de la rivière, en amont de Lyon, une couche argileuse,

(1) Locard *Nouvelles sur les argiles lacustres des terrains quaternaires des environs de Lyon,* 1880.

étudiée par MM. Falsan et Locard, et connue sous le nom d'argiles de la Caille. Ces argiles visibles en 1880 sur une épaisseur de 1^m 50 à 2 mètres sur la berge de la Saône, un peu au-dessus de l'octroi de la ville, reposaient sur des graviers grossiers, avec amandes sableuses plus fines, d'une épaisseur inconnue. La couleur de ces argiles est gris-bleuâtre ou verdâtre, noire même lorsqu'elles sont très imbibées d'eau ; les parties foncées contiennent de nombreux débris de végétaux, et les parties plus claires des coquilles terrestres et fluviatiles qui constituent une petite faune à peine distincte de la faune actuelle. Pour cette dernière raison et aussi à cause de la situation plus superficielle de ces argiles de la Caille, il est permis de conclure que la couche argileuse de la Saône qui se prolonge au nord jusque dans le Mâconnais, représente une zône un peu plus moderne que les argiles du sous-sol de la plaine des Brotteaux.

Elles paraissent devoir être considérées comme parallèles aux argiles que M. Locard (*loc. cit.*) a signalées sur la rive gauche du Rhône en aval de Lyon, à la Mouche et à Gerland, et qui forment à une faible distance du cours du fleuve des amas irréguliers désignés par les carriers sous le nom de *terre de losne*. Leur mode de formation dans des losnes ou dans des anses latérales et tranquilles serait d'ailleurs tout à fait analogue à celui des argiles plus profondes du sous-sol lyonnais.

Appliquons maintenant les données géologiques qui viennent d'être rapidement rappelées ci-dessus à l'étude de l'hydrographie souterraine de chacun des quartiers de la ville de Lyon. On doit diviser à ce point de vue l'agglomération lyonnaise en cinq parties : 1° le centre de la ville ou presqu'île lyonnaise ; 2° les quartiers de la rive gauche du Rhône ; 3° le quartier ou plan de Vaise ; 4° les hauteurs de la rive droite de la Saône ; 5° le plateau de la Croix-Rousse.

1° *Dans le centre de la ville*, on a vu qu'il existait un sous-sol uniquement composé de sables et graviers dont l'épaisseur, plus forte vers le Rhône que du côté de la Saône peut être évaluée à une moyenne de 20 mètres. Ces graviers sont très perméables, et les eaux qui s'infiltrent dans leur masse ne sont retenues en nappes souterraines que par la surface inégale, mais parfaitement imperméable des roches primitives. Ces eaux souterraines communiquent librement avec les deux fleuves par voie d'infiltration latérale et leur niveau s'élève ou s'abaisse suivant que le courant du Rhône et de la Saône s'élève ou s'abaisse lui-même.

Malgré ces conditions éminemment favorables au renouvellement rapide de la nappe souterraine lyonnaise, il est curieux de constater, d'après les analyses faites par M. Sééligman (1) que le degré hydrotimétrique des eaux des puits est en général bien supérieur à celui des eaux fluviales, celui-ci oscillant entre 13° et 20° tandis que les eaux des puits peuvent varier depuis 13° jusqu'à 135°. M. Sééligman a constaté en outre que ce degré hydrotimétrique des eaux souterraines était variable suivant les quartiers, et qu'il était souvent même très différent en comparant les eaux de deux puits très voisins.

On sait que les graviers et sables d'alluvion exercent sur les eaux qui les traversent une filtration salutaire qui a pour résultat de débarrasser ces eaux de leurs impuretés grossières, et notamment des matières organiques tenues en suspension. Mais d'autre part, par suite du remaniement partiel et de la lixivation constante que ces nappes souterraines toujours en mouvement exercent sur les éléments minéraux très variés des

---

(1) Sééligman. *Essais chimiques sur les eaux potables appropriées aux besoins de la ville de Lyon. (Ann. soc. agric. Lyon.* 1859-60.)

alluvions rhodaniennes, ces eaux dissolvent une certaine quantité de ces éléments, en particulier les sulfates et les carbonates calciques et magnésiens. Il en
résulte que le degré hydrotimétrique augmente par la
filtration : c'est ainsi que les eaux de la Compagnie générale recueillies dans les galeries de Saint-Clair ont 3°
de plus qu'avant leur filtration.

En ce qui concerne les quartiers urbains et surtout
la ville proprement dite une autre cause d'altération des
eaux vient s'ajouter à la dissolution lente des éléments
chimiques naturels empruntés aux cailloutis alluviaux.
Il s'agit de la présence dans le sous-sol de la ville d'innombrables substructions anciennes ou modernes (fon-
dations d'édifices, réseau d'égouts etc.) qui contribuent
à élever dans une forte proportion le degré hydrotimétrique des eaux. Ces constructions ont en outre le fâcheux résultat de tasser le sous-sol, de le rendre moins
perméable, et surtout d'entraver la libre circulation des
eaux souterraines. Le ralentissement de la vitesse des
eaux et même leur stagnation possible, ne pourrait-elle
pas être invoquée dans une certaine mesure pour expliquer la permanence de certaines affections infectieuses,
comme la fièvre typhoïde, dans certains quartiers de
Lyon?

Les puits forés dans l'épaisseur de ces couches essentiellement modernes, riches en constructions sont presque certainement de mauvaise qualité. Pour trouver
dans la ville des eaux plus pures, il est nécessaire
de forer les puits à une profondeur suffisante pour
atteindre la nappe souterraine du Rhône vers le voisinage de la surface gneissique.

2° Une grande partie des considérations qui précèdent
sont applicables aux quartiers de la rive gauche du
Rhône ; *Parc, Brotteaux, Guillotière, Mouche* ; seulement, dans ces quartiers, la couche imperméable qui

retient la nappe souterraine du Rhône, au lieu d'appartenir aux roches primitives, est formée par la couche d'argile bleuâtre qui existe dans ces quartiers à la profondeur à peu près constante de 12 mètres au-dessous du niveau du sol ; c'est aussi la profondeur ordinaire des puits de ces quartiers. Mais il faut remarquer que les eaux qui ont circulé dans le voisinage des argiles leur empruntent des éléments d'impureté, à la fois minéraux et organiques, de sorte que les puits forés jusqu'au voisinage trop immédiat de la couche argileuse, fournissent une eau absolument mauvaise et « possédant même une odeur de choux pourris, aussi sensible au goût qu'à l'odorat, comme celle de certains puits des rues de Marseille, Vendôme, Tronchet, Villeroi, etc. » (Sééligman *loc. cit.*)

Au dessous des couches argileuses, il existe bien il est vrai, d'autres nappes souterraines, mais les eaux qui en proviennent sont chargées de paillettes de mica qui restent fort longtemps en suspension dans l'eau.

Dans leur ensemble les eaux de la rive gauche du Rhône sont moins pures et ont un degré hydrotimétrique plus élevé que celles de la presqu'île et surtout de la rive droite de la Saône. Celles-ci sourdent dans le voisinage des roches primitives, tandis que les premières sont en contact avec les argiles qui leur communiquent des éléments d'impureté.

3° Le quartier de Vaise est très comparable à la rive gauche du Rhône dans son hydrographie souterrraine. Nous savons en effet qu'il existe dans la profondeur des alluvions quaternaires qui constituent le sous-sol de ce quartier des amandes argileuses imperméables qui servent à colliger les eaux en nappes souterraines mais dont le rôle est en même temps d'élever le degré hydrotimétrique de ces eaux qui est toujours assez fort.

4° et 5°. Les hauts quartiers de la ville, tels que ceux de la rive droite de la Saône et le plateau de la Croix-Rousse se trouvent placés dans des conditions géologiques et hydrographiques bien différentes de celles des bas quartiers de Lyon, mais très uniformes dans leur ensemble.

Cette similitude de caractères résulte surtout de la présence au sommet de ces collines de boues glaciaires imperméables qui s'opposent à toute infiltration de quelque importance. Il n'existe donc pas dans l'épaisseur de ces collines de véritables nappes souterraines et les quelques filets d'eau qui sourdent sur leurs pentes rapides ont été colligées par les couches de poudingue provenant de la consolidation des graviers alluviaux. Ces eaux sont en général de bonne qualité. Il existe une exception pour les eaux qui sourdent au pied du plateau de la Croix-Rousse, dans les rues du Commerce, de la Vieille-Monnaie, au cours d'Herbouville ; elles atteignent un degré hydrotimétrique de 107° à 135° et elles sont en même temps gypseuses. M. Locard est disposé à mettre ces impuretés sur le compte des argiles miocènes supérieures que nous avons vues entrer dans la composition géologique de la colline de la Croix-Rousse.

En résumé, un grand nombre de formations géologiques bien différentes se trouvent réunies dans le sous-sol de l'agglomération lyonnaise. Néanmoins, si l'on veut considérer uniquement la question au point de vue des applications à l'hygiène et aux besoins de l'homme, on peut répartir les quartiers de Lyon dans deux grandes divisions caractérisées chacune par une structure géologique et hydrologique toutes différentes.

1° Les bas quartiers de la ville, reposant sur un sol formé de graviers alluviaux, avec un substratum imperméable d'une profondeur variable, mais qui ne

9

dépasse pas en général une vingtaine de mètres. Ce substratum est constitué tantôt par des roches primitives (presqu'île lyonnaise et bas quartiers de la Saône), tantôt par des argiles fluvio-lacustres intercalées dans l'épaisseur des alluvions (Vaise, rive gauche de la Saône). Il existe toujours une nappe souterraine communiquant par voie latérale avec les eaux des deux fleuves dont elle subit les oscillations, et animée d'une vitesse assez grande pour assurer son renouvellement rapide.

2° Les hauts quartiers (Loyasse, Fourvière, Sainte-Foy, Croix-Rousse) sont bâtis sur des collines dont le sommet est recouvert par des boues glaciaires imperméables s'opposant aux infiltrations, et dont les pentes sont trop raides pour colliger de fortes quantités d'eau. Il n'existe pas de nappes souterraines et les eaux pluviales s'écoulent très rapidement vers le fond des vallées.

CHAPITRE III

DOCUMENTS STATISTIQUES

1° POPULATION SPÉCIFIQUE

Le 1ᵉʳ février 1875, M. le professeur J. Rollet a présenté à la Société de médecine une étude sur la population spécifique de la ville de Lyon en 1874.

Nous allons donner un résumé de ce document et nous le ferons suivre d'un travail semblable que nous avons fait avec l'assistance de l'administration municipale d'après le recensement de 1886.

On sait que la population spécifique exprime le rapport de la population absolue avec la superficie de terrain occupée par cette population. On l'obtient en supposant les habitants uniformément répartis sur cette surface et en divisant le nombre des habitants par l'étendue de la surface habitée.

Ainsi que le fait remarquer M. Rollet, les maladies épidémiques se propagent en général avec plus d'activité dans les quartiers à population dense que dans ceux où il y a, au contraire, une surface plus grande relativement au nombre des habitants. « La densité de la population est, pour certains quartiers populeux des grandes villes, une cause d'insalubrité comme l'agglomération en est une pour certaines maisons, pour les grands établissements, les casernes, les collèges, comme l'encombrement pour les appartements, les garnis, les salles d'hôpital. »

En 1874, la surface de Lyon était de 3.760 hectares sur laquelle vivait une population qui, d'après le recensement de 1872, s'élevait à un chiffre de 301.307 habitants. C'était une population spécifique d'environ 80 habitants par hectare.

A la même époque, la ville de Paris, avec ses 7.802 hectares et ses 1.799.980 habitants, avait une population spécifique de 231 habitants par hectare. La comparaison de la population spécifique de ces deux villes montre que la population était, au total, trois fois moins dense à Lyon qu'à Paris.

A Lyon, quatre arrondissements, en 1874, sont au-dessus de la moyenne générale prise comme unité de densité et deux seulement au-dessous. Pour Paris, avec ses vingt arrondissements, il y en a dix au-dessus de la moyenne et dix au-dessous.

Les quatre arrondissements lyonnais ont une population presque aussi dense que celle des arrondissements de Paris. Les quartiers du centre où la population est massée sont les plus nombreux ; mais la partie périphérique de l'enceinte, presque déserte, est si étendue qu'elle suffit pour faire contre-poids et abaisser beaucoup le chiffre de la densité moyenne ; et si cette moyenne est trois fois moindre à Lyon pour la totalité de la ville, il n'en est pas de même pour la majorité des arrondissements et surtout pour la plus grande partie des quartiers.

C'est surtout un fait très frappant pour notre ville que plus on la divise et plus on met en évidence le contraste qui existe entre ses différentes circonscriptions dont les unes ont une population spécifique presque aussi faible qu'un territoire rural et les autres au contraire une densité égale à celle des plus grandes agglomérations urbaines.

La population la plus dense, en 1874, est comprise entre les Terreaux et le boulevard de la Croix-Rousse, et latéralement entre la rue Terme et le chemin de fer d'une part, la rue Romarin et la côte St-Sébastien de l'autre. Cet espace renferme deux quartiers séparés par la rue des Tables-Claudiennes : le quartier St-Polycarpe a une population spécifique de 1153 habitants par hectare, celle du quartier St-Bernard est de 848 habitants. C'était alors une intensité de population qui paraissait plus élevée que celle de la capitale puisqu'un arrondissement, celui de la Bourse, n'avait que 820 habitants par hectare. Mais nous allons voir qu'il n'en est pas ainsi en 1886 si nous comparons la population par quartier.

C'est à la Guillotière, dans le quartier St-Vincent, que la population était alors le moins dense, soit 5 habitants par hectare, c'est-à-dire une population une fois plus forte seulement que la moyenne du département du Rhône qui, à cette époque, se trouvait être de 2 habitants par hectare. On le voit, dans ce quartier la population spécifique se rapproche plus des populations rurales que les populations urbaines.

Nous donnons ci-après le tableau qui indique par arrondissement et par section la surface et la population spécifique des différents quartiers de Lyon en 1874.

Nous mettons à côté un tableau semblable fait pour l'année 1886 d'après le recensement de la même année.

La comparaison de ces tableaux nous fait voir qu'en quatorze ans la population a augmenté 99.103 habitants. Pendant ce temps la surface de Lyon s'est progressivement agrandie et s'est accrue de 222 hectares. Actuellement, Lyon a 3.982 hectares de superficie. Paris en compte 7.802 c'est-à-dire à peu près le double. Ajoutons que sur les 222 hectares d'accroissement de Lyon, il y en a 78 pour le 3ᵐᵉ et 69 pour le 5ᵐᵉ arron-

TABLEAU I

VILLE DE LYON — POPULATION SPÉCIFIQUE (1874)

Arrondissements	Sections	SURFACES		POPULATION		POPULATION PAR HECTARE	
		par Section	par Arrondissement	par Section	par Arrond.	par Section	par Arrond.
		hec. a. c.					
1er	1re	19 69.75		9023		458.12	
	2e	46.98.00		9028		192.16	
	3e	11 21.00		9508		848.17	
	4e	16.23.00	117.73.25	9115	54.988	561.61	467.05
	5e	8.05.00		9283		1153.16	
	6e	15.56.50		9031		580.21	
2me	7e	14.50.00		9089		626.82	
	8e	10 83.00		8899		821.69	
	9e	15 38.50		9014		585.90	
	10e	15.18.00		7559		497.95	
	11e	17.06.50	215.40.50	7842	65.575	459.53	304.42
	12e	12.53.50		7620		607.88	
	13e	16.84.00		7777		461.82	
	14e	113.07.00		7775		68.76	
3me	15e	1190.30.00		6137		5.15	
	16e	431.06.00		7241		16.79	
	17e	136.30.00		8572		62.88	
	18e	46 14.00		8652		187.51	
	19e	69.81.00	1990.84.50	8120	63.925	116.60	32.09
	20e	17.86.50		8251		461.85	
	21e	25.46.50		8337		327.39	
	22e	74.90.50		8615		115.01	
6me	23e	74.49.00		8410		107.22	
	24e	110.12.00		7648		69.45	
	25e	24.60.00	255.84.50	8924	40 180	362.76	157.05
	26e	18.15.00		9075		500.00	
	27e	24.48.00		6117		249.82	
4me	28e	29.39.00		8710		296.36	
	29e	12.98.00		8240		635.59	
	30e	29.70.00	239.12.50	8069	32.743	271.68	144.44
	31e	167.05.50		7724		46.23	
5me	32e	224.90.00		9289		41.30	
	33e	499.41.00		8333		16.68	
	34e	21.41.00	940.19.00	8711	43.896	406.86	46.67
	35e	83.06.00		8169		98.30	
	36e	111.41.00		9394		84.31	
Totaux..		3760.14.25	3760.14.25	301.307	301.307	80 habitants par hectare	
Arrondissement moy.			626.69.10		50.218		
Sect. moyen		104.45.00		8.369			

OBSERVATIONS. — Les surfaces des sections et arrondissements ont été évaluées au double décimètre sur le plan de Lyon au 1/1000e.

TABLEAU II

VILLE DE LYON — POPULATION SPÉCIFIQUE (1887)

Arrondissements	Sections	SURFACES par Section	SURFACES par Arrondissement	POPULATION par Section	POPULATION par Arrondissement	POPULATION PAR HECTARE par Section	POPULATION PAR HECTARE par Arrondissement
		h. a.					
1er	1re	26.76		12.512		467 56	
	2me	42.46	h. a.	12.996		306.07	
	3me	17.87	129.21	10.992	66.573	615.11	515.22
	4me	17.00		10.372		610.12	
	5me	8 20		9.088		1108.20	
	6me	16.92		10.613		627.24	
2me	7e	17.65		9.388		531.89	
	8e	10 12		10.720		1059.28	
	9e	15.82		9.724		614.66	
	10e	16.62	238.26	7.582	76.255	456.19	320.09
	11e	16.60		7.979		480.66	
	12e	12.63		9.368		741.72	
	13e	17.92		10.170		567.52	
	14e	130.96		11.324		86.51	
3me	15e	116.95		7 521		64 31	
	16e	259 32		3.651		14.07	
	17e	369.21		4.197		11.36	
	18e	413.62		4.684		11.32	
	19e	523.70		4.394		8.39	
	20e	142.14	2069.51	12.276	103.881	86.36	50.19
	21e	47.19		10.814		229.16	
	22e	78.05		12.131		155 42	
	23e	17.75		12.070		680.00	
	24e	25.46		10.757		422.50	
	25e	76.12		21.386		280.95	
4me	26e	31.41		8.594		273 61	
	27e	12.96		8.754		675.46	
	28e	31.53	257.63	7 768	35.111	246.37	136.28
	29e	140.79		8.123		57.73	
	30e	40.94		1.867		45.60	
5me	31e	145.50		10.329		70.99	
	32e	75.57		5.093		67.39	
	33e	137.00		7.163		52.28	
	34e	412.69		3.249		7.87	
	35e	26.06	1009.91	7.010	56.313	269 00	61.01
	36e	96.61		9.718		100 59	
	37e	17 48		7.717		441.47	
	38e	99.00		6.031		60.95	
6me	39e	77.96		13.460		172.65	
	40e	25.00		9.126		365.04	
	41e	20.70		8.868		428.40	
	42e	15.51	278.34	9.676	62.277	623.85	223.74
	43e	18.92		7.050		372.02	
	44e	24.39		7.552		309.63	
	45e	95.86		6.545		68.27	
TOTAUX		3982h 86a	3982h 86a	400.410	400.410	Habitants 100.53 par hect.	
Arrond. moyen			663.81		66.735		
Sect. moyenne		88.508		8.898			

dissements, soit un total de 147 hectares pour ces deux arrondissements.

La population s'est accrue surtout dans le 3me arrondissement où elle a gagné près de 40.000 habitants, puis dans le 6me et le 5me où l'augmentation a été de 22.000 et 12.000 habitants. Le 1er et le 2e arrondissements, arrivés comme à saturation, ne se sont accrus que de 10.000 habitants chacun. Quant au 4me arrondissement (Croix-Rousse), il ne s'est accru que de 2.368 habitants bien que sa surface ait augmenté de 18 hectares. Aussi sa population spécifique a-t-elle diminué de 8 habitants par hectare et c'est là, pour le dire en passant, une preuve de la crise économique qui sévit sur ce malheureux quartier.

La population s'est au contraire accrue dans le 6me arrondissement qui, dans ces 14 ans, a gagné 66 habitants par hectare ; dans le 1er arrondissement qui a gagné 48 habitants ; le 3me qui a augmenté de 18 habitants ; le 4me et le 5me qui ont augmenté de 15 habitants par hectare.

Une preuve bien évidente que le mouvement d'extension de la ville est dirigé vers l'Est (l'accroissement de population porte surtout sur les quartiers de la rive gauche du Rhône), c'est que, pendant ces quatorze dernières années, la population des 1er, 2me, 4me arrondissements (entre les deux fleuves), a augmenté seulement de 24.000 habitants tandis que les Brotteaux et la Guillotière se sont accrus de 62.000 habitants.

Actuellement, Lyon a une population spécifique de 100,53 habitants par hectare. La ville est divisée en 45 sections : les deux tiers de ces sections sont au-dessus de la moyenne générale. Quinze sections possèdent moins de 100 habitants par hectare ; douze ont de 100 à 400 habitants ; huit de 400 à 600 habitants ; huit de 600 à 800 habitants ; deux au-dessus de 1000 habitants.

C'est dans le 3ᵐᵉ et le 5ᵐᵒ arrondissements que se trouvent en plus grand nombre les sections les moins peuplées

Le quartier le moins populeux est la 34ᵉ section, située dans le 5ᵐᵉ arrondissement, au lieu dit de Champ-Vert. Puis viennent les quartiers de Saint-Vincent-de-Paul, de la Mouche, des Quatre-Maisons, de Montchat. Ensuite, avec à peu près la moitié de la densité moyenne, les quartiers de Serin, le quartier limité par Serin et le chemin de fer de Sathonay, celui de l'Ecole vétérinaire.

Avec une population de 60 à 70 habitants par hectare, nous trouvons les quartiers de Saint-Just, de l'Industrie et de la Duchère, du Parc et des Charpennes.

Nous avons une population, par hectare, de 86 habitants dans la 20ᵐᵉ section, située à la Guillotière, places de l'Abondance et du Château et dans la 14ᵐᵉ section, cours du Midi et Voûtes.

Nous trouvons les sections à population moyenne à Loyasse, Fourvière et Saint-Jean.

La population spécifique de 100 à 200 habitants se trouve dans le quartier de la rue de Marseille et de la gare des Brotteaux.

Les quartiers de l'avenue de Saxe, de la Croix-Rousse, entre l'hospice et la rue des Tapis, les quartiers compris entre les rues Saint-Vincent et Dumont-d'Urville et le Rhône, le quartier Saint-Paul, le quartier des casernes de la Part-Dieu et la Cité de l'Enfant-Jésus, possèdent une population spécifique de 200 à 300 habitants.

De 300 à 400 habitants nous trouvons le quartier des Chartreux, des Brotteaux entre les rues Tête-d'Or et Garibaldi, la partie du VIᵉ arrondissement située au nord du Cours Morand et qui comprend l'avenue de Noailles, la place de l'Hospice jusqu'à la rue Charlemagne.

De 400 à 600 habitants, nous avons les quartiers de

la Part-Dieu, vers le quai de la Guillotière, Saint-Pothin, Saint-Georges, quai Saint-Vincent, Saint-Nizier, la Bourse, Bellecour et la Charité, place Perrache.

De 600 à 800 habitants, les sections sont comprises entre les deux fleuves, sauf la 42me entre la place Morand et le cours Lafayette, la 23me, quartier de la place du Pont et rue Moncey, et la 27me, place de la Visitation et rue du Mail, à la Croix-Rousse.

Enfin la 8me section a une population spécifique de 1059 habitants, quartier de la rue Terme et Saint-Polycarpe. La 5me section, la plus dense, a 1.108 habitants : elle est limitée par le quai de l'Hôpital, le quartier de la Bourse, la rue de la Préfecture, la rue Jean de Tournes et la rue Childebert.

En 1886, nous ne trouvons à Paris que trois quartiers présentant une population spécifique égale à ces derniers chiffres : le quartier Sainte-Avoie, du 2me arrondissement (Bourse), avec 1080 habitants ; le quartier Saint-Gervais, du 3me arrondissement (Temple) avec 1095, le quartier Bonne-Nouvelle, du 1er arrondissement (Louvre), avec 1165 habitants.

2° STATISTIQUE DES ACTES DE L'ÉTAT CIVIL

Nous allons faire connaître les résultats statistiques intéressant la ville de Lyon que nous avons relevés, année par année, dans la *Statistique générale de France*. On aura ainsi sous les yeux tout ce qui éclaire les grandes questions se rapportant à la démographie : naissances, mariages, décès.

Voici le dénombrement de la population dans la commune de Lyon en 1861 (Tableau III) et en 1886.

Le tableau IV présente l'état de la population de la ville de Lyon d'après les documents relatifs au projet de budget de 1887.

Populat^n totale 376,613 { 372.903 Dénombrement du 18 décembre 1881.
3.710 Reconnus absents au moment du dénombrement.

Tableau III

POPULATION SELON L'ORIGINE ET LA NATIONALITÉ EN 1861

SEXE	FRANÇAIS d'origine			ÉTRANGERS																TOTAL GÉNÉRAL DE LA POPULATION
	Nés dans le département	Nés dans d'autres départements	Étrangers naturalisés Français	Anglais, Écossais et Irlandais	Américains	Allemands (Autrichiens et Prussiens compris)	Belges	Hollandais	Italiens	Suisses	Espagnols	Russes	Polonais	Suédois, Norvégiens et Danois	Moldo-Valaques	Grecs	Turcs	Autres étrangers	Individus dont on n'a pu constater la nationalité	
Masculin	85989	64911	202	59	31	699	900	14	1606	1334	57	11	37	16	2	10	9	5	982	156100
Féminin	87877	71313	52	56	23	363	80	16	788	1006	40	3	30	14	1	4	2	7	1028	162703
																				318803

POPULATION PAR CULTE

SEXE	CATHOLIQUES	PROTESTANTS		AUTRES SECTES PROTESTANTES	ISRAÉLITES	APPARTENANT A DES CULTES NON CHRÉTIENS	INDIVIDUS DONT ON N'A PU CONSTATER LE CULTE	TOTAL GÉNÉRAL DE LA POPULATION
		DES ÉGLISES RÉFORMÉES (Calvinistes)	DE LA CONFESSION D'AUGSBOURG (Luthériens)					
Masculin	152.232	1905	503	287	458	11	644	156 100)
Féminin	159.388	1566	395	500	480	9	365	162.703) 318.803

Tableau IV

Arrondissements	Dénombrement en 1876	TOTAL en 1876	Dénombrement en 1881	TOTAL en 1881
1er	61.301		65.985	
2me	70.425		72.697	
3me	78.013	342.815	93.155	372.903
4me	31.916		35.049	
5me	51.899		53.588	
6me	46.261		52.429	

AGES — SEXE	Sexe masculin	Sexe féminin	Total
De 1 jour à 20 ans révolus..........	47.165	51.420	98.585
De 21 ans révolus et au-dessus......	133.490	140.828	274.318
Totaux.....	180.655	192.248	372.903

ÉTAT CIVIL	SEX. MASC	SEX. FÉM.	Total
Célibataires......	90.633	91.523	182.156
Mariés......	83.555	83.463	167.018
Veufs................................	6.467	17.262	23.729

PROFESSIONS	SEX. MASC	SEX. FÉM.	Total
1. Agriculteurs......	2.516	1.489	4.005
2. Usines métallurgiques..........	65	»	65
3. Autres grandes usines..........	18.785	13.025	31.810
4. Ouvriers, chefs de métiers, façon- niers.......................	51.250	66.512	117.762
5. Banquiers, Commissionnaires et Marchands en gros......	13.461	1.577	15.038
6. Marchands au détail, Boutiquiers	20.326	22.909	43.235
7. Hôteliers, Cafetiers, Logeurs et Cabaretiers..................	18.779	20.764	39.543
8. Personnel des transports par voies ferrées et fluviales...........	14.200	»	14.200
9. Armée de terre.............	10.014	»	10.014
10. Gendarmes et Police...........	1.193	»	1.193
11. Fonctionnaires et Agents de tous ordres.............	5.562	41	5.603
12. Cultes et communautés religieus⁵	956	2.609	3.565
13. Professions judiciaires, médicales et enseignement libre.......	4.068	518	4.586
14. Artistes et savants..............	1.734	1.399	3.133
15. Femmes des citoyens appartenant aux catégor. 2, 3, 5, 8, 9, 11 et 13	»	23.789	23.789
16. Vivant de leurs revenus........	7.207	11.887	19.094
17. Domestiques..................	5.746	18.358	24.104
18. Sans profession..............	4.493	5.973	10.466
19. Professions inconnues..........	300	1.398	1.698
Totaux........	180.655	192.248	372.903

D'après le recensement fait le 31 mai 1886, la population de Lyon s'élève à 401.930 habitants.

NAISSANCES

Le tableau V montre que malgré l'accroissement de la population le nombre des naissances va en diminuant. C'est ainsi que les cinq premières années de la période donnent une moyenne de 9.834 naissances, soit une naissance pour 35 habitants, tandis que pour les cinq dernières années nous avons une moyenne de 9,071 naissances, soit une naissance sur 41 habitants.

TABLEAU V

NAISSANCES PENDANT LA PÉRIODE 1861-1885

ANNÉES	ENFANTS LÉGITIMES		ENFANTS NATURELS		TOTAL DES NAISSANCES
	Sexe masculin	Sexe féminin	Sexe masculin	Sexe féminin	
1861	3.663	3.408	1.150	1.071	9.297
1862	3.581	3.319	1.094	1.066	9.090
1863	3.434	3.329	1.148	1.124	9.035
1864	3.393	3.223	1.185	1.119	8.920
1865	3.345	3.135	1.139	1.108	8.827
1866	3.265	3.170	1.081	1.106	8.622
1867	3.291	3.180	1.036	1.052	8.559
1868	3.115	3.062	1.005	902	8.084
1869	3.180	3.041	1.160	1.139	8.520
1870	3.129	2.940	1.206	1.271	8.546
1871	2.846	2.680	892	911	7.329
1872	3.511	3.385	1.037	1.118	9.051
1873	3.687	3.401	1.052	948	9.088
1874	3.550	3.328	870	880	8.628
1875	3.641	3.214	877	874	8.606
1876	3.616	3.506	860	890	8.872
1877	3.574	3.441	847	870	8.732
1878	3.458	3.268	911	845	8.482
1879	3.583	3.357	915	894	8.749
1880	3.411	3.309	948	882	8.550
1881	3.711	3.527	1.000	921	9.159
1882	3.713	3.610	889	920	9.132
1883	3.785	3.604	967	934	9.380
1884	3.665	3.511	990	972	9.134
1885	3.502	3.452	948	942	8.844

Au point de vue de la sexualité il naît toujours un plus grand nombre de garçons légitimes que de filles, c'est d'ailleurs un résultat que l'on constate à peu près partout. Pendant la période 1861-65 nous trouvons pour 10,000 habitants 10,8 garçons et 10,2 filles.

Pendant la période 1880-84, il naît pour le même nombre d'habitants 9,8 garçons et 9,3 filles. Ce dernier résultat s'applique aux naissances légitimes.

Le nombre des enfants naturels va en diminuant. Dans les cinq premières années de la période il y a une naissance naturelle pour 302 légitimes tandis que dans les cinq dernières nous n'en trouvons qu'une sur 377 légitimes.

Faisons remarquer, au point de vue de la natalité, l'influence de l'année 1870, et ajoutons qu'au point de vue de la sexualité des naissances illégitimes, sur 25 années, il s'en est trouvé 18 où le nombre des filles était supérieur à celui des garçons. Cette remarque a un certain intérêt.

DÉCÈS

Le tableau VI indique les décès par sexe, l'excédent des naissances ou des décès et les morts-nés. Nous remarquons que le nombre annuel des décès masculins l'emporte en général sur celui des décès féminins. Ce chiffre plus élevé des décès masculins est très sensible, depuis 1868. Il n'y a d'exception que pour l'année 1881. Il n'en est pas ainsi au commencement de la période. De 1861 à 1867 il y a eu un excédent des naissances sur les décès. De 1868 à 1885 les décès ont été toujours supérieurs aux naissances, sauf en 1872 et 1883.

Pour la première de ces dates l'explication se trouve dans les circonstances spéciales des années précédentes, 1870-1871, qui ont affaibli la natalité et diminué les mariages. Ajoutons que pendant cette année 1873 la consommation en viande, vin et alcool (etc.) a été considérable. Quant à l'année 1883 il faut voir là le résultat d'une diminution dans le nombre des décès.

TABLEAU VI

DÉCÈS PAR SEXES. — MORTS-NÉS (1861-1885)

ANNÉES	SEXE MASCULIN	SEXE FÉMININ	TOTAL	EXCÉDENT		Naissances	MORTS NÉS		
				des naissances	des décès		M.	F.	TOTAL
1861	4.107	4.162	8.269	1.028	»	9 297	407	335	742
1862	3.763	3.875	7.638	1.452	»	9.090	344	289	633
1863	3 873	3.965	7.838	1.197	»	9.035	393	318	711
1864	4.181	4.360	8.541	379	»	8.920	445	298	743
1865	4.324	4.141	8.465	362	»	8.827	402	332	734
1866	4.222	4.009	8.231	391	»	8.622	398	326	724
1867	4.141	4.140	8.281	278	»	8.559	339	314	653
1868	4.870	4.523	9.393	»	1 309	8.084	333	277	610
1869	4.479	4.354	8.833	»	313	8.520	356	326	682
1870	6 306	5.713	12.019	»	3.473	8.546	379	346	725
1871	6.373	4.973	11 346	»	4.017	7.329	324	279	603
1872	4.398	4.180	8.578	473	»	9.051	394	384	778
1873	4.682	4.515	9.197	»	109	9.088	409	382	791
1874	4.670	4.530	9.200	»	572	8.628	459	329	788
1875	4.797	4.675	9.472	»	866	8.606	449	306	755
1876	4.802	4.490	9.292	»	429	8.872	411	282	693
1877	4.716	4.385	9.101	»	369	8.732	388	330	718
1878	4.908	4.454	9.362	»	880	8.482	366	290	656
1879	4 544	4.349	8.893	»	144	8.749	372	313	685
1880	5.049	4.848	9.897	»	1.347	8.550	365	282	647
1881	4.626	4.715	9.341	»	182	9.159	408	311	719
1882	4.885	4.651	9.536	»	404	9.132	449	363	812
1883	4.435	4.209	8.644	736	»	9.380	393	338	731
1884	4.891	4 589	9.480	»	346	9.134	404	352	756
1885	4.496	4.423	8.919	75	»	8.844	409	329	738

Quant aux morts-nés, leur nombre va aussi en diminuant. C'est ainsi qu'au commencement de la période, en prenant la moyenne des cinq premières années, nous trouvons un mort-né sur 448 habitannts tandis qu'à la fin il n'y plus qu'un mort-né sur 519 habitants.

De même, en comparant au total des naissances, nous avons au début un mort-né sur 12 naissances et à la fin un sur 17.

MARIAGES

Le tableau VII indique, par année, le nombre des mariages comparé à celui des naissances et des décès.

TABLEAU VII

MARIAGES, NAISSANCES, DÉCÉS

ANNÉES	MARIAGES	NAISSANCES	DÉCÈS	POPULATION
1861	3.045	9.297	8.269	
1862	2.958	9.090	7.638	
1863	2.833	9.035	7.838	... 318.803
1864	2.836	8.920	8.541	
1865	2.703	8.827	8.465	
1866	2.788	8.622	8.231	
1867	2 652	8.550	8.281	
1868	2.719	8.084	9.393	
1869	3.077	8 520	8.833	... 323.954
1870	2.191	8.546	12.019	
1871	3.034	7.329	11.346	
1872	3 874	9.051	8.578	
1873	3.799	9.088	9.197	
1874	3.393	8.688	9.200	... 323.417
1875	3.562	8.606	9 472	
1876	3.325	8.872	9.292	
1877	3 113	8.732	9 101	
1878	3.110	8.482	9.362	
1879	2.906	8.749	8.893	... 342.815
1880	3.082	8 550	9.897	
1881	3 189	9.159	9.341	
1882	3 345	9.132	9.536	
1883	3.211	9.380	8.644	.. 372.903
1884	3.107	9.134	9.480	
1885	3.079	8.844	8.919	
1886	.....	.....	.....	... 401.930

Le nombre des mariages va en diminuant. Dans les cinq premières années de la période, nous trouvons une moyenne annuelle 2879, soit un mariage sur 111 habitants; dans les cinq dernières années, une moyenne annuelle de 3187, soit un mariage sur 117 habitants.

Le maximum des mariages s'est trouvé en 1872-1873. Ils ont été assez nombreux jusqu'en 1875 et, à partir de cette année, diminuent sensiblement.

CHAPITRE IV

CONSOMMATION ET ALIMENTATION

1° LE PAIN, LE VIN, L'ALCOOL, LA BIÈRE, LA VIANDE

La statistique de France nous a fourni des renseignements intéressants sur la consommation en pain, vin, viande, alcool, bière, (etc.) ainsi que le montrent les tableaux VIII, IX et X.

Les résulats ne sont pas indiqués depuis 1861. C'est à partir de 1871 seulement que l'on trouve dans ces documents des données complètes.

L'examen de ces tableaux nous suggère les réflexions suivantes.

Depuis 1871, la consommation du *pain* a très sensiblement baissé. De 200 kil. environ par tête et par an, elle est tombée au-dessous de 150 kil., soit une différence en moins d'un quart environ.

Le vin est aussi consommé actuellement en moins grande quantité. Depuis 1873-76 il y a une diminution constante et non interrompue. Comme pour le pain, nous trouvons une diminution d'un quart environ.

10

Tableau VIII

CONSOMMATION DU PAIN ET DU VIN A LYON DE 1865 A 1883

Années	PAIN		VIN		ALCOOL PUR ET LIQUEURS	
	Consommation en kilogrammes	Consommation annuelle par tête en kilogr.	Consommation en hectolit.	Consommation annuelle par tête en litres	Hectolitres	Consommation annuelle par tête en litres
1865	. . . . .	. . .	629.257	. . .	8.592	. .
1866	. . . . .	. . .	651.397	. . .	6.971	. .
1867	. . . . .	. . .	649.259	. . .	6.495	. .
1868	. . . . .	. . .	661.828	. . .	7.877	. .
1869	. . . . .	. . .	682.000	. . .	8.000	. .
1870	. . . . .	. . .	482.023	. . .	4.695	. .
1871	59.343.900	200	. . . .	. . .	. . .	. .
1872	58.947.500	198	774.357	261	4.223	1.4
1873	58.947.500	198	716.009	241	5.480	1.8
1874	55.592.246	184	659.731	218	7.273	2.4
1875	55.592.246	180	782.949	254	9.515	3.1
1876	55.592.000	172	826.742	256	10.686	3.3
1877	55.592.000	172	750.953	233	9.794	3.0
1878	56.276.000	175	742.883	230	9.881	3.1
1879	56.276.000	174	729.436	226	10.263	3.2
1880	51.226.740	159	634.693	212	12.420	3.8
1881	44.715.420	128	734.499	211	15.195	4.3
1882	54.461.440	156	646.216	185	15.524	4.6
1883	44.763.800	131	657.604	188	15.846	4.5
. .	. . . . .	. . .	. . . .	. . .	. . .	. .
. .	. . . . .	. . .	. . . .	. . .	. . .	. .

TABLEAU IX

CONSOMMATION DE LA BIÉRE ET DU VINAIGRE DE VIN
A LYON DE 1871 A 1883

Années	BIÈRE		VINAIGRE DE VIN	
	Hectolitres	Consommation annuelle par tête en litres	Hectolitres	Consommation annuelle par tête en litres
1871	. . .	. .	. . .	. .
1872	33.815	11	26.775	9
1873	28.600	9	15.181	5.1
1874	24.907	8.2	10.363	3.4
1875	24.614	8	12.086	3.6
1876	24.825	8	12.013	3.6
1877	27.189	8	11.172	3.5
1878	25.241	8	8.577	2.7
1879	24.084	7	7.610	2.4
1880	28.583	9	8.980	2.8
1881	28.435	8	9.941	2.8
1882	26.311	7	9.662	2.7
1883	30.979	10	9.200	2.5
. .	. . .	. .	. . .	. .
, .	. . .	. .	. . .	. .

Tableau X   CONSOMMATIONS (VIANDE) LYON 1865-1885

VIANDES PROVENANT DES ABATTOIRS

Années	Bœuf, Vache Taureau	Veau	Mouton, Chèvre Bouc, Agneau	Porc	TOTAL	Viandes dépecées apportées du dehors	TOTAL de la Viande fraîche	Consommation par tête de viande fraîche
					Kilog.	Kilog.	Kilog.	Kilog.
1865	. . .	. . .	. . .	. . .	21.448.299	905.843	22.354.142	63
1866	. . .	. . .	. . .	. . .	20.215.938	853.199	21.069.137	65
1867	. . .	. . .	. . .	. . .	18.294.709	762.235	19.056.944	60
1868	. . .	. . .	. . .	. . .	18.101.636	770.809	18.872.445	53
1869	. . .	. . .	. . .	. . .	18.361.370	780.000	19.141.370	60
1870	. . .	. . .	. . .	. . .	12.946.206	519.468	13.465.674	42
1871	8.799.527	2.096.289	3.958.205	2.078.935	16.932.956	263.572	17.196.523	57
							Abats et issues compris	
1872	17.411.374	4.795.905	7.125.810	4.237.702	33.570.791	716.155	34.520.764	116
1873	8.226.981	3.043.098	3.307.246	3.475.979	18.053.304	623.961	18.969.270	64
1874	8.838.524	3.436.785	3.539.459	3.802.366	19.617.134	532.674	20.149.808	66
1875	11.133.232	3.857.518	4.429.868	4.162.692	23.583.310	671.721	24.560.276	79
1876	14.080.000	3.472.800	4.504.739	4.194.100	26.251.639	638.911	77.185.687	84
1877	11.606.520	3.684.330	4.148.925	3.295.720	22.735.495	563.954	23.621.912	73
1878	11.253.483	3.593.525	4.118.510	3.391.576	22.357.094	518.440	22.875.531	71
1879	10.949.757	3.760.055	4.068.153	3.477.520	22.255.485	587.568	22.843.053	71
1880	11.554.683	4.009.135	4.294.844	3.066.960	22.925.622	547.471	23.473.043	73
1881	12.498.360	3.323.513	4.344.184	3.089.480	23.255.737	737.119	23.092.856	69
1882	11.629.200	3.679.040	4.162.468	3.802.155	23.272.863	855.261	24.128.124	70
1883	13.125.900	2.912.720	3.711.510	4.215.433	23.965.565	827.398	24.792.963	74
1884	. . .	. . .	. . .	. . .	. . .	. . .	. . .	. . .
1885	. . .	. . .	. . .	. . .	. . .	. . .	. . .	. . .

Pendant le même temps ; la consommation, en litre, *d'alcool pur et liqueurs* a considérablement augmenté. De 1 à 2 litres de 1872 à 1874, elle dépasse 4 litres de 1881 à 1884, de sorte que l'on peut dire que la consommation annuelle par tête d'habitant, à Lyon , a presque triplé dans ces treize dernières années. (1871-1883) (1)

(1) Dans une communication à la société de statistique de Paris, séance du 19 mai 1886, M. René Stourm a fait connaître les résultats de son enquête sur la consommation de l'alcool et les produits encaissés par le fisc. Il les a consignés dans un tableau d'ensemble très complet, dont voici les principales lignes.

Années	QUANTITÉS imposées (en alcool pur à 100°)	PRODUITS alimentaires	TAUX des TARIFS (pour 1 hectolitre d'alcool pur)	MOYENNE PAR TÊTE	
				Quantité	Produit
	Hectolitres	Francs		Litres	Francs
1830	365.182	20.241.000	Loi du 21 juin 1824 = 55 francs.	1.12	0.62
1831	356.173	14.522.000	Loi du 12 décembre 1830 = 37 fr. 40	1.09	0.45
1854	601.699	25.516.000	»	1.68	0 71
1855	711 843	35.983.000	Loi du 14 juillet 1855 = 60 francs.	1.99	1.00
1859	823.029	54 735.000	»	2.28	1.49
1860	851.825	63.637.000	Loi du 26 juillet 1860 = 90 francs	2.27	1.70
1869	1.008.750	96 069.000	»	3.02	2.52
1871	1.013.216	110.337.000	Loi du 1er septembre 1871 = 150 francs	2.80	2.91
1873	934.450	148.000.000	Loi du 30 décembre 1873 = 156 fr. 25	2 58	3.91
1876	1.000.182	168.336.000	»	2.71	4.56
1880	1.313.829	220.944.000	Loi du 19 juillet 1880 (suppression des surtaxes sur les liqueurs, absinthes, etc.).	3.64	6 03
1885	1.144.312	233.333.000	»	3.83	6.32

En poursuivant, depuis 1873 et 1874 jusqu'à l'époque actuelle, l'examen des quantités et des produits, on assiste

La consommation de la *bière* est restée à peu près stationnaire. Celle du vinaigre de vin a sensiblement diminué.

Quant à la consommation de la *viande fraîche*, elle est allée en augmentant. La moyenne annuelle des cinq premières années est de 62 kil. tandis qu'elle atteint 71 kil. dans les cinq dernières.

L'augmentation a porté surtout sur les viandes provenant des abattoirs, et, parmi celles-ci, sur la viande de bœuf, vache, taureau, porc.

2° INSPECTION DES VIANDES

Ce service très important a été fondé à Lyon, le 4 octobre 1879. A sa tête se trouve un inspecteur principal, M. Leclerc, dont la haute compétence a favorisé le bon fonctionnement de ce service. Il est aidé par quatre inspecteurs vétérinaires et huit contrôleurs.

. Voici dans quel ordre ont lieu les opérations.

Le matin, à la gare de la Mouche et à la gare de Vaise, un contrôleur visite sur place les salaisons arrivées et recueille les échantillons qui doivent être examinés au microscope.

à une progression ascendante telle qu'on n'en a jamais vu. C'est une augmentation de 59 1/2 pour 100 en onze ans, soit 5 1/2 pour 100, en moyenne, par an. Chaque Français, en 1884, a consommé en moyenne 3 litres, 95ᵉˡ d'alcool *pur* par an, ou 395 petits verres d'eau-de-vie, ce qui fait 14 milliards 886 millions de petits verres pour l'ensemble de la France. Or, en supposant que la partie de la population capable de boire journellement de l'alcool se compose seulement des électeurs inscrits, on arrive à une moyenne de près de quatre petits verres d'eau-de-vie par jour et par consommateur.

ÉTAT RÉCAPITULATIF DES SAISIES FAITES EN 1884

Classées d'après les maladies des bestiaux et les altérations des viandes qui les ont motivées

MOIS	TUBERCULOSE Régénéralisée (a)	LADRERIE	MORVE ET FARCIN	MORT NATURELLE (b)	CARCINOSE (c)	MÉLANOSE	SEPTICÉMIE ET RÉSORPTION PURULENTE (d)	MAIGREUR EXTRÊME (e)	MORTS-NÉS	VIANDES FIÉVREUSES SAIGNEUSES ET CASSÉES	VIANDES CORROMPUES	ABATS LÉSIONS PARA-SITAIRES	ABATS LÉSIONS AIGUES ET CHRONIQUES	OBSERVATIONS
Janvier	17	9	2	22	1	»	3	20	195	k 266.500	k 2.350	89	86 1/2	*a)* Cette maladie a été obser-vée sur 82 bœufs ou vaches et sur 4 porcs, ayant fourni en-semble les 86 saisies signalées.
Février	10	4	4	11	2	»	»	7	149	647.750	9.200	62	79	*b)* L'expression : *mort natu-relle* veut dire, en style de bou-cherie, la mort survenue en dehors de l'abattage ; les ani-maux crevés dans les wagons,
Mars	8	4	8	10	1	1	»	33	152	358.700	11.500	69	73	les écuries, etc., pour quelque cause que ce soit, ont fourni les saisies inscrites dans cette colonne.
Avril	5	»	3	10	»	1	3	86	182	228.100	27.850	52	73	
Mai	7	»	3	33	1	1	»	39	253	291.300	25.200	62	71 1/2	*c)* Neuf cas de cancer ont été constatés sur le cheval et un sur une vache.
Juin	14	2	8	19	1	1	1	23	376	452.700	751.450	38	95	*d)* Six cas de saisie, sur les 21 inscrits, sont dus à des affec-tions viscérales très graves compliquées de gangrène.
Juillet	13	3	8	32	2	»	4	13	307	1.828.150	755.700	73	173	
Août	7	»	5	31	1	2	1	21	290	681 »	90 »	75	106	*e)* La presque totalité des sai-sies pour maigreur extrême porte sur des chèvres et surtout des chevreaux.
Septembre	4	1	5	4	»	»	»	8	210	594.250	37.250	76	96	
Octobre	2	2	8	10	1	»	5	5	309	248 »	15.400	76	83 1/2	
Novembre	4	5	6	11	»	»	»	11	351	110.900	30.650	69	77 1/2	
Décembre	5	2	6	14	»	2	4	4	205	65.280	25.100	71	96 1/2	
TOTAUX	86	32	66	207	10	6	21	270	3009	5.772.750	1.782.650	812	1410 1/2	

D'autres contrôleurs examinent les viandes foraines à la halle des Cordeliers ou surveillent les marchés. Le soir, les contrôleurs sont employés aux abattoirs de Perrache, de Vaise, ou à l'abattoir des chevaux.

Les viandes ne peuvent sortir qu'après avoir été visitées et estampillées. De même, les viandes qui arrivent aux octrois doivent être visitées. Il en est ainsi des salaisons provenant de l'extérieur sur lesquelles on prélève un échantillon qui doit être soumis à l'examen. Ajoutons que les bouchers et charcutiers suspects sont l'objet de visites de la part des contrôleurs qui peuvent, quand cela est nécessaire, faire le prélèvement.

Le tableau de la page précédente indique les saisies faites en 1884.

Voici le rapport d'une commission instituée par arrêté du maire en date du 12 mai 1883 et donnant le tableau des diverses maladies pouvant entraîner la saisie.

Commission instituée par arrêté de M. le Maire de Lyon en date du 12 mars 1883, pour dresser le tableau des diverses maladies pouvant entraîner la saisie partielle ou totale des animaux ou des viandes présentés à l'inspection du service de la boucherie.

MEMBRES DE LA COMMISSION

MM. ROLLET, docteur, professeur à la Faculté de médecine ; AUREGGIO, vétérinaire en premier au 4e régiment de cuirassiers ; CORNEVIN, professeur à l'Ecole vétérinaire ; GALTIER, professeur à l'Ecole vétérinaire ; SAINT-CYR, professeur à l'Ecole vétérinaire ; LACASSAGNE, docteur, professeur à la Faculté de médecine ; QUIVOGNE, vétérinaire.

Président : ROLLET ; *Rapporteur :* AUREGGIO

RAPPORT DE LA COMMISSION

Par un arrêté en date du 12 mars 1883, M. le Maire de Lyon nous a fait l'honneur de nous désigner pour constituer une Commission chargée de dresser une liste des diverses maladies pouvant entraîner la saisie partielle ou totale des animaux ou des viandes présentés à l'inspection du Service de la boucherie.

Pour répondre aux désirs de l'Administration municipale, vous avez, sous la présidence de M. le D⁣ʳ Rollet, examiné et discuté longuement, dans le cours de sept séances, les questions scientifiques, administratives et commerciales soulevées par le contrôle des viandes alimentaires, et vous m'avez confié la difficile mission de réunir dans un rapport l'analyse et le résultat de vos travaux. C'est ce rapport que j'ai l'honneur de vous soumettre.

Ainsi qu'il résulte des déclarations qui nous ont été faites dans notre première réunion du 12 avril et dans notre séance du 21 avril, par M. l'adjoint Dubois et M. le Maire de Lyon, la nomination de la Commission a été provoquée par des réclamations formulées par la boucherie de Lyon contre le service municipal d'inspection des viandes.

Bien que votre rôle vous parût tout particulièrement borné à définir les bases scientifiques de l'Inspection, comme il résulte de l'arrêté qui vous a constitués en Commission, vous avez décidé, sur la proposition de M. Quivogne, et après acceptation de M. le Maire, que vous entendriez MM. les bouchers, témoignant ainsi vos vues conciliatrices entre l'administration et les corporations intéressées. MM. les Syndics de la boucherie et de la charcuterie, ainsi que les délégués des marchands de bestiaux, ont donc été reçus par la Commission, pour lui exposer les réclamations du commerce des viandes.

MM. les Syndics ont déclaré accepter la surveillance de l'Inspection, et n'avoir aucune plainte à formuler contre le personnel actuel du Service et contre la validité de ses opérations. En principe, ils veulent que le contrôle n'apporte aucune entrave à leur commerce, et ils demandent à cet égard qu'un bureau d'inspection fonctionne en permanence à la halle des Cordeliers et dans les abattoirs. Ces revendications, si elles sont acceptées, entraîneront une augmentation du personnel ; l'Administration a promis de les examiner avec sa bienveillance ordinaire ; elle leur donnera une solution équitable.

MM. les Syndics ont en outre formulé des plaintes concernant les opérations du Service dans les abattoirs, qui se feraient avec trop d'indécision ; ils ont réclamé la contre-expertise ; ils ont exprimé l'opinion que les saisies de viandes tuberculeuses ne sont pas motivées par la raison d'insalubrité.

Sur le premier point, la Commission a entendu M. l'Inspecteur principal du Service, qui lui a fourni des explications justificatives ; sur le second, M. le Maire vous a démontré que la contre-expertise serait, pour l'Administration, l'abandon du contrôle qu'elle a le devoir d'exercer en matière d'hygiène et pour le Service, une cause d'impossibilité de fonctionnement. En ce quiconcerne le troisième grief, c'est-à-dire la consommation des viandes tuberculeuses, la Commission a formulé diverses propositions qu'il est nécessaire d'expliquer avec détail,

Vous avez, Messieurs, consacré plus de trois séances à la discussion de cette difficile question.

Comme le règlement actuel de la boucherie, vous avez admis deux cas, ou plutôt deux états de viandes tuberculeuses, sous le rapport des mesures à prendre en matière d'inspection. La tuberculose peut être *généralisée* ou *localisée*, d'après la Commission ; seul, M. Aureggio, se basant sur la nature virulente de cette maladie, se refuse à accepter cette classification, qu'il ne croit pas fondée scientifiquement, le mot localisé semblant à tort, selon lui, indiquer que la tuberculose n'est pas une maladie virulente.

Dans le cas où la tuberculose sera généralisée, quel que soit l'embonpoint du sujet affecté, vous avez décidé que les viandes doivent être saisies en totalité. La Commission est unanime, à cet égard ; elle a pris en outre, une autre décision, qui consiste à faire connaître, dans un avis annexé à la liste des saisies, les caractères que vous attribuez à la phtisie généralisée. Vous avez voulu de cette façon que les bouchers fussent exactement instruits des signes qui caractérisent l'insalubrité de leur viande.

En ce qui concerne la phtisie localisée, vous avez décidé, à l'unanimité, que les organes atteints seraient saisis ainsi que les viandes en contact avec eux, et par trois voix contre trois que les viandes de ces animaux ne pourraient être mises en vente qu'aux enchères, et après avoir indiqué au public qu'elles doivent subir une forte cuisson.

La division qui s'est produite à ce sujet dans la Commission porte surtout sur des questions d'application. La minorité, composée de MM. Saint-Cyr, Galtier et Cornevin, demande le *statu quo* et considère la mesure adoptée comme peu pratique. Sans proclamer l'innocuité des viandes fournies par les animaux atteints de tuberculose localisée, et tout en les déclarant suspectes, nos savants collègues arguent que l'état actuel de la science ne leur permet pas d'en affirmer la contagiosité à l'homme.

M. Saint-Cyr, qui ne doute pas de la virulence de la tuberculose, qu'il a contribué à démontrer par ses travaux, dit qu'il est prudent d'attendre le résultat des expériences entreprises par le Comité consultatif d'hygiène publique de France, sur le danger de la consommation des viandes tuberculeuses.

M. Cornevin s'en réfère aux expériences de M. Galtier, qui n'ont démontré la contagion qu'une fois sur quinze, et il conclut qu'il n'y a pas lieu, pour le moment, d'exagérer la sévérité de l'Inspection. M. Galtier recule devant la mesure réclamée par ses collègues de la majorité, parce qu'il la considère comme illégale, comme impraticable, et comme devant soulever des protestations et des difficultés de toutes sortes pour l'Administration elle-même.

Les trois autres membres de la Commission, MM. Rollet, Quivogne et Aureggio, qui forment la majorité, obéissent en se prononçant contre leurs collègues, à des motifs d'ordre varié.

Pour M. le D' Rollet, il y un danger réel à consommer de la viande tuberculeuse, et ce danger ne peut être évité que par une forte cuisson.

M. Quivogne fait valoir qu'il y a une sorte de malhonnêteté à vendre pour de la viande de première qualité de la viande provenant d'un animal atteint de tuberculose localisée; c'est pour lui une denrée de valeur réduite, et dont les propriétés dangereuses doivent être indiquées à l'acheteur.

M. Aureggio, rappelant à plusieurs reprises que les viandes tuberculeuses sont consommées par la troupe, ainsi qu'un syndic de la boucherie l'a avancé devant la Commission, le 28 avril 1833. proteste énergiquement contre la consommation de ces viandes, les considérant comme insalubres. Il n'accepte la mesure proposée que parce que la Commission ne veut point de la prohibitiou absolue de ces marchandises.

Laissez-moi ajouter, Messieurs, à cet exposé des opinions que vous avez émises, que les découvertes récentes de la science paraissent sanctionner les opinions de votre majorité. Depuis les premières expériences faites en 1867 et en 1873 par M. Chauveau (*démontrant la contagion de la tuberculose par l'ingestion des matières tuberculeuses*) et les expériences de M. Villemin, celles faites en 1874 par M. Saint-Cyr, de nombreux expérimentateurs sont venus démontrer la virulence de la tuberculose bovine. Ce sont, outre M. Galtier, dont nous avons déjà parlé, MM. Peuch et Toussaint, ce dernier surtout dont les communications à l'Académie des sciences, en 1881, démontrent d'une façon presque terrifiante la transmission constante de la tuberculose à plusieurs espèces animales, ainsi que le parasitisme de cette maladie.

Koch, en Allemagne, a découvert de son côté la nature parasitaire de la tuberculose ; MM. Cornil et Babès ont communiqué tout récemment à l'Académie de médecine (séances des 24 avril et 1er mai 1883) une note sur la topographie des bacilles de la tuberculose.

Il semble, au surplus, qu'il soit démontré qu'il y a complète analogie, au point de vue anatomique et histologique, entre les lésions de la tuberculose des animaux et celle de l'homme, et le docteur Creighton, professeur à l'Université de Cambridge, prétend avoir observé sur l'homme douze cas de tuberculose qu'il attribue à la contagion directe par l'usage du lait de vaches atteintes de pommelière. (*Revue d'hygiène, n° de juin 1881*).

Je borne là ces citations, qui suffisent pour motiver la sévérité des mesures réclamées par la majorité de la Commission.

Votre Commission, Messieurs, s'est de nouveau divisée sur la question de la ladrerie. A l'unanimité, vous vous êtes prononcés pour la saisie totale du maigre des viandes ladres envahies par de nombreux cysticerques ; mais en ce qui a trait aux viandes ladres, dans lesquelle le nombre des cysticerques est très restreint, nos honorables collègues, MM. Galtier.

Cornevin et Saint-Cyr, ont demandé le *statu quo*, c'est-à-dire la mise en vente après salure, alors que la majorité de la Commission, composée de MM. le docteur Rollet, président, Quivogne et Aureggio, se sont prononcés pour la mise en vente après la cuisson. C'est encore là une dissidence qui porte plus sur la question d'application que sur le principe.

Vous avez décidé ensuite, et d'un commun accord, les mesures suivantes :

La saisie totale dans les cas de :

Peste bovine ;
Morve ;
Farcin ;
Charbon essentiel et symptomatique ;
Rage ;
Maigreur et tuberculose associées, quel que soit le développement de l'une et de l'autre ;
Mort naturelle ;
Trichinose ;
Carcinose et mélanose ;
Septicémie ;
Résorption purulente ;
Maigreur extrême ;
Morts nés.

La saisie partielle dans les cas de :

Lésions parasitaires, aiguës et chroniques des viscères et des séreuses ;
Traumatisme (ecchymoses, plaies, abcès) ;
Viandes dites cassées (sans fièvre générale) ;
Viandes fièvreuses, saigneuses, surmenées, ainsi que le rouget, avec faculté laissée à l'Inspecteur de saisir le tout, la partie, ou rien suivant les cas ;
Viandes corrompues, y compris le saucisson rance ;
Crapaud et eaux aux jambes pour le cheval.

Enfin, relativement à l'introduction des viandes foraines, la Commission réclame l'application d'une mesure qui lui paraît indispensable. A l'unanimité, elle a voté la motion ci-dessous.

« Les bouchers entrant en ville des viandes foraines, ne
« pourront les introduire que par moitiés, les viscères adhé-
« rents aux quartiers.

« Toute introduction faite en dehors de ces conditions ne
« pourra avoir lieu qu'avec la production d'un certificat
« délivré par un vétérinaire établissant la salubrité des
« viandes. »

Vous avez considéré comme indispensable à l'examen de
l'Inspection la présentation des viscères adhérents, à la visite ; c'est une mesure qu'on a présentée comme devant entraver le commerce loyal, et vous n'avez cependant pas
hésité à la réclamer. Il ne serait pas logique, en effet, de se
placer, pour les viandes foraines, dans d'autres conditions
que pour l'examen des viandes aux abattoirs. Si une viande
présente des conditions d'insalubrité, il faut qu'on puisse les
reconnaître.

La santé publique est particulièrement intéressée à la bonne
surveillance des viandes venant de l'extérieur.

Tel est, Messieurs, le résumé analytique de vos travaux.
Ils consacrent les principes actuellement appliqués dans
l'inspection des viandes, à Lyon, sauf en ce qui concerne les
viandes tuberculeuses et ladriques et l'inspection des viandes
mortes, pour lesquelles vous réclamez des mesures de rigueur
absolument indispensables.

Lyon, le 9 juin 1883.

Le Rapporteur,
E. AUREGGIO.

Le présent rapport a été adopté à l'unanimité par la Commission, dans sa séance du 9 juin 1883.

Le Président,
ROLLET.

Voici le prix moyen de la viande en 1884 et 1885 :

Prix du kilog. sur pied :	1884	1885	*Prix du kilog. en boutique :*	1884	1885
Bœufs et vaches... le kil.	1 45	1 34	Bœufs et vaches....le kil.	1 50	1 50
Veaux............	1 07	1 02	Veaux............	1 70	1 70
Moutons	1 64	1 55	Moutons	1 70	1 70
Porcs	0 99	1 05	Porcs	1 65	1 84

L'approvisionnement en bœufs est ordinairement
fourni par l'Auvergne, le Charolais, la Franche-Comté,
l'Italie et l'Afrique.

Les veaux proviennent du Bugey, du Dauphiné, du Charolais, de l'Auvergne.

Les moutons nous sont envoyés d'Italie et d'Afrique. Ils ne valent pas les moutons d'Auvergne et du Charolais.

Les porcs sont surtout de race française et l'élevage de l'espèce porcine dans nos pays a été en progression croissante depuis la prohibition des lards américains. C'est sous cette influence que les prix de vente ont subi une baisse sensible qui les a ramenés peu à peu à ce qu'ils étaient il y a une vingtaine d'années.

3° LABORATOIRE MUNICIPAL

Ce service fonctionne depuis 1882 dans le bâtiment de la rue Bât-d'Argent.

Voici le rapport de M. Bellier, directeur, sur la marche générale du service (1) et qui a été inséré dans les documents du projet de budget de 1886.

Les opérations fort nombreuses dont quelques-unes présentent une réelle importance, ont été, pour plus de clarté, réparties en deux groupes.

Dans le premier groupe on a fait rentrer toutes les analyses des échantillons déposés par la Mairie, le service de l'Octroi et le Public.

Ce premier groupe se divise en deux sous-groupes :

1° Les analyses qualitatives non payantes ;

2° Les analyses quantitatives ou payantes.

Dans le deuxième groupe on a fait rentrer tout ce qui concerne l'inspection des denrées alimentaires.

Ce deuxième groupe se divise lui-même en trois sous-groupes:

(1) Le personnel comprend un directeur, un sous-directeur, un préparateur auxiliaire, trois inspecteurs, un garçon.

1° Inspection des denrées et prélèvement d'échantillons lorsque celles-ci étaient soupçonnées de mauvaise qualité ou d'être falsifiées ;

Inspection des divers ustensiles et appareils ayant un rapport plus ou moins direct avec l'alimentation ;

3° Analyse des échantillons prélevés.

Le tableau ci-dessous donne par mois le nombre des entrées au Laboratoire.

Le total est pour l'année entière de 2.170,

	Déposé par le public	Le Service des Subsistances	Les Inspecteurs	TOTAUX
Janvier........	147	5	66	218
Février	112	5	58	176
Mars.........	137	11	40	188
Avril.........	89	1	27	117
Mai..........	105	5	32	14à
Juin..........	112	»	38	150
Juillet........	100	»	38	146
Août.........	101	»	48	144
Septembre.....	132	»	33	165
Octobre.......	192	10	31	233
Novembre.....	177	»	43	220
Décembre.....	234	6	31	271
	1.649	44	477	2.170

Le nombre des échantillons déposés par la Mairie centrale, le service de l'Octroi, le service des Subsistances et le Public, s'élève à 1.693, dont 1.616 pour être analysés qualitativement et 77 quantitativement.

Malgré le nombre considérable d'échantillons pour lesquels le public a demandé l'analyse qualitative, échantillons dont la majeure partie sont des vins, les recherches faites ont toujours été suffisantes pour apprécier la pureté et la qualité des diverses substances examinées.

Pour les *vins* on s'est borné, toutes les fois que cette analyse sommaire n'a rien révélé de suspect, au dosage de l'alcool, de l'extrait sec, des sulfates, de l'acidité, à l'examen très soigné de la coloration, la recherche de l'acide salicylique, et l'examen microscopique pour caractériser les différentes maladies, en cas de vins altérés.

Lorsque quelques réactions suspectes se sont produites pendant le cours de l'analyse, on a procédé à un examen aussi complet qu'il était nécessaire ; c'est ainsi que dans plusieurs échantillons on a été amené à constater la présence du zinc, qui y avait été introduit accidentellement.

Pour les *laits* on a fait les opérations suivantes : densité, dosage de la lactine, de la crème, du beurre, de l'extrait, examen microcospique. Ces opérations sont suffisantes pour déceler toutes les falsifications dont ce liquide est l'objet.

Pour l'examen des *huiles* on a choisi, au milieu des nombreuses réactions données par les auteurs, les plus constantes et les plus sûres. Ces réactions sont les suivantes : densité, élévation de température par l'acide sulfurique monohydraté, action d'un mélange d'acide sulfurique et azotique à poids égaux, action de l'azotate acide de mercure, action d'une solution alcoolique d'azotate d'argent pour différencier l'huile d'œillette de l'huile de coton.

Pour les *eaux* on a fait l'analyse hydrotimétrique ordinaire, plus la recherche des matières organiques, de ammoniaque, et, lorsqu'il était utile, l'examen microscopique.

Pour les *autres produits* on a fait les recherches et dosages les plus propres à déceler les altérations et les falsifications qn'ils auraient pu subir.

Les bulletins délivrés pour ces analyses qualitatives ne portent pas la composition de l'échantillon analysé, mais seulement une appréciation sur sa qualité.

Ces appréciations, qui étaient primitivement les suivantes : *bon, passable, mauvais non nuisible, mauvais, falsifié*, ont dû être modifiées plus tard, surtout pour les vins.

Celles qu'on emploie actuellement sont toutes reproduites dans le tableau ci-après dans lequel sont consignés les résultats des analyses des échantillons adressés par le public.

NATURE DES ÉCHANTILLONS	PASSABLES	ADDITIONNÉS D'EAU	FALSIFIÉS par une Coloration Artificielle		FALSIFIÉS par D'AUTRES substances	PROCÈS-VERBAUX
			NON nuisibles	nuisibles		
Vins rouges..	40	29	3	8	»	37
— blancs.	10	»	»	»	2 salicylés	1
Piquette.....	3	»	»	»	»	»
Bière........	25	»	»	»	1 salicylé	1
Eau-de-vie...	5	»	»	»	»	»
Vermouth ...	6	»	»	»	1 salicylé	1
Cassis.......	1	»	»	»	»	»
Bitter.......	1	»	»	»	»	»
Absinthe	4	»	»	»	»	»
Kirsch	4	»	»	»	»	»
Amer Picon.	1	»	»	»	»	»
Banyuls.....	1	»	»	»	»	»
						40

En cas de falsification, le consommateur avec son bulletin ne peut ouvrir directement l'action judiciaire, car il ne prend pour ainsi dire jamais les précautions nécessaires pour établir juridiquement que la falsification ou l'altération n'est pas son fait, mais comme le nom et l'adresse du fournisseur sont obligatoirement indiqués par le déposant, le laboratoire est en mesure de faire prélever des échantillons chez ce fournisseur s'il habite Lyon, ou d'appeler sur lui l'attention de qui de droit, s'il habite une autre localité.

D'un autre côté, le consommateur, éclairé par le bulletin qui lui a été délivré, change de fournisseur et va chercher ailleurs des produits purs et salubres.

Ce résultat a pour conséquence d'obliger le commerçant, soucieux de ses intérêts, à livrer de meilleurs produits sous peine de perdre sa clientèle.

Les *analyses quantitatives* sont naturellement plus complètes. Le nombre des dosages n'est pas limité, ils sont plus ou moins nombreux suivant les produits et les cas.

Les bulletins délivrés portent, en outre de l'appréciation du produit, la proportion des différents principes qui entrent dans la composition du produit.

Les résultats des analyses des échantillons envoyés par le public sont consignés dans les deux tableaux ci-après.

Echantillons déposés par le public : 1.649, se décomposant en :

ANALYSES QUALITATIVES : 1,572

Vins : 1,346

Bons ou passables	820
Plâtrés à plus de 2 grammes par litre	327
Altérés, cause naturelle	144
— cause accidentelle, non nuisibles	9
nuisibles (contenant du zinc)	3
Additionnés de vins de raisins secs	10
Falsifiés, non nuisibles	23
— nuisibles	10

Laits : 31

Bons ou passables	20
Écrémés	5
Additionnés d'eau	4
Mouillés et écrémés	1
Additionnés d'autres substances	1

Eaux : 36

Potables	21
Non potables	15

Huiles : 83

	pure	additionnée de sézame	additionnée d'œillette	additionnée de coton	additionnée d'autres huiles
Huile d'olive	42	12	10	9	9
— de choux	2	»	»	»	1
— de noix	3	»	»	»	»
— de colza (octroi)	1	»	»	»	1
— de lin	—	»	»	»	1

ECHANTILLONS DIVERS : 76

Vinaigres, 13 : 9 passables, 4 mauvais colorés artificiellement.

Grabeaux de poivre, 2 : 1 pur, 1 falsifié avec de la poivrette.

Rhum, 2 passables.

Beurre, 3 : 2 passables, 1 altéré, rance.

Raisins de Corinthe (octroi), 2 : 1 bon, 1 trempé dans l'eau.

Sirop de gomme, 2 passables.

Eau de-vie, 4 passables.

Cidre,   1 passable.

Cacao,   1   —

Gauffrettes,   1 non nuisible.

Pâté,   1   —

Papier peint, 1   —

Fromages 3 altérés non nuisibles.

Jus de coings, 2 passables.

Bières, 2 passables.

Composition pour nickeler, 1 nuisible (azotate de mercure).

Sucres, 2 passables.

Poivre, 1 falsifié.

Épices, 1 passable.

Eau de St-Galmier, 1 altérée.

Colorants, 7 : 6 nuisibles, 1 non nuisible.

Extrait pour curaçao, 1 non nuisible (extrait de campéche).

Poissons soupçonnés d'empoisonnement, 1 pas de poison.

Farines, 6 : 5 bonnes, 1 avariée.

Jaunes d'œufs, 1 médiocre.

Graisse blanche, 1 médiocre.

Thymol doré (octroi), 1.

Champignons, 3 : 2 douteux, 1 comestible.

Simili verni (octroi), 1.

Vanille givrée, 1 bonne.

Pulpe de betteraves, 1 non nuisible,

Crème, 1 bonne.

Elixir pour pâtisserie, 1 non nuisible.

Lapins dépouillés phosphorescents, 2 non nuisibles.

ECHANTILLONS APPORTÉS PAR LE SERVICE DES SUBSISTANCES : 44

LAIT : 36

Bons ou passables	23
Ecrémés	11
Mouillés	2

BEURRE : 8

Bons	1
Rebroyés-rances	7
Falsifié	»

ANALYSES QUANTITATIVES : 77

	Montant des analyses
Vins, 41 : 28 bons ou passables, 11 plâtrés au-dessus de 2 grammes, 2 altérés naturellement	820 f.
Eaux, 14 : 10 potables, 4 non potables	140
Cacao et chocolat, 7 ; 1 pur, 6 falsifiés	140
Raisins secs, 1 trempé dans l'eau	20
Alliage, 1 plomb étamé	5
Huiles d'olives, 4 : 3 pures, 1 falsifiée	80
Huile de colza, 1 pure	20
Bières, 2 bonnes	40
Vinaigres, 2 : 1 passable, 1 falsifié	20
Farines, 2 passables	40
Alcools, 2 bons	20
Total	1.345

Inspection

Le grand nombre d'échantillons déposés par le public et le temps considérable nécessité pour leur analyse ont empêché de donner au service d'inspection toute l'extension désirable ; néanmoins les résultats obtenus ont déjà une grande importance.

On ne trouve plus, en effet, ces laits mouillés à 50 et même à 60 0/0 ; ces vins mouillés à 25 ou 30 0/0 qu'on rencontrait si fréquemment au début.

La proportion de 20 0/0 d'eau est rare aujourd'hui.

Les cafés et les poivres, presque tous falsifiés au début, sont purs à de rares exceptions près. Dans un très grand nombre d'examens, à peine a-t-on trouvé maintenant quelques échantillons falsifiés. Les huiles sont aussi généralement beaucoup plus pures. En un mot, si la fraude n'a pas encore disparu, elle a déjà diminué dans une large mesure.

La répression en serait plus facile et plus complète, si on obligeait les marchands à apposer sur leurs récipients ou marchandises, une étiquette indiquant, en caractères très apparents, la nature de la marchandise qu'ils mettent en vente.

Cela constituerait une arme nouvelle et puissante pour le Laboratoire, car toutes les fois que la marchandise ne serait pas conforme à l'étiquette, il y aurait tromperie sur la qualité de la marchandise vendue, délit tombant sous l'application de la loi.

Pour ne citer que deux exemples des services que rendrait cette loi :

Quelques marchands épiciers placent à l'extérieur de leurs magasins des écriteaux indiquant des huiles d'olives de différentes qualités, vendues pour olives pures à différents prix, lorsqu'en réalité ce ne sont que des huiles fortement mélangées.

Le lait écrémé, qui n'est pas poursuivi à condition qu'il soit vendu comme tel, est cependant vendu aux clients presque toujours comme lait non écrémé, alors qu'il est présenté aux inspecteurs sous sa véritable nature. Il n'est pas douteux cependant qu'il y a une grande différence entre un lait non écrémé et un lait écrémé, au point de vue nutritif, car on peut comparer jusqu'à un certain point un lait écrémé à du vin dans lequel on aurait enlevé une partie de son alcool ; on devrait donc les vendre à des prix différents, alors qu'ils sont vendus le même prix. Deux étiquettes différentes ne permettraient pas de les confondre et renseigneraient le consommateur sur le lait qu'il achète.

Pour ne pas prélever au hasard et apporter du travail inutile au Laboratoire, les inspecteurs ont été munis des appareils et réactifs nécessaires pour reconnaître rapidement la fraude : ils peuvent ainsi soit reconnaître immédiatement la falsification, soit avoir des indices qui motivent une analyse plus complète ; aussi, près de la moitié des échantillons prélevés ont été reconnus suffisamment falsifiés pour donner lieu à des procès-verbaux.

Beaucoup de marchands au détail font remonter la fraude à leurs fournisseurs, ce qui doit être vrai dans certains cas, mais c'est une excuse qu'on ne saurait admettre, car comme le disait le rapporteur de la loi de 1885 sur les falsifications : « Ceux qui se livrent à une profession commerciale sont présumés avoir les connaissances et la vigilance qu'elle impose. » Et du reste le Laboratoire leur est gratuitement ouvert comme à tous autres, il leur est donc loisible, ce qu'on ne cesse de leur conseiller, de faire analyser leurs produits avant qu'ils soient entrés chez eux. Dans ce cas l'analyse est faite immédiatement et ne demande le plus souvent que quelques heures ; si le produit est falsifié, ils le refusent.

Le négociant auquel on refuserait plusieurs fois sa marchandise falsifiée en viendrait rapidement à vendre des produits de meilleure qualité.

Des visites nombreuses ont été faites dans les gares et les entrepôts.

Ces visites extrêmement utiles ont eu pour résultat :

1° Les saisies suivantes :

	hect. nuls.
Au préjudice d'un négociant de Carcassonne (vin coloré au rouge de Bordeaux)	55 h
Au préjudice d'un négociant d'Italie (vin coloré au rouge de Bordeaux)	110
— — d'Issoire (Puy-de-Dôme) id.	4
— — d'Italie à la fuchsine	104
Dans un entrepôt à Vaise (vin coloré au rouge de Bordeaux	5
— des Brotteaux — —	13
Total..	291 h.

2° Les procès-verbaux suivants :

à un négociant de Salons...	1
id. de Marseille.......	1
id. de Nice	2
Total.......	4

pour expéditions d'huile falsifiée et facturée pure. La quantité d'huile dans ces quatre expéditions était de 670 kilos.

3° Un procès à un négociant de Marseille, pour expédition de 50 kilos de poivre additionné de 10 °/₀ de poivrette.

L'inspection à l'intérieur de Lyon a porté sur 5.457 établissements divers, dans lesquels on a prélevé 465 échantillons, dont 197 falsifiés par des substances non nuisibles, ont donné lieu à 187 procès-verbaux, en ajoutant les saisies dans les gares et les procès-verbaux qui les ont suivis on arrive aux chiffres suivants :

477 échantillons prélevés sur lesquels 209 ont donné lieu à 199 procès-verbaux.

Les résultats de l'inspection sont consignés dans les deux tableaux ci-après :

Inspection chez les marchands de vins, dans les gares, les entrepôts, etc.

Marchands visités........ 2..57 | Echantillons prélevés..... **142**

Inspection chez les épiciers, laitiers, confiseurs boulangers, etc.

Marchands visités. 2.500
Echantillons prélevés.......... 337

Résultats de l'analyse des échantillons prélevés

Bons ou passables........ 151   Falsifiés................. 165
Mauvais................. 22   Procès-verbaux.......... 159

Détail des échantillons prélevés

LAITS : 149	Procès verbaux		HUILES D'OLIVES : 71	Procès verbaux
Bons ou passables.....	53 »		Pures.............. .. 8 »	
Écrémés non mouillés.	11 »		Additionnée d'huile de sésame... 51	49
Mouillés non écrémés..	37 35		— d'huile d'œil- lette........ 10	9
Mouillés et écrémés...	48 48		— d'huile de coton. 1	1
Additionnés d'autres substances.........	» »		— d'autres huiles. 1 »	
Procès-verbaux..... ...	83		Procès-verbaux........	59

ECHANTILLONS DIVERS : 117

Procès
verbaux

Gelée de coings, 1 passable.
Cacao, 1 additionné de fécule.
Miel, 1 bon.
Thés, 2 passables.
Glaces, 3 : 2 passables, 1 mau-
vaise.
Sucre, 4 bons.
Extrait d'amandes pour orgeat,
3 passables.
Essence pour cognac et kirsch,
1 passables.
Poudre de coco de Calabre, 4
passables.
Farine, 6 : 2 passables, 4 bonnes.
Eau de pompe, 3 nuisibles.
Glace à rafraîchir, 1 provenant
d'eau pure.
Cassis 1 passable.
Conserve de tomates, 2 bonnes.
Pain blanc, 7 bons.
— ménage, 7 bons.
Pâte de pain blanc, 1 bonne.
—   ménage.
Joucts coloriés, 11 non nuisi-
bles...... .... »
Chocolat, 5 : 4 passables, 1
falsifié.. 1

Poivre, 11 : 3 purs, 6 addi-
tionnés de poivrette, 1 additionné de sel 6
Sirop de gomme 1 passable.. »
— de grenadine, 1 pas-
sable .... »
— d'orgeat, 1 bon....... »
— de groseille, 10 : 4 passables, 6 mauvais.... ... »
Colorant pour Sirops divers,
5 : 3 passables, 2 nuisibles 1
Composition pour orgeat, 1
teinture de benjoin et es-
sences d'amandes amères.
Café, 7 : 1 passable, 6 addi-
tionnés de chicorée....... 6
Composition pour nickeler,
1 nuisible............... 1
Vinaigre rouge, 5 : 1 passable, 4 mauvais........... 1
Bonbons divers colorés, 5
bons.................... »
Liqueur colorée, renfermée
dans de petites fioles, 3 colorés à la fuschiue........ »

                                    —

Procès-verbaux............................... 17

Les conclusions pour toutes ces analyses ont toujours
été formulées avec la plus grande prudence.

Pour le calcul du mouillage des vins, opération fort
délicate à Lyon où les vins de consommation sont extrêmement variables comme composition, on a dû ne pas
tenir compte des moyennes établies pour Paris en se basant uniquement sur les proportions d'alcool et d'extrait, car ces moyennes, 12° d'alcool et 24 d'extrait,
auraient eu pour conséquence d'exclure entièrement de
la ville les vins de pays qui, sans être aussi corsés que
le vin commun du midi, n'en sont pas moins beaucoup

plus délicats et beaucoup plus agréables, avec cet autre avantage de ne pas être plâtrés.

Pour établir le mouillage on s'est basé sur l'ensemble des éléments, alcool, extrait, tartre, acidité, et sur la somme alcool acide qui paraît être beaucoup moins variable que l'alcool et l'extrait.

En effet, on peut considérer la maturation du raisin comme la transformation de l'acide tartrique en sucre et en acide carbonique, d'où il découle que plus un vin est riche en alcool, moins il doit être acide et réciproquement.

C'est précisément ce qui a lieu.

La somme alcool acide varie dans des limites très étendues. Le mouillage, diminuant en même temps les deux termes de cette somme, est aussi bien plus facile à apprécier. Le plâtrage seul augmente l'acidité mais il est toujours facile d'en tenir compte.

Aussi malgré le nombre relativement grand de procès-verbaux aucune plainte ni aucune protestation ne se sont produites et les quelques expertises ordonnées par le tribunal ont toujours confirmé les analyses du Laboratoire.

Sans doute tous les procès-verbaux n'ont pas été suivis d'effet, mais cela ne tient pas à ce que l'on s'était trompé, ou à ce qu'il n'y avait pas en réalité falsification, mais uniquement aux différentes façons dont les tribunaux interprètent la loi de 1852.

Ainsi pour n'en citer qu'un exemple, tandis qu'à Paris le tribunal poursuit avec rigueur le salicylage, quelle que soit, du reste, la proportion d'acide salicylique, les tribunaux de Lyon et de Bordeaux, se basant sur une question de quantité, ont rendu des ordonnances de non-lieu contre des négociants inculpés de salycilage à petites doses.

Cette manière différente d'interpréter la loi et les arrêtés préfectoraux plus récents, ont obligé le Laboratoire à attendre souvent l'issue de certains procès-verbaux pour savoir s'il devait continuer ou cesser les poursuites contre tel ou tel délit.

Le rôle du Laboratoire ne s'est pas borné à l'inspection des denrées servant à l'alimentation, mais il s'est préoccupé également des *ustensiles* et *appareils* ayant un rapport plus ou moins direct avec l'alimentation.

De nombreuses visites ont été faites chez les restaurateurs pour constater l'état d'étamage des récipients servant à la cuisson ou à la conservation des aliments. .

On a constaté qu'en général ils étaient entretenus dans un assez grand état de propreté et que l'étamage laissait rarement à désirer.

De nombreuses visites de pompes à bières ont été faites surtout pendant les grandes chaleurs, époque à laquelle les microbes se développent avec le plus d'intensité. Dans la grande majorité des cas, ces appareils étaient lavés plusieurs fois par semaine et entretenus dans un bon état de propreté.

Dans quelques cas, très rares, où ces appareils ne remplissent pas toutes les conditions hygiéniques désirables, les contrevenants ont été priés de les entretenir plus proprement.

Les appareils servant à la préparation des eaux gazeuses artificielles et des limonades ont été également visités. Ils sont tous, ainsi que les locaux, assez bien entretenus. On a procédé à l'inspection des fournils au point de vue du bois brûlé, etc.

Les eaux de puits étant encore en usage dans un certain nombre de maisons à Lyon, le Laboratoire a dû, au moment où l'épidémie cholérique sévissait dans le Midi, et dans la prévision où elle se serait déclarée à Lyon, examiner l'eau des puits particulièrement au point de vue des infiltrations des matières des fosses d'aisance,

infiltrations qui auraient eu les plus funestes conséquences sur les personnes qui se seraient servies de
cette eau, dans laquelle des déjections cholériques
auraient pu s'infiltrer.

Deux inspecteurs munis des réactifs nécessaires pour
constater sur place la présence de l'ammoniaque et des
matières organiques qui sont caractéristiques de ces infiltrations, ont examiné un grand nombre de puits. Ils
n'ont constaté que dans trois cas la présence de ces
infiltrations. Les habitants de ces maisons ont été invités à ne plus se servir de cette eau nuisible pour les
usages alimentaires. Les propriétaires ont été avertis
et invités à faire les réparations nécessaires pour rendre
leurs fosses étanches.

En un mot, si l'eau des puits éloignés des rivières est
généralement mauvaise par suite de sa trop grande
dureté, on y trouve rarement des matières organiques et
de l'ammoniaque qui lui donneraient un caractère
essentiellement nuisible.

Tels sont les nombreux travaux du Laboratoire municipal pendant l'année qui vient de s'écouler.

Recettes et Dépenses

Voici les prix de revient d'une analyse et d'un dosage
comparés aux prix payés à Paris en 1881.

Dépenses du Laboratoire en ne comptant comme à
Paris que le personnel sédentaire occupé aux analyses :

Dépenses	11.800 fr.
Recettes	1.345
Différence	10.455

Nombre des analyses : 2.479 à 6 dosages en moyenne
= 13.020 dosages.

	A LYON	A PARIS
Prix de revient de l'analyse d'un échantillon	4.81 f.	7.49 f.
Prix d'un dosage	0.80	1.25

Malgré ces prix relativement minimes, les recettes sont loin de couvrir les dépenses, mais lorsque la Municipalité lyonnaise a décidé sa création, elle n'a pas pensé établir un Laboratoire de rapport, mais elle a obéi à une idée beaucoup plus élevée, uniquement philanthropique et humanitaire : la protection efficace de la santé publique et la répression énergique de la fraude. Et, du reste, son déficit est bien plus apparent que réel. En effet, si l'on considère que le Laboratoire a pour mission de réprimer la fraude et en particulier le mouillage des vins, qui causait un si grand préjudice au trésor de la ville, il est certain que le mouillage diminuant et la consommation étant la même, les entrées doivent être proportionnellement plus élevées.

La fréquence des falsifications, les fraudes de toutes sortes qu'il y a eu à constater et à réprimer démontrent suffisamment que sa fondation répondait à un réel besoin. Les nombreuses analyses exécutées ont fait découvrir un certain nombre de fabrications qui étaient inconnues autrefois, notamment la coloration du vin, à l'aide du rouge de Bordeaux, produit bien plus difficile à trouver et à caractériser que la fuchsine. Les falsificateurs, toujours prompts à utiliser à leur profit les découvertes de la science, font aujourd'hui de la fraude savante, on ne peut donc les attaquer qu'à armes égales.

En refoulant les falsificateurs dans leur derniers retranchements et les obligeant à verser des produits purs et sains, le laboratoire contribuera certainement à l'amélioration de la santé publique. C'est là le but qu'il s'efforcera d'atteindre.

LES EAUX
———

4° LES VARIATIONS DU NIVEAU DU RHONE

Nous devons à l'obligeance de M. Petit, ingénieur en chef des ponts et chaussées, membre du Conseil d'hygiène la communication des graphiques indiquant de 1840 à 1886 les hauteurs et les débits du Rhône observés à l'échelle du pont Morand. La reproduction de ces documents serait fort coûteuse et on ne pouvait y songer. Cependant il nous a semblé utile de faire connaître pour chaque décade mensuelle la hauteur maximum et minimum. La connaissance des oscillations du fleuve, leur date précise permet d'établir une relation exacte avec le début ou la marche de certaines maladies épidémiques. Le Rhône domine la situation hygiénique de Lyon. Nous pouvons même dire qu'il apporte périodiquement son action bienfaisante : il est pour notre ville ce que le Nil est pour l'Egypte. Les crues salutaires nettoient le sous-sol et si elles fournissent parfois de dangereuses fermentation, elles ont le grand avantage d'enlever et d'entraîner la grande quantité de matières fermentescibles qui, ainsi que nous le verrons pour les matières fécales seules s'infiltrent annuellement par cent mille mètres cubes. Lyon, surtout si l'on considère les 1er 2° 3° et 6° arrondissements est, pour ainsi dire, une cité lacustre dont le sous-sol est constamment baigné par le fleuve. La nappe d'eau souterraine n'est autre chose que le Rhône sous terre.

Les hygiénistes se sont placés d'ailleurs à ce point de vue dans leurs études sur l'hygiène de Lyon.

Petenkofer a utilisé ces matériaux pour expliquer la perte de l'immunité cholérique du choléra en 1854 ; et

le Dr J. Teissier, dans ses travaux sur les maladies régnantes, a cherché à faire voir les relations entre le
niveau du fleuve et la marche de la fièvre typhoïde.

RELATIONS ENTRE LES DÈBITS ET LES HAUTEURS
A L'ÉCHELLE DU PONT MORAND

Hauteurs	Débits	Hauteurs	Débits	Hauteurs	Débits
— 0.40	119m60	2m00	840m00	4m50	2875m50
— 0.30	129.65	2.10	893.00	4.60	2990 50
— 0.20	141.40	2.20	948.00	4.70	3107.80
— 0.10	154 85	2.30	1005.00	4.80	3227.40
— 0.00	170.00	2.40	1064.00	4.90	3349.30
0.10	186.85	2.50	1125.00	5.00	3473.50
0 20	205.40	2.60	1188.00		
0.30	225.65	2.70	1253.00	5.00	3473.50
0.40	247.60	2.80	1330.00	5.10	3599.70
0.50	271.25	2.90	1389.00	5.20	3727.70
0.60	296.60	3.00	1460.00	5.30	3857.50
0.70	323.63			5.40	3989.10
0.80	352.40			5.50	4122.50
0.90	382.85	3.00	1460.00	5.60	4257.70
1.00	415.00	3.10	1534.00	5.70	4394.70
		3.20	1611.00	5.80	4533.50
		3.30	1691.00	5.90	4674.10
1.00	415.00	3.40	1774.00	6.00	4816.50
1.10	449.40	3.50	1860.00		
1.20	485.60	3.60	1949 00		
1.30	523.60	3.70	2041.00	6.00	4816.50
1.40	563.40	3.80	2136.00	6.10	4960.50
1.50	605.00	3.90	2234.00	6.20	5106.30
1.60	648.40	4.00	2335.00	6.25	5180.10
1.70	693.60			6.30	5253.90
1.80	740.60			6.40	5403.30
1.90	789.40	4.00	2335.00	6.50	5554.50
2.00	840.00	4.10	2438.50	6.60	5707.50
		4.20	2524.30	6.70	5862.30
		4.30	2652.40	6.80	6018.90
		4.40	2762.80	6.90	6177.30
		4 50	2875.50	7.00	6337.50

La publication de ces variations de niveau du Rhône
aura l'avantage de rectifier certaines erreurs qui ont été
publiées et surtout de mettre sous les yeux des médecins
et des épidémiologistes un ensemble de documents de la
plus haute importance.

Nous nous contenterons ici de faire connaître les
quelques faits intéressants auxquels nous sommes

Tableau indiquant par décade mensuelle de 1840 à 1886 le maximum et le minimum des hauteurs observées à l'échelle du pont Morand

ANNÉES		JANVIER 10	JANVIER 20	JANVIER 31	FÉVRIER 10	FÉVRIER 20	FÉVRIER 28	MARS 10	MARS 20	MARS 31	AVRIL 10	AVRIL 20	AVRIL 30	MAI 10	MAI 20	MAI 31	JUIN 10	JUIN 20	JUIN 30
1840	+	1.75	1.00	3.50	3.40	1.40	3.20	0.60	0.40	0.35	0.25	0.40	0.60	0.40	1.40	1.75	1.20	1.45	1.25
	−	0.80	0.75	1.70	0.60	1.10	1.10	0.40	0.35	0.25	0.20	0.30	0.40	0.40	0.50	1.00	0.80	0.90	0.90
1841	+	0.60	2.10	2.00	2.05	2.80	1.80	1.40	1.35	1.25	1.75	1.40	2.40	1.60	1.25	2.70	1.35	1.20	2.20
	−	0.40	0.50	1.40	0.50	1.40	0.90	0.80	1.20	1.10	1.10	1.00	1.10	1.25	1.00	1.40	1.20	1.10	1.10
1842	+	1.25	0.70	0.80	0.60	1.40	1.00	2.40	3.40	2.80	2.10	1.00	1.10	1.20	1.15	1.25	1.20	1.05	1.10
	−	0.75	0.70	0.60	0.45	0.45	0.45	0.95	0.95	1.00	1.00	0.75	0.50	0.90	0.80	0.80	1.00	1.00	1.00
1843	+	1.90	3.15	2.80	2.00	1.40	1.75	2.45	1.10	1.05	1.60	2.40	1.40	1.80	3.50	3.25	3.90	2.80	2.70
	−	0.50	0.70	0.60	0.80	0.75	1.10	1.00	0.75	1.00	0.80	1.20	1.00	0.90	1.10	1.80	1.90	1.50	1.45
1844	+	1.40	1.40	0.60	2.00	1.75	3.80	1.00	0.75	0.95	1.80	2.10	1.00	1.60	1.30	1.25	1.90	1.50	1.45
	−	0.50	1.20	0.40	0.45	0.60	1.20	1.50	1.50	0.95	1.50	1.75	1.00	0.90	1.10	1.25	1.25	1.45	1.80
1845	+	1.75	1.20	0.80	0.45	0.60	1.20	2.60	1.75	1.75	1.50	1.75	1.75	1.60	1.30	1.15	1.10	1.10	1.30
	−	0.35	0.40	0.40	0.90	1.75	3.80	1.50	1.50	1.30	1.40	1.40	1.60	1.25	1.25	1.25	1.25	1.45	2.00
1846	+	0.40	0.45	0.75	0.90	0.50	0.25	1.00	3.75	3.40	2.00	1.40	1.35	1.25	1.75	3.60	3.90	2.00	1.55
	−	0.30	0.45	0.50	0.50	0.50	0.25	0.75	0.50	1.30	1.40	1.40	1.35	1.50	1.45	0.50	1.60	1.60	1.80
1847	+	0.30	0.30	0.50	3.20	1.70	1.10	1.70	1.25	3.80	3.40	2.50	2.25	1.40	2.25	2.00	1.70	1.80	1.80
	−	1.90	0.90	3.60	0.70	1.00	0.75	1.00	0.75	0.75	1.70	1.70	1.30	1.30	1.25	1.50	1.40	1.60	1.60
1848	+	1.60	0.75	0.80	1.70	3.40	0.75	0.90	0.50	0.75	4.60	4.00	2.00	1.30	1.25	1.50	1.40	1.30	1.40
	−	0.80	0.60	1.40	1.25	1.00	1.75	0.50	0.40	1.25	1.20	2.00	2.00	1.70	2.00	1.60	1.40	1.30	1.40
1849	+	1.00	−0.10	−0.15	0.50	0.40	0.80	0.50	0.50	0.40	1.20	1.20	1.25	1.40	1.40	1.60	2.70	1.70	1.75
	−	−0.10	−0.15	−0.20	1.00	1.40	1.70	2.00	1.60	3.00	2.70	4.20	3.25	1.70	1.30	1.70	2.70	1.70	1.50
1850	+	0.75	4.80	2.10	0.15	0.30	0.30	0.75	0.60	0.75	1.60	1.40	2.00	1.30	3.00	2.00	1.20	1.45	1.50
	−	0.35	0.50	1.00	0.50	0.50	1.25	0.80	0.60	1.60	1.25	1.40	1.70	1.00	3.00	2.00	1.60	3.80	2.50
1851	+	0.30	0.25	4.20	3.80	2.20	1.25	0.60	0.40	0.50	1.25	1.40	2.00	1.00	1.40	1.45	1.40	1.60	1.70
	−	0.25	0.20	0.25	0.50	0.25	0.80	0.80	0.90	0.25	0.25	0.80	0.80	1.20	1.20	1.00	2.60	2.50	1.35
1852	+	0.70	0.60	1.00	1.60	1.10	1.10	0.80	0.70	0.90	2.00	3.00	2.20	0.70	0.10	1.30	1.20	1.35	1.20
	−	0.50	0.35	0.40	0.80	1.25	0.80	0.75	0.70	3.25	2.70	3.40	3.40	2.30	1.75	1.10	1.20	1.10	1.10
1853	+	0.15	3.40	2.40	1.10	2.60	2.00	1.10	0.70	0.25	1.20	1.20	1.70	1.75	1.30	1.40	2.00	1.10	3.00
	−	0.00	0.15	0.80	0.80	0.75	0.70	0.20	0.70	1.50	1.30	0.75	1.70	1.35	0.75	1.10	0.75	3.80	3.80
1854	+	1.75	1.90	2.25	1.00	0.70	0.50	0.60	0.60	0.45	0.75	0.50	0.75	0.45	0.50	0.60	3.20	1.40	2.70
	−	0.75	1.40	1.00	0.70	0.50	0.70	1.20	1.70	1.00	0.50	0.50	0.35	1.80	2.25	2.50	2.30	2.50	1.75

ANNÉES	±	JUILLET 10	JUILLET 20	JUILLET 31	AOUT 10	AOUT 20	AOUT 31	SEPTEMBRE 10	SEPTEMBRE 20	SEPTEMBRE 30	OCTOBRE 10	OCTOBRE 20	OCTOBRE 31	NOVEMBRE 10	NOVEMBRE 20	NOVEMBRE 30	DECEMBRE 10	DECEMBRE 20	DECEMBRE 31
1840	+	1.10	1.00	1.75	1.20	1.40	1.20	1.35	4.90	2.25	2.30	1.45	5.63	4.00	4.75	3.50	1.65	1.20	0.80
1840	−	0.90	0.80	0.80	1.10	1.10	1.15	1.10	1.10	1.40	1.15	0.80	0.80	3.00	2.70	1.70	1.25	0.90	0.70
1841	+	1.40	1.40	1.60	1.20	1.30	1.35	1.70	1.30	1.75	4.90	3.55	5.25	2.00	2.75	3.25	2.75	3.40	4.40
1841	−	1.20	1.50	1.25	1.20	1.25	1.20	1.25	1.10	1.00	1.10	1.90	1.45	1.20	1.10	1.80	2.10	1.75	1.35
1842	+	1.25	1.45	1.75	1.45	1.40	1.25	1.40	1.75	4.25	1.75	1.00	1.75	2.40	4.45	3.25	2.80	1.00	0.75
1842	−	1.10	1.10	1.25	1.30	1.25	1.10	1.15	1.10	1.10	1.10	0.75	1.10	0.75	0.75	2.00	1.10	0.70	0.60
1843	+	2.40	3.95	3.50	3.60	2.10	2.05	1.70	1.50	1.35	1.20	3.50	1.50	2.75	2.60	2.00	1.25	0.70	0.70
1843	−	1.60	1.95	1.95	2.50	1.80	1.75	1.50	1.40	1.15	1.00	1.45	1.40	1.95	1.25	1.55	0.95	0.45	0.40
1844	+	2.60	1.55	1.55	1.65	3.45	2.25	1.40	1.60	2.10	2.50	3.25	1.50	2.80	2.20	1.20	1.00	1.00	0.40
1844	−	1.50	1.80	1.45	1.45	1.75	1.40	1.20	1.20	1.60	1.60	1.75	1.20	1.40	1.50	1.40	0.75	0.50	0.80
1845	+	1.75	1.50	1.80	2.90	1.75	1.75	1.25	2.75	2.50	1.40	3.40	1.50	0.75	2.25	1.30	3.90	5.25	2.25
1845	−	1.45	1.80	1.45	1.45	1.40	1.40	1.20	1.20	1.25	2.20	1.20	1.20	0.75	0.70	0.80	0.80	1.10	1.50
1846	+	2.20	1.50	1.60	1.75	1.65	2.80	1.80	1.70	1.25	2.50	2.60	2.40	0.60	0.70	3.90	2.75	1.50	2.20
1846	−	1.75	1.75	1.45	1.60	1.50	1.50	2.80	1.25	1.60	1.50	1.70	1.30	0.90	0.00	0.75	1.50	1.30	0.80
1847	+	1.35	1.30	2.70	2.25	1.80	2.20	1.60	1.75	1.75	1.00	1.00	1.30	0.70	0.25	0.30	1.60	0.75	0.25
1847	−	1.25	1.15	1.40	1.50	1.60	1.40	1.40	1.20	0.80	0.75	0.65	0.10	0.20	0.15	0.45	0.15	0.20	0.40
1848	+	3.50	1.70	1.30	1.50	1.70	1.40	1.25	1.10	1.15	0.80	1.40	1.10	2.0	0.80	1.50	1.20	0.80	1.40
1848	−	1.50	1.40	1.30	1.25	1.20	1.25	1.10	0.80	0.80	0.75	0.50	0.35	1.00	0.50	0.70	0.80	0.35	0.25
1849	+	1.40	1.70	1.40	1.35	1.30	1.20	1.00	1.20	1.20	3.40	3.40	1.75	0.70	0.70	5.20	1.70	1.25	1.50
1849	−	1.35	1.40	1.35	1.25	1.35	1.10	1.25	0.80	0.75	0.80	0.50	1.00	0.70	0.35	0.35	0.80	0.75	0.35
1850	+	1.40	1.35	1.20	1.50	1.70	2.40	1.25	1.00	1.60	2.20	2.25	1.20	1.10	0.35	2.80	1.50	2.50	1.75
1850	−	1.35	1.20	2.00	1.20	1.35	1.35	1.00	0.80	0.80	1.80	1.40	0.75	0.35	0.15	0.75	0.70	0.40	0.50
1851	+	1.50	2.25	2.00	5.80	2.45	2.25	2.20	1.70	3.00	3.50	2.30	1.30	1.55	1.20	0.75	0.50	0.60	0.25
1851	−	1.20	1.25	1.30	1.70	1.75	1.60	1.60	1.20	1.50	1.80	1.40	1.00	1.20	0.70	0.50	0.50	0.30	0.25
1852	+	1.80	1.30	1.70	4.75	4.70	5.60	3.35	4.00	3.50	3.20	5.00	1.80	2.40	2.40	5.10	2.25	3.40	3.00
1852	−	1.25	2.25	1.50	1.25	2.25	2.10	1.60	1.20	1.70	2.20	2.60	1.45	1.30	1.25	1.60	1.35	0.45	1.15
1853	+	2.70	2.50	1.90	1.80	1.50	1.70	1.60	1.70	1.35	1.25	1.60	2.60	1.30	0.10	0.80	0.45	0.25	1.45
1853	−	1.90	1.75	1.75	1.70	1.50	1.50	1.20	1.00	0.80	0.75	0.75	2.40	1.15	0.70	0.45	0.40	0.20	0.25
1854	+	3.25	2.40	1.90	2.30	1.80	1.40	1.00	0.80	0.75	0.65	0.50	0.70	0.80	0.30	1.20	2.60	1.80	4.45
1854	−	1.70	1.80	1.50	1.45	1.40	1.20	1.00	0.80	0.75	0.65	0.50	0.70	0.45	0.30	0.25	1.25	0.60	0.75

ANNÉES	±	JANVIER 10	JANVIER 20	JANVIER 31	FÉVRIER 10	FÉVRIER 20	FÉVRIER 28	MARS 10	MARS 20	MARS 31	AVRIL 10	AVRIL 20	AVRIL 30	MAI 10	MAI 20	MAI 31	JUIN 10	JUIN 20	JUIN 30
1855	+	1.75	0.70	0.30	2.00	3.10	3.50	2.20	2.00	2.30	1.00	2.20	1.75	1.60	2.55	2.05	1.55	3.00	2.45
	−	0.75	0.45	0.20	1.10	0.80	1.10	1.40	0.90	1.50	0.75	1.80	0.90	0.80	1.25	1.45	1.45	1.45	1.40
1856	+	1.20	1.75	3.50	1.75	1.25	1.30	0.70	1.00	1.50	2.00	1.50	2.20	2.30	4.80	6.25	5.50	2.40	2.80
	−	0.40	0.60	1.00	0.70	0.70	0.70	0.50	0.45	0.40	0.35	1.15	0.70	1.40	2.40	2.20	2.25	1.80	1.70
1857	+	1.10	2.00	0.40	0.20	0.15	0.60	0.60	1.20	0.60	1.40	1.70	1.40	0.70	1.20	1.50	1.90	1.70	1.10
	−	0.30	0.40	0.20	0.10	0.10	0.15	0.25	0.25	0.40	0.75	0.75	1.45	0.60	0.75	0.80	0.80	1.00	0.75
1858	+	−0.10	−0.20	−0.15	−0.10	−0.10	0.50	0.65	0.80	3.40	1.50	0.70	0.60	1.40	2.90	0.60	0.75	1.00	0.70
	−	−0.20	−0.30	−0.40	−0.25	−0.20	0.00	0.10	0.50	0.50	1.10	1.80	1.15	0.70	0.70	0.60	0.60	0.60	0.60
1859	+	1.10	0.25	0.70	1.15	0.75	0.60	0.65	0.20	0.60	0.45	0.90	0.90	3.25	1.40	1.60	1.45	1.60	1.00
	−	0.25	0.10	0.10	0.35	0.35	0.15	0.15	0.20	0.10	2.30	2.45	1.10	1.40	0.80	0.90	0.90	0.90	0.65
1860	+	2.00	0.80	2.00	2.50	0.60	2.45	2.40	0.70	1.70	1.80	0.80	0.70	1.75	1.80	1.50	1.75	2.00	1.60
	−	0.75	0.30	0.70	0.60	0.30	1.10	0.50	0.25	0.70	1.00	1.00	0.40	0.80	1.50	1.15	1.30	1.35	1.30
1861	+	3.60	0.70	0.20	0.10	0.00	1.00	1.50	0.90	2.50	2.25	0.70	0.40	0.45	0.50	0.60	0.60	0.80	0.70
	−	0.70	0.20	0.10	−0.15	−0.15	0.00	0.10	0.45	1.50	0.50	0.25	1.00	0.25	0.25	0.35	0.50	0.70	0.80
1862	+	−0.15	2.20	2.00	4.20	0.40	0.70	0.70	0.70	1.15	0.70	1.20	0.40	0.15	0.35	0.40	0.20	1.25	0.80
	−	−0.35	0.00	−0.15	0.70	0.55	0.25	0.25	0.20	0.70	1.20	0.60	0.10	0.10	0.10	0.25	0.65	0.50	0.45
1863	+	1.10	1.65	1.90	0.35	−0.35	−0.20	0.40	0.70	0.70	0.50	0.50	−0.15	0.60	0.50	0.20	0.15	2.10	2.70
	−	0.40	0.60	0.50	0.00	−0.20	−0.40	−0.40	0.00	0.25	−0.15	−0.15	1.50	0.30	0.25	0.30	1.10	0.65	1.10
1864	+	−0.35	−0.50	−0.60	−0.50	1.25	0.50	1.70	1.80	−0.15	1.30	1.60	0.95	2.70	1.70	0.75	0.30	4.30	1.20
	−	−0.45	0.45	2.15	1.10	−0.60	−0.25	0.40	0.00	0.10	0.20	1.35	1.50	0.10	1.15	1.25	1.10	1.00	0.80
1865	+	−0.55	−0.50	−0.15	0.75	0.65	0.20	1.25	0.25	−0.15	1.30	2.40	1.75	0.95	0.55	0.75	0.70	0.50	0.45
	−	1.10	1.15	0.30	2.50	0.10	−0.10	0.00	−0.10	2.00	0.20	0.75	0.85	0.75	1.15	2.90	0.50	0.40	0.35
1866	+	−0.25	0.30	−0.15	−0.15	2.50	1.50	2.40	1.50	2.00	1.30	2.40	1.75	1.35	1.75	2.30	2.00	1.10	0.80
	−	2.30	2.45	3.25	2.45	1.45	0.70	0.65	0.65	1.05	0.80	0.75	0.85	0.75	0.50	0.40	0.80	0.75	0.75
1867	+	0.35	0.60	0.55	1.25	1.50	0.85	1.10	2.80	3.15	3.55	3.50	3.00	2.50	1.75	2.30	1.50	1.55	2.30
	−	−0.40	0.30	1.30	0.95	0.80	0.40	0.25	1.20	1.15	1.40	1.15	1.25	1.15	1.15	1.25	1.15	1.05	1.10
1968	+	−0.50	−0.55	−0.15	−0.15	−0.20	−0.20	1.55	0.90	0.10	0.55	0.65	1.75	1.45	0.60	0.65	0.85	0.75	0.75
	−	2.05	0.95	1.15	1.70	−0.40	−0.40	0.15	0.20	−0.10	−0.15	0.15	0.00	0.95	0.55	0.55	0.65	0.55	0.60
1869	+	1.00	0.20	0.05	0.45	0.65	0.15	2.50	0.40	0.55	0.85	1.65	0.85	0.55	1.55	2.00	1.50	2.40	1.25
	−	0.25	0.65	0.00	−0.35	−0.15	0.45	0.50	0.10	0.50	0.10	0.80	0.45	0.35	0.55	0.80	0.75	0.55	0.65
1870	+	0.05	0.00	−0.35	−0.40	−0.45	−0.25	−0.10	−0.30	−0.15	−0.25	−0.30	0.25	0.25	0.30	0.40	0.40	0.40	0.90

Year		31	20	10	30	20	10	31	20	10	30	20	10	31	20	10	31	20	10
1855	+	1.15	0.40	0.75	1.10	1.45	2.50	4.90	3.00	2.60	1.10	1.75	1.40	1.25	1.00	1.70	1.50	1.75	1.55
1855	−	0.20	0.20	0.45	0.75	0.90	1.40	1.45	1.25	0.80	0.80	1.15	1.20	1.20	1.00	1.35	1.35	1.50	1.40
1856	+	1.00	2.20	1.60	1.60	0.25	0.50	1.00	1.30	1.70	2.30	2.00	2.40	2.70	1.45	1.30	1.40	1.50	1.70
1856	−	0.40	0.65	0.50	0.10	0.10	0.20	0.50	0.80	1.00	1.30	1.25	2.40	1.40	1.25	1.35	1.30	1.40	1.50
1857	+	0.10	0.10	0.25	0.60	0.10	0.75	0.75	2.00	2.20	0.80	1.80	1.00	1.20	1.70	1.10	0.80	0.70	1.10
1857	−	−0.10	−0.10	0.10	−0.10	0.00	0.10	0.50	0.70	0.60	0.60	0.80	0.75	0.90	0.80	0.90	0.75	0.70	0.70
1858	+	3.40	0.10	1.80	0.10	0.10	0.20	0.20	0.70	3.20	0.60	0.80	1.00	0.90	1.00	1.05	0.75	0.70	1.15
1858	−	0.10	0.30	0.30	2.50	2.00	−0.10	0.10	1.00	0.70	1.00	1.40	0.70	1.50	1.00	1.00	0.75	0.70	1.05
1859	+	2.00	0.70	2.80	0.45	0.10	0.30	1.60	0.25	0.50	0.60	0.40	0.90	0.75	1.00	1.15	1.15	1.10	1.20
1859	−	1.90	0.10	0.70	2.50	2.00	4.75	1.35	0.15	0.25	0.85	0.75	0.75	1.00	1.00	1.05	1.20	1.00	1.05
1860	+	0.40	0.10	0.20	2.50	2.00	0.30	0.00	1.00	3.10	1.00	0.80	0.70	0.85	1.00	1.00	1.00	1.25	1.40
1860	−	0.20	0.70	0.80	2.50	0.35	−0.10	0.50	0.70	0.45	0.60	0.40	0.90	0.50	1.00	0.75	0.75	0.75	1.05
1861	+	−0.15	0.20	1.30	0.45	−0.10	0.80	0.75	0.20	1.40	0.60	1.20	1.15	1.00	1.00	0.95	1.15	0.70	1.25
1861	−	1.00	0.20	0.30	2.50	4.00	0.75	3.90	0.25	0.45	5.00	0.70	1.25	0.75	3.00	0.70	1.20	1.60	1.20
1862	+	0.10	0.80	0.30	0.20	0.50	0.15	0.25	0.75	0.75	1.50	0.70	1.00	0.70	1.50	0.90	0.85	0.65	0.70
1862	−	0.25	0.20	−0.10	0.35	0.30	0.30	−0.20	0.20	0.45	0.60	1.20	1.15	0.60	0.70	0.60	0.55	0.60	0.55
1863	+	−0.30	−0.15	0.20	0.00	0.15	0.20	0.20	0.05	0.15	0.60	1.25	2.75	0.65	0.75	0.65	0.65	0.75	1.30
1863	−	1.00	−0.80	−0.80	0.30	1.40	1.70	3.00	0.70	1.00	5.00	0.70	1.15	0.85	0.65	0.65	0.70	0.70	0.90
1864	+	0.10	−0.10	0.20	1.75	0.75	0.20	0.20	0.90	1.00	1.00	1.00	1.15	0.85	0.65	0.05	0.50	1.00	0.63
1864	−	0.25	0.15	0.80	0.55	0.35	0.80	0.50	−0.10	−0.15	0.40	1.25	1.00	0.45	0.60	0.85	0.90	1.15	0.85
1865	+	−0.30	0.20	0.30	0.20	0.55	0.30	−0.25	0.25	−0.10	0.15	0.70	1.10	2.25	2.20	0.60	0.65	0.85	1.00
1865	−	0.50	0.30	−0.20	1.75	0.35	0.45	3.90	0.20	0.45	0.55	1.25	0.75	1.10	2.55	1.10	1.00	1.15	1.40
1866	+	0.20	0.80	1.30	0.00	0.55	0.00	0.20	0.60	0.20	0.45	0.70	2.35	2.55	0.60	0.35	1.30	0.75	1.05
1866	−	−0.40	0.30	0.30	1.65	1.50	1.65	0.35	0.35	0.85	1.50	0.55	1.15	1.10	0.60	0.20	0.90	0.85	1.00
1867	+	1.30	0.30	0.50	0.00	0.20	0.00	1.75	1.70	2.90	0.90	1.00	0.90	1.30	1.40	0.85	1.00	1.15	1.40
1867	−	0.50	0.30	0.20	0.45	0.25	0.20	0.55	0.90	0.35	0.50	0.60	0.65	0.63	0.75	0.85	0.90	1.00	1.05
1868	+	−0.40	0.15	0.45	0.75	0.15	0.45	0.50	0.40	0.80	0.55	0.60	0.65	0.65	0.70	0.75	0.75	0.55	0.65
1868	−	0.40	0.20	0.40	0.10	0.10	0.75	0.30	0.50	0.35	1.40	0.50	0.50	0.55	0.45	0.65	0.55	0.65	0.50
1869	+	2.95	1.10	2.90	3.45	0.20	3.45	0.25	0.05	0.25	0.35	0.40	1.45	0.65	0.65	0.70	0.65	0.55	0.55
1869	−	0.65	0.63	0.15	0.25	0.20	0.25	3.25	0.85	0.00	0.25	0.65	0.30	0.45	0.70	0.85	0.60	0.55	0.45
1870	+	1.30	1.50	1.00	3.30	1.70	3.30	0.40	0.85	0.25	0.25	0.65	0.45	0.65	1.50	0.85	0.60	0.55	0.60
1870	−	0.10	2.25	0.30	1.20	0.65	1.20	0.40	0.40	0.00	0.10	0.30	0.30	0.45	0.65	0.65	0.45	0.40	0.45

ANNÉES		JANVIER			FÉVRIER			MARS			AVRIL			MAI			JUIN		
		10	20	31	10	20	28	10	20	31	10	20	30	10	20	31	10	20	30
1871	+	0.20	0.95	0.25	2.65	1.70	0.45	0.40	0.80	0.45	0.05	1.00	2.55	1.35	0.30	0.20	0.30	1.10	2.20
1872	−	0.05	0.25	0.25	0.30	0.55	0.00	0.05	0.20	0.10	0.15	0.05	0.80	0.35	0.10	0.05	0.10	0.05	0.80
1873	+	0.55	0.30	2.70	0.10	0.55	2.50	0.80	0.05	0.50	1.20	0.10	2.50	2.40	1.20	3.70	2.10	2.15	1.20
1874	−	0.70	0.20	0.15	0.20	0.30	0.00	0.05	0.15	0.20	0.30	0.20	0.15	0.70	0.70	1.40	1.30	0.90	0.90
1875	+	0.20	0.00	0.45	0.05	0.25	0.20	2.30	2.75	1.40	1.35	2.60	1.50	1.25	1.10	1.00	0.70	1.20	1.15
1876	−	0.30	0.40	0.35	0.35	0.25	0.30	0.75	0.10	0.54	0.40	0.80	0.65	0.70	0.55	0.60	0.50	0.55	0.75
1877	−	0.25	0.40	0.35	0.45	0.55	0.45	0.15	0.20	0.35	0.05	0.15	0.15	0.25	0.40	0.25	0.20	0.20	2.10
1878	+	1.55	4.80	2.05	1.00	0.15	0.15	0.80	0.80	0.05	0.15	0.15	0.15	0.40	0.45	1.15	0.90	0.25	0.30
1879	−	0.20	0.05	0.70	0.25	0.10	0.25	0.25	0.05	0.20	0.25	0.05	0.00	0.55	0.35	1.00	0.50	0.15	1.25
1880	−	0.30	0.10	0.30	0.30	2.35	3.40	3.20	4.20	1.95	1.40	2.50	3.20	0.10	0.95	1.05	1.20	1.70	1.80
1881	+	1.35	0.40	0.90	0.70	4.85	1.10	1.25	2.00	1.40	1.00	0.95	1.30	2.00	0.75	0.90	0.90	1.10	1.05
1882	+	2.25	0.10	0.10	0.20	0.80	1.35	0.60	0.45	2.50	1.10	0.85	1.20	2.20	1.60	3.00	4.25	1.55	1.40
1883	+	0.20	0.05	2.55	0.20	0.75	0.60	1.70	0.75	1.20	2.80	2.20	2.95	2.90	1.85	3.80	1.55	2.90	2.15
1884	+	3.55	1.10	1.45	0.10	0.10	0.15	0.50	0.10	1.00	0.60	1.10	1.80	1.70	1.40	1.10	2.70	1.50	1.40
1885	−	1.30	0.60	0.50	2.40	2.90	1.30	0.70	0.90	0.75	1.05	1.80	2.30	1.45	1.80	1.95	2.40	1.80	2.00

Table (rotated 90°). Values are listed per year with a `+` and `−` sub-row. Month sub-columns are headed 10 / 20 / 30 (or 31). Only two month headings are legible: **NOVEMBER** and **DECEMBER**.

Jahr	±	10	20	31	10	20	31	10	20	30	10	20	31	NOV 10	NOV 20	NOV 30	DEZ 10	DEZ 20	DEZ 31
1871	+	1.15	1.00	1.00	1.40	0.80	0.75	0.65	0.55	1.35	2.55	1.30	0.55	0.20	0.50	0.50	−0.15	−0.45	−0.45
1871	−	0.90	0.80	0.70	0.80	0.70	0.65	0.60	0.45	0.40	0.50	0.60	0.20	0.05	0.05	0.30	−0.50	−0.55	−0.60
1872	+	0.90	1.15	1.25	2.50	2.05	1.05	0.75	0.60	0.65	2.50	3.30	3.60	1.80	1.20	2.10	3.00	2.40	0.75
1872	−	0.70	0.75	0.80	1.25	1.05	0.80	0.65	0.50	0.30	0.25	1.30	0.55	0.90	0.75	1.10	1.25	1.00	0.50
1873	+	0.90	0.75	0.80	1.00	0.80	1.05	1.80	1.60	1.10	1.35	0.85	1.20	0.45	0.25	0.25	1.20	0.00	−0.05
1873	−	0.75	1.80	1.10	0.90	2.50	0.80	1.05	0.70	0.45	0.30	0.40	0.30	0.10	0.20	0.25	0.00	−0.20	−0.25
1874	+	0.75	1.80	1.10	2.10	1.00	0.93	0.80	0.60	0.30	1.80	0.05	0.05	0.20	0.10	0.10	−0.05	1.30	−0.40
1874	−	1.30	0.75	0.95	1.00	1.80	0.70	0.60	0.45	0.20	0.20	0.00	0.20	0.40	0.50	0.20	−0.20	0.15	−0.10
1875	+	0.60	0.70	1.90	4.90	0.05	0.70	0.50	0.60	0.65	1.10	1.60	2.80	2.05	4.70	4.30	3.10	0.50	0.60
1875	−	2.45	0.60	0.75	0.90	1.00	1.15	0.95	0.50	0.40	0.50	0.90	1.00	0.75	3.60	0.00	0.50	0.15	0.00
1876	+	0.80	0.60	1.55	1.00	0.95	0.90	0.60	1.50	1.35	1.40	0.65	0.00	0.10	1.25	0.60	0.60	−0.05	0.70
1876	−	1.50	2.25	1.05	1.25	1.10	1.55	1.95	0.70	0.60	0.60	0.35	0.55	0.25	0.60	1.70	0.20	0.30	0.15
1877	+	1.15	1.30	1.20	1.05	2.45	1.05	0.90	1.10	0.65	0.35	0.00	0.05	0.60	0.30	0.20	−0.05	0.70	1.80
1877	−	1.40	1.15	1.00	1.20	0.90	1.70	1.20	0.75	0.40	0.00	0.10	0.25	1.30	1.30	0.20	1.60	0.10	0.00
1878	+	1.20	1.05	2.20	0.90	1.35	0.95	0.90	1.20	0.85	0.95	0.80	3.00	0.00	0.00	2.90	1.85	0.30	3.60
1878	−	2.45	1.90	1.35	1.50	0.90	3.00	3.05	0.90	0.65	0.50	0.20	0.50	1.50	0.60	0.10	0.45	0.70	0.45
1879	+	1.40	1.20	1.10	1.40	0.70	1.25	1.20	1.30	0.85	0.40	0.45	3.10	0.60	0.10	2.25	1.35	0.20	0.25
1879	−	2.75	3.50	3.30	1.55	1.50	1.35	1.40	0.90	0.70	0.40	0.10	3.70	0.60	0.10	0.40	0.80	0.15	0.10
1880	+	1.45	2.00	1.70	0.80	0.80	1.20	1.20	2.45	2.90	2.40	1.70	1.00	0.15	1.70	1.90	0.60	1.30	1.40
1880	−	1.10	1.30	0.90	0.95	0.80	1.15	0.70	1.00	0.80	0.60	0.70	2.30	2.45	0.90	1.80	0.00	0.30	0.30
1881	+	0.80	0.75	0.75	0.90	0.65	0.70	2.70	1.00	1.60	0.80	0.80	3.25	1.10	0.20	0.20	0.80	1.20	1.30
1881	−	0.90	0.95	1.15	0.80	1.00	2.50	1.30	3.05	0.80	0.50	0.30	1.00	0.70	0.00	2.60	0.40	0.10	0.20
1882	+	0.80	0.80	0.95	2.50	1.00	0.90	1.30	0.80	3.10	2.80	1.40	2.60	0.25	3.10	4.10	1.30	1.60	5.80
1882	−	2.50	3.10	1.25	0.75	0.80	1.90	0.80	0.85	1.30	2.80	2.00	0.90	1.90	1.30	1.75	0.10	1.40	1.00
1883	+	0.75	1.25	0.90	1.40	0.75	0.65	1.40	0.75	2.10	1.30	0.75	0.15	0.90	2.30	1.90	3.60	1.80	0.80
1883	−	1.20	1.75	1.00	1.00	0.75	0.95	0.80	2.05	0.65	0.45	0.35	0.10	1.60	0.80	0.75	1.60	0.60	0.45
1884	+	1.20	1.25	2.45	0.90	0.70	0.80	2.00	0.50	0.50	0.25	0.15	3.45	0.40	0.15	0.20	0.45	0.60	2.20
1884	−	0.45	0.50	1.30	0.80	0.50	1.00	0.75	1.05	1.70	2.45	3.20	1.30	0.10	0.25	0.40	−0.40	1.00	0.00
1885	+	0.30	0.95	1.30	0.85	0.70	0.70	1.30	0.55	0.45	0.80	1.10	—	3.30	1.80	2.85	3.50	1.45	0.65
1885	−	0.85	0.90	0.80	0.75	—	0.55	0.60	—	—	—	—	—	1.00	0.80	0.90	1.35	0.70	0.35

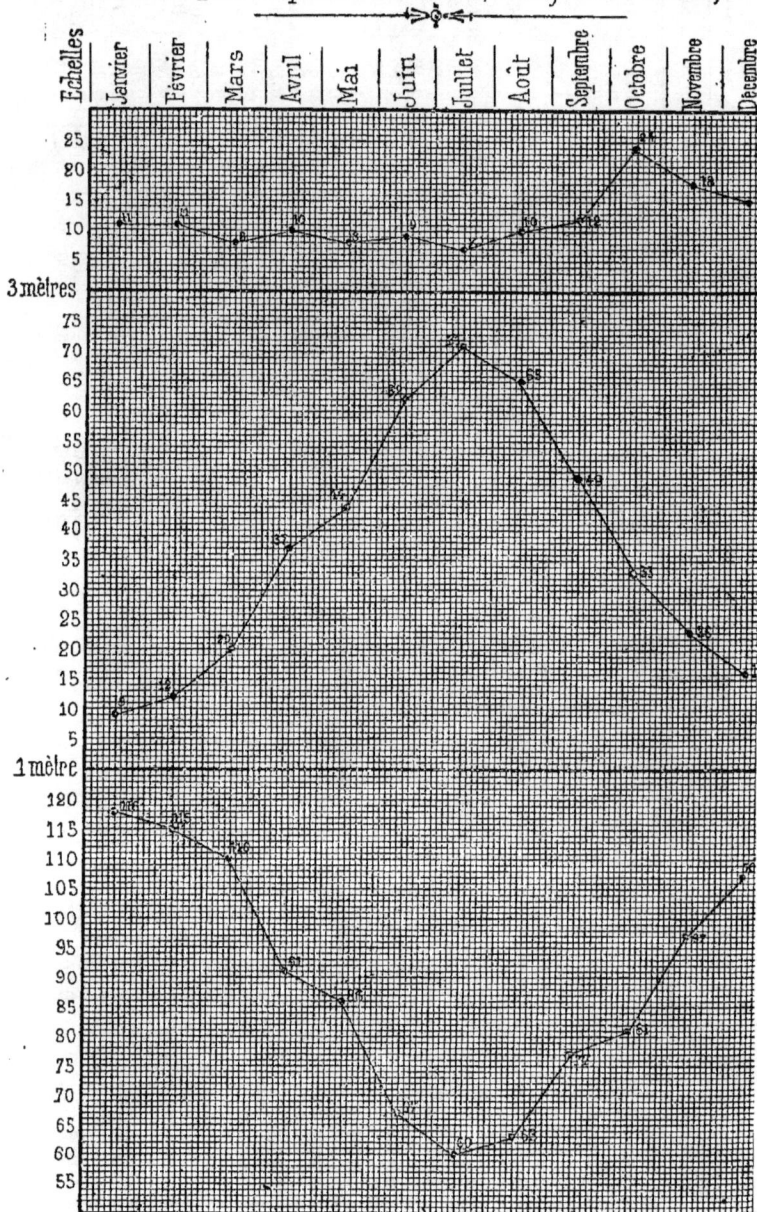

Graphiques indiquant la répartition par mois des eaux basses, moyennes et hau
du Rhône pendant la période 1840-1885 (à l'étiage du Pont Morand.)

arrivé en comparant minutieusement les différents niveaux du Rhône pendant ces quarante-six années.

L'échelle de l'étiage allant de 0 à 6 mètres nous considérons comme *eaux basses* celles dont le niveau n'atteint pas 1 mètre, comme eaux de *hauteur moyenne*, celles dont le niveau oscille entre 1 mètre et 3 mètres, comme *hautes eaux* celles dont le niveau dépasse 3 mètres.

La cote de 6 mètres n'a été atteinte qu'une fois en 1856.

Le dépouillement des tableaux qui précèdent nous permet d'abord d'établir une sorte de résumé des eaux basses, moyennes et hautes pendant chaque mois de cette longue période.

	Janvier	Février	Mars	Avril	Mai	Juin	Juillet	Août	Septembre	Octobre	Novembre	Décembre
Hautes eaux ...	11	11	8	10	8	9	7	10	12	24	18	15
Eaux moyennes	9	12	20	37	44	62	71	55	49	33	23	16
Eaux basses...	118	115	110	91	86	67	60	63	77	81	97	107

On a construit le tableau en relevant pour chaque décade soit un maximum soit un minimum suivant que les eaux sont au-dessous de 1 mètre ou au-dessus de 3 mètres. Mais si, dans la même décade, il y a eu une oscillation brusque et si les eaux qui étaient au-dessous de 1 mètre passent tout à coup au-dessus de 3 mètres nous avons considéré alors cette période comme devant compter parmi les hauteurs maxima. Ajoutons que nous avons rangé parmi les eaux moyennes toutes celles qui pendant la décade ont oscillé entre 1 et 3 mètres. Nous avons pu ainsi dresser le graphique ci-contre, qui résume cette répartition par mois des eaux hautes, moyennes et basses.

Ceci dit, nous ferons remarquer que c'est de mai à septembre, avec maximum en juillet, que les eaux sont le plus souvent de 1 à 3 mètres et présentent pendant cette période de nombreuses oscillations.

Les basses eaux se sont surtout montrées en décembre, janvier, février et mars, avec maximum en janvier.

Les grosses eaux ont lieu en septembre, octobre, novembre et décembre. C'est pendant le mois d'octobre que figurent les grandes crues les plus nombreuses.

Rappelons en deux mots que c'est principalement de mai à septembre que se montrent les fiévres typhoïdes coïncidant avec la période des pluies torrentielles et des grandes crues soudaines.

Il faut tenir compte d'une observation relative aux hauteurs du Rhône au pont Morand, faite par M. Gobin, afin de mieux comprendre les variations du lit du fleuve.

De 1856 à 1872, le lit du Rhône s'est approfondi, au pont Morand, d'une quantité que nous ne pouvons préciser exactement, mais qui est d'environ 20 à 30 centimètres. En 1872, les basses eaux marquent 0m61 au-dessous du zéro de l'échelle ; ce sont les plus basses eaux observées jusqu'à cette époque. De 1872 à 1874, le lit ne change pas. De 1874 à 1875, il se produit un nouvel abaissement de 0m03 sur l'état de 1872. De 1875 à 1878, le lit s'exhausse de 0m20 sur le niveau de 1872. De 1878 à 1882, il se produit un approfondissement qui réduit le relèvement ci-dessus à 0m11. Enfin de 1882 à 1885, le lit se relève et son niveau est, à cette dernière date, à 0m27 au-dessus de ce qu'il était en 1872, c'est-à-dire que les mêmes basses eaux de 1872 marqueraient 0m34 seulement au-dessous du zéro de l'échelle.

5° DE LA TEMPÉRATURE COMPARÉE DU RHÔNE, DE LA SAÔNE ET DE L'AIR EXTÉRIEUR.

M. Gobin, qui était en 1870 ingénieur des ponts-et-chaussées chargé à Lyon du service de la Navigation du Rhône, a commencé une série d'observations sur la température des eaux du Rhône et de la Saône comparée à la température de l'air ambiant, à midi. Ces observations ont été continuées depuis et les résultats

obtenus n'ont fait que confirmer les lois générales établies par M. Gobin et que nous indiquons ci-après :

1° — *Quand la température de l'air est inférieure à
10 ou 12 degrés centigrades, l'eau du Rhône est moins
froide que celle de la Saône.* La différence s'est élevée à
3°, les 30 novembre et 1er décembre 1871, la température de l'air étant de 2° ; elle était encore de 2° 1/4 les
30 et 31 décembre de la même année, l'air étant 2° 2/3
au-dessus du zéro ; elle a été de 4° 1/4 le 8 janvier 1872,
la température de l'air étant de 6° 1/2. Cette différence
a été de 3° 1/6 le 23 novembre 1873, l'air étant à 7°, le
Rhône à 7° 1/2 et la Saône à 4° 1/3. Cela s'explique si
l'on remarque que, dans la saison froide, le Rhône est
alimenté exclusivement par le lac de Genève et les
sources dont les eaux ont une température relativement
élevée ; ces eaux, une fois dans le fleuve, s'écoulent
rapidement et ont moins le temps de se refroidir au
contact de l'air que celles de la Saône dont le cours
est très lent. Il n'est pas impossible aussi que la perte
de force vive due aux tourbillons nombreux résultant
du cours rapide du Rhône ne soit une cause, sinon de
réchauffement, mais au moins d'atténuation du refroidissement de l'eau.

Pendant les froids exceptionnels du mois de décembre 1871, le Rhône est resté à 1/4 de degré au-
dessus de zéro (du 10 au 16 décembre), tandis que les
eaux de la Saône ont marqué zéro les 4, 5, 9, 10 et
11 décembre.

2°. — *Quand la température de l'air dépasse 12°,
l'eau de la Saône est plus chaude que celle du Rhône.*
Ainsi la température du Rhône s'est élevée au maximum
de 24° 3/4, le 19 juillet 1871, et celle de la Saône a
marqué, le lendemain, 26° 3/4, température maximum.
Le 18 août 1871, le Rhône marquait 20° 3/4, tandis que
la Saône était à 24°, avec une différence de 3° 1/4.

En juillet 1870, on trouve des différences de 3°, le 11 juillet et de 3° 1/2, le 27 du même mois. La température du Rhône s'est élevée au maximum de 24° 3/4 le 28 juillet 1872 et celle de la Saône a marqué, le lendemain, 26° 1/4, température maximum. Le 1er août, l'eau du Rhône était à 18° 1/3 tandis que celle de la Saône était à 24° 2/3 avec une différence de 6° 1/3. C'est donc quelques jours seulement après les plus fortes chaleurs que l'écart entre les températures est le plus grand.

On peut résumer ces deux premières conséquences en disant que l'eau du Rhône est moins froide en hiver et plus fraîche en été que celle de la Saône. La différence des températures atteint 4° en hiver et 6° 1/3 en été.

Le Rhône apporte donc dans la ville, pendant l'été, plus de fraîcheur que la Saône. Cette déduction n'est pas complètement vérifiée par les températures de l'air, parce que les observations sont faites sur les quais qui sont inégalement exposés au soleil du matin. La Saône réchauffe quelquefois l'air en été, pendant quelques jours, lorsque la température baisse brusquement au-dessous de celle de l'eau.

3°. — *Quand la température de l'air croît à partir de zéro, jusqu'à 10 ou 12°, la température du Rhône augmente plus rapidement que celle de la Saône.* Cela tient sans doute à ce que l'eau du Rhône dont le cours est rapide, conserve sa température propre qui est celle du sous-sol, si l'air a une température qui en diffère peu ; tandis que la Saône continue à débiter de l'eau refroidie dans son lit par les journées froides.

4° — *Quand la température de l'air baisse à partir de 8 ou 10° au-dessus de zéro, la température de l'eau du Rhône baisse généralement moins rapidement que celle de la Saône.* Cette loi se vérifie cependant moins complètement que la précédente ; elle a été confirmée plus nettement par les observations faites dans les années qui ont suivi 1871.

6° SERVICE DES EAUX

Le service des eaux amélioré dans une certaine mesure, tant par les puits filtrants que la compagnie, autorisée par la ville a établis en prolongement des galeries, que par l'allongement des aspirants des machines, a fourni, cette année, à toute époque, de l'eau absolument filtrée.

On n'a pas eu besoin d'avoir recours, comme précédemment, à l'ouverture de la vanne de prise d'eau directe dans le Rhône, pour alimenter les galeries et remédier à l'insuffisance de la filtration.

Ainsi, pendant le courant de l'été que nous venons de passer (1886), la compagnie a pu élever en juillet, jusqu'à 60,000 mètres cubes d'eau entièrement filtrée ; elle aurait même pu, si besoin avait été, augmenter ce volume d'environ 5,000 mètres cubes au moins, ce qui revient à dire qu'aujourd'hui, l'ensemble du système filtrant de de l'usine Saint-Clair peut fournir, au besoin, pendant la saison chaude, c'est-à-dire au moment où le Rhône cote 0^m 80 et 1^m 00 au dessus de l'étiage, un volume d'environ 70,000 mètres cubes d'eau filtrée, par jour, soit à raison de près de 200 litres par habitant. Ce volume, sans constituer une alimentation abondante, comme on pourrait le désirer, représente néanmoins une bonne alimentation moyenne, que sont loin de posséder toutes les villes importantes.

Lorsque le Rhône est à l'étiage, le volume d'eau fourni par l'ensemble des galeries et puits filtrants de Saint-Clair peut s'abaisser, il est vrai, à environ 45,000 mètres cubes, peut-être même à 40,000 mètres par jour, mais si l'on réfléchit que cet état du Rhône ne se présente que dans la saison hivernale, époque à laquelle les besoins du service, beaucoup moins grands, sont d'environ 25,000 à 38,000 mètres cubes par jour, et si l'on considère que précédemment, le débit des galeries, à l'étiage, descendait au dessous de 30,000 mètres cubes, on voit que les nouveaux travaux ont augmenté le débit de la filtration d'environ 15,000 mètres cubes dont à peu près 10,000^{m3} sont dûs aux cinq nouveaux puits et le surplus, à l'allongement des aspirants des machines qui permet d'abaisser le plan d'eau, sur toute l'étendue du réseau filtrant, de 0^m 35 en plus, résultat qui a pour effet d'activer la filtration.

Par ce qui précède, on voit que le service actuel, bien que modeste, est relativement satisfaisant et peut permettre à la ville de Lyon d'attendre facilement le moment où l'un des grands projets en vue dotera Lyon d'une quantité d'eau très abondante et constituera une distribution plus grandiose.

Néanmoins, pour être juste, nous devons reconnaître les services rendus par la distribution actuelle, notamment depuis les dernières améliorations qui y ont été apportées, au point de vue de l'extension de la filtration.

A Paris les quantités d'eau amenées chaque jour sont plus considérables; elles s'élèvent à 510,000 mètres cubes par jour :

Eau de sources......................	130,000
« « l'Ourcq......................	120,000
« « rivières......................	260,000

Mais toutes ces eaux ne sont pas de bonne qualité, la plupart ne peuvent être consommées qu'après avoir été filtrées à domicile. Les eaux de sources, sous le rapport de l'emmagasinement et de la distribution sont l'objet de soins tout particuliers; elles ne contiennent que 62 germes par centimètre cube, contre 2,000 dans les autres (Miquel), elles sont exclusivement réservées pour le service privé.

Pour compléter cette alimentation privée, on songe à faire des dérivations nouvelles, on a acquis en 1884 des sources à l'est et à l'ouest de Paris ; les dernières doivent accroître de 120,000 mètres cubes le volume d'eau actuellement livré à la consommation.

« En un mot, on veut réaliser cet immense bienfait, dit M. Durand-Claye, de donner assez d'eau de sources pour en faire la seule consommation privée en laissant le reste à l'industrie et aux services publics ».

A Lyon, les préoccupations devraient être les mêmes ; la consommation privée devrait passer avant tous les autres besoins. Avoir, toute proportion gardée, le volume d'eau qu'à Paris, où va bientôt régner le tout à l'égout, on se propose d'avoir, et qu'on n'obtiendra qu'après de nouveaux et grands travaux accomplis, c'est-à-dire 650,000 mètres cubes pour une population de 2,200,000 habitants, ou 300 litres par tête et par jour ; avoir même davantage, si l'on est riche comme Lyon, et en situation d'être approvisionné très largement et avec profusion, ce n'est là qu'une partie du problème à résoudre. Avant tout il faut à la population pour sa consommation privée une eau irréprochable, car c'est seulement avec une eau de boisson de tout point excellente qu'on réalisera cet immense bienfait que Paris est en voie d'obtenir en allant capter au loin, et à grands frais, des eaux de source de préférence à toute autre.

Ce qui intéresse surtout l'hygiène dans cette question des eaux, depuis si longtemps pendante dans notre ville, c'est donc leur salubrité, c'est-à-dire leur pureté physique, chimique et biologique. Aussi dans le volumineux dossier de cette grave affaire devons-nous choisir de préférence les pièces relatives à ce genre d'études. Les eaux du projet Michaud ont seules été examinées à ce point de vue. Elles ont donné lieu à des rapports très remarquables que nous tenons d'autant plus à publier dans ce recueil que leurs auteurs, dont plusieurs sont nos collègues au Conseil, jouissent d'une autorité scientifique que personne ne peut songer à contester.

1° *Examen chimique des eaux du projet Michaud*, par M. *Ch. Lory* professeur de géologie à la Faculté de Grenoble.

L'étude de l'origine des sources de la vallée basse de l'Ain conduit à penser que, pour celles qui proviennent de courants souterrains ayant circulé pendant un temps assez long sous une épaisse couche de gravier, la température doit être à peu près invariable pendant toute l'année, tandis que cette dernière éprouverait quelques variations lorsque l'épaisseur moyenne de gravier serait faible. Ces prévisions sont complètement confirmées par les faits ; pour le Neyrieux, le Pollon, le Seymard, les Eaux-Froides, qui proviennent des graviers de la haute terrasse comprise entre Martinaz et Championnière, la température moyenne est de 11° (1), avec des variations de un demi degré seulement en plus ou en moins ; tandis que pour les sources situées plus au nord, où le lit majeur de l'Ain n'est plus limité par des terrasses élevées, la température varierait de 8° à 13°.

Nous ferons remarquer incidemment, à ce sujet, et pour répondre à une objection qui a été formulée, que cette constance de la température pour les grandes sources démontre que ces dernières proviennent bien de courants souterrains ayant une origine lointaine, et ne sauraient être le résultat d'infiltrations de la rivière d'Ain, opérées à peu de distance des points d'émergence et qui n'auraient circulé que sous une faible épaisseur de cailloutis.

(1) Nous avons vérifié, lors de notre dernière tournée, que telle était bien à cette époque la température des sources principales.

L'étude chimique des eaux de la basse vallée de l'Ain n'a pas été faite aussi complétement qu'on pourrait le désirer. Deux analyses, au point de vue des principes minéraux, ont été faites, la première, en 1876, au laboratoire de l'Ecole des ponts et chaussées, sur l'eau du Neyrieux, recueillie à Saint-Maurice-de-Rémens ; la deuxième, par M. Raulin, professeur à la Faculté des sciences de Lyon, sur un échantillon pris dans la partie haute du Seymard. M. Raulin a, en outre, déterminé les proportions des gaz contenus en dissolution dans les eaux du Pollon et du Neyrieux. Sur l'ensemble des sources, il n'a été fait que des essais hydrotimétriques, au sujet desquels les diverses notes de M. Michaud ne donnent que des indications sommaires. Ce qui ressort surtout de ces données, c'est que les eaux de la vallée de l'Ain contiennent principalement du *carbonate de chaux* dissous à la faveur d'un excès d'*acide carbonique*. D'après les dosages de M. Raulin sur l'eau du Neyrieux, mis en rapport avec l'analyse du Laboratoire des ponts et chaussées, ce gaz serait en proportion double de celle qui suffirait pour constituer la chaux à l'état de bicarbonate.

Il suit de là que les indications sommaires données par l'hydrotimètre dépendent, à la fois, de cet excès variable (et souvent considérable) d'*acide carbonique*, et de la proportion totale des *sels calcaires* ou *magnésiens;* par conséquent, elles ne peuvent pas servir à évaluer, *même comparativement,* les doses de ces sels dans les diverses sources, à moins de mettre en praique (ce qui n'a pas été fait, à notre connaissance), la érie des opérations indiquées dans la méthode hydrotimétrique de MM. Boutron et Boudet (1).

(1) C'est en raison de la forte quantité d'*acide carbonique* qu'elles contiennent, que certaines sources de la vallée de l'Ain ont donné des titres *hydrotimétriques* très élevés, qui ont servi de texte à des objections peu fondées.

D'après cela, nous avons cru devoir ne pas nous en tenir à de simples essais *hydrotimétriques*, et pour nous faire une opinion au sujet de ces eaux, sourdant sur un si grand nombre de points et sur une si grande surface, nous avons dû entreprendre une nombreuse série d'essais comparatifs, dans lesquels les eaux ont été étudiées, non seulement au point de vue des *matières salines*, mais aussi au point de vue des *matières organiques* qu'elles contiennent (1). Le *carbonate de chaux* (accompagné de traces minimes de *carbonate de magnésie*), a été dosé par une méthode volumétrique publiée par l'un de nous en 1868 (2) ; les matières organiques dissoutes ont été évaluées par les quantités de permanganate de potasse qu'elles décomposent à la température de l'ébullition.

Une première série de vingt-un échantillons, comprenant des eaux de rivières (Ain, Albarine), de ruisseaux, de sources, de fontaines et de puits, recueillies toutes dans le voisinage du tracé de la galerie de captage du projet Michaud, nous a été adressée, le 11 février dernier, par M. Rostaing, ingénieur civil à Bourg. Une deuxième série, recueillie les 3 et 4 mars, par le même, comprenait onze échantillons d'autres puits, échelonnés sur le même trajet. Un échantillon a été pris par nous, le 3 mars, en plein cours du Pollon, et M. Rostaing nous en a encore envoyé d'autres, des embouchures mêmes des trois biefs principaux Pollon, Neyrieux et Seymard.

Les résultats de nos analyses peuvent être résumés ainsi qu'il suit : Toutes ces eaux de sources, puits, fontaines ou cours d'eau de la vallée basse de l'Ain, ont un ensemble de caractères très uniforme : traces à peine

(1) Ces essais ont été effectués par M. Lory.

(2) *Comptes rendus de l'Académie des sciences*, t. LXVII. p. 237.

sensibles ou très faibles de *chlorures* et de *sulfates* ; — traces minimes de *nitrates*, ne se révélant que par le procédé le plus sensible connu, l'emploi de la *brucine* ; — *carbonate de chaux*, variant entre 16 et 22,5 centigrammes par litre (1) ; — *matières organiques* empruntant au permanganate de potasse, pour leur décomposition, à 100°, des doses d'oxygène qui sont généralement comprises entre 0,80 et 1,50 milligrammes par litre ; la moyenne sur trente-deux essais, a été $1^{mgr}11$, et s'abaisserait à $1^{mgr}01$, si l'on défalquait seulement trois échantillons exceptionnels, pour lesquels le chiffre moyen serait 2 milligrammes.

Toutes ces données rentrent dans les conditions des eaux qualifiées *d'excellente qualité*, dans l'instruction publiée récemment par le Ministère du commerce, circulaire du 5 septembre 1885, sur l'avis du Comité consultatif d'hygiène de France.

La moyenne des doses de *carbonate de chaux* constatées dans ces analyses est de $0^{gr}191^c$ par litre (2). L'échantillon que nous avons pris en plein cours du Pollon (un peu en amont du point où a été constatée, dans le lit de ce bief, l'existence d'un fond de marne bleue), nous a donné exactement le même chiffre. $0^{gr}190^c$ de *carbonate de chaux*, est une dose de *matières organiques* correspondant à $1^{mgr}00$ d'oxygène par litre.

On ne saurait donc contester, au point de vue chimique, *l'excellente qualité* des eaux, toujours limpides et fraîches, de la vallée basse de l'Ain. La proportion moyenne de *carbonate de chaux*, résultant des essais

_____

(1) La dose de 22,5 n'est dépassée que dans trois puits, qui ont donné 24, 27, 7 et 34, 5^{egr} par litre.

(2) Dans le calcul de cette moyenne, on n'a exclu qu'un seul puits, situé dans le village d'Ambronay, donnant $0^{gr}345$ de carbonate de chaux et des réactions très fortes de chlorures de sulfates et de nitrates, qui indiquaient évidemment une contamination locale et accidentelle.

faits par nous, est inférieure à celles de la Vanne et de la Dhuis, et précisément égale à la dose admise par Belgrand comme limite à partir de laquelle les eaux ne doivent donner lieu à *aucune crainte d'incrustations calcaires* dans les conduites. L'ensemble des faits qui nous sont connus nous porte même à considérer cette limite, indiquée par Belgrand, comme pouvant être légitimement élargie plutôt que restreinte.

Quant à l'action corrosive des eaux sur les conduites en fonte, les recherches faites par l'un de nous, au sujet des eaux de Grenoble, ainsi que de celles de Saint-Etienne, d'Utrecht, etc., conduisent à établir que cette corrosion et la production des *tubercules ferrugineux*, qui en est la conséquence, se produisent indifféremment par des eaux chargées de 15 à 20 centigrammes de carbonate de chaux par litre, et par celles qui en renferment moins ou en sont même entièrement dépourvues. Cette action sur la fonte paraît liée essentiellement à la présence de *menus débris organiques.*

Les eaux de la vallée de l'Ain ressemblent beaucoup, quant aux résultats de l'analyse, et aussi par les conditions de leur émergence, aux sources de Rochefort, captées pour le nouveau service des fontaines de Grenoble : il conviendrait de faire sur elles les essais qui ont été faits sur ces dernières par M. l'Ingénieur des eaux de Grenoble, en immergeant, durant quelques mois, des tuyaux de fonte dans ces eaux. Le même essai devrait être fait comparativemeet dans les galeries ou les puits d'épreuve, qu'il faudrait ouvrir, comme nous l'avons stipulé dans notre premier rapport, pour l'étude préliminaire des divers projets de filtration des eaux du Rhône.

M. Claret et M. Klein, conducteurs des Ponts-et-Chaussées, ont bien voulu, à notre demande, nous adresser des échantillons de l'eau du Rhône, puisée par eux, le 24 février dernier, au Sault-Brenaz, à Saint-Sorlin et au coude de Lormet. Dans un mélange à parties égales de ces échantillons, qui étaient parfaitement limpides, nous avons trouvé, par litre :

Matières organiques correspondant à. $1^{mgr}.16$ oxygène
Carbonate de chaux.............. $0^{gr}.132$
Sulfate de chaux................. 0.015
Sulfate de magnésie............. 0.004
Nitrates...................... traces faibles

La dose des *matières organiques* est, comme on le voit, la même que dans les eaux de la basse vallée de l'Ain (un peu plus forte que dans le bief même du Pollon) ; le total des sels calcaires et magnésiens est inférieur à la dose de $0^{gr}19$ de *carbonate de chaux*, moyenne de nos essais rapportés ci-dessus. Mais, d'après ce que l'on sait pour les filtres de Saint-Clair, il est certain que le titre en sels calcaires augmenterait dans les galeries de filtration, et il est impossible, en l'état actuel, de prévoir dans quel rapport il s'y trouverait modifié. Il y aurait toujours lieu de tenir compte, en faveur des eaux de sources de la vallée de l'Ain, de l'*absence presque absolue des sulfates*, sels que tous les hygiénistes s'accordent à considérer comme nuisibles à la qualité des eaux potables.

Parmi les objections faites au projet Michaud, on a reproduit plusieurs fois la qualification de *marécageuses*, appliquée à l'ensemble des eaux de la vallée basse de l'Ain. Nos essais montrent que cette imputation ne saurait convenir à *aucune* des eaux que l'on rencontre sur le trajet de la galerie de captage projetée, et qu'elle ne s'applique pas davantage aux biefs de la plaine, formés par la réunion des sources, ni même au Pollon, le plus suspect de tous, dans la partie moyenne de son cours. Mais nous avons reçu, en dernier lieu, de

M. Rostaing, un envoi d'échantillons puisés, en mars, aux embouchures mêmes des trois biefs principaux, Neyrieux, Pollon et Seymard. Les résultats qu'ils nous ont donnés, comparés à ceux des essais précédents, montrent que les doses de *carbonate de chaux*, les traces minimes de *chlorures*, n'ont pas sensiblement varié; mais les *matières organiques* ont augmenté, et surtout, au lieu de traces presque insensibles de *sulfates*, on voit apparaître des doses considérables de ces sels : à l'embouchure du Pollon, $0^{gr}402$ de *sulfate de chaux* (anhydre), par litre; à l'embouchure de Neyrieux, $0^{gr}160$; à celle de Seymard, $0^{gr}058$.

C'est donc particulièrement par l'apparitition des *sulfates* que les eaux contaminées dans les marécages, vers les embouchures des biefs, diffèrent des eaux pures sortant de la nappe diluvienne, et même des eaux de la rivière d'Ain. La contamination est *énorme* pour le Pollon, à son embouchure, quoiqu'elle fût *nulle* dans la partie moyenne de son cours, où il avait déjà tout son volume. Pour le Neyrieux, la contamination est bien moindre, et pour le Seymard, elle est faible. Ces eaux ne sont contaminées que par des actions toutes *locales*, dans les portions d'*anciennes lônes* où elles deviennent *stagnantes*. Il n'est pas besoin de dire que le tracé de la galerie de captage est complétement en dessus et en dehors des terres basses, où ces phénomènes se produisent ; il serait même facile de faire disparaître ces contaminations *locales et accidentelles*, par quelques travaux peu coûteux d'assainissement et de canalisation, qui seraient rémunérés par la plus-value qu'ils donneraient aux terrains.

Par suite de circonstances qui ne dépendaient pas de nous, ce n'est que dans la saison d'hiver que nous avons été mis en mesure de faire, sur les eaux de la vallée de l'Ain, les observations et les essais dont nous venons

d'indiquer les résultats. C'est aussi à la saison d'hiver
de l'année précédente que se rapportent les importantes expériences par lesquelles MM. Chauveau et
Arloing ont démontré la pureté des sources de cette
vallée, au point de vue *biologique*. Il est à regretter que
ces expériences n'aient pas été reproduites dans le
cours de l'été dernier, particulièrement à l'époque où
l'Albarine est fortement contaminée par les résidus de
diverses usines, et surtout ceux des dévidages de
cocons. En basses eaux, cette rivière disparaît complétement avant d'arriver à Ambérieu, et ses eaux sont
absorbées dans les graviers de la terrasse quaternaire.
Nous regardons comme *probable* que, même dans les
conditions défavorables dont nous venons de parler, les
eaux de l'Albarine, filtrées lentement à travers plusieurs
kilomètres de graviers, ne sauraient apporter aucun
germe d'infection dans les sources de Saint-Maurice.
Les expériences de MM. Chauveau et Arloing prouvent,
pour la saison où elles ont été faites, la supériorité de
ce grand filtre naturel de la vallée de l'Ain sur les
puits et galeries de filtration de Saint-Clair.

2° *Etude biologique des eaux du projet Michaud.*
Rapport présenté par MM. Chauveau, Fochier et
Arloing.

L'étude d'une eau potable, au point de vue biologique,
consiste en la recherche et la détermination des microorganismes vivants que cette eau peut contenir. L'eau
est d'autant plus saine qu'elle renferme un moins grand
nombre de germes ou de microbes susceptibles de
pulluler dans un milieu organique et sous une température convenable.

On arrive à cette appréciation par deux méthodes
principales qui se corroborent l'une l'autre : celle de la
culture à doses fractionnées d'une minime quantité d'eau

dans des milieux propres à l'évolution des microbes, et celle du dosage de l'oxygène en dissolution dans l'eau, car l'expérience a démontré que la proportion de ce gaz est en raison inverse du nombre des microorganismes.

Nous avons employé simultanément ces deux méthodes dans l'étude des eaux du projet Michaud.

A. — *Culture des eaux à doses fractionnées dans des milieux organiques.*

Les résultats fournis par cette méthode sont basés sur le principe suivant :

Si l'on répartit, à doses égales et en prenant toutes les précautions pour éviter l'abord de germes étrangers, 1 centimètre cube d'eau entre 100 ballons chargés de bouillon parfaitement stérilisé, si l'on porte ensuite ces ballons dans l'étuve, et que, dans l'espace de 15 jours, 60 de ces ballons se troublent et se chargent de microorganismes, on en déduira que, dans chaque ballon qui s'est troublé, on a déposé au moins un germe et que l'eau soumise à l'étuve contenait au moins 60 germes par centimètre cube, soit 60,000 germes par litre.

Le procédé de la culture dans des milieux liquides, comme les bouillons, oblige, on le voit, à admettre que chacun des ballons qui se sont troublés n'a reçu qu'un seul microbe, car, dans le trouble qui se produit au sein du bouillon, il est impossible de saisir s'il y a un ou plusieurs centres de pullulation.

On a tenté de remédier à cette défectuosité de la méthode des cultures en employant un autre procédé, celui de la culture dans un milieu organique solide, la gélatine peptone, qui maintient, pendant un certain temps, tous les centres de pullulation écartés les uns des autres.

Mais une grande difficulté surgit lorsqu'il faut procéder à la numération de ces centres. Celle-ci n'est possible que dans une très petite quantité de gélatine. Aussi, quand on a mélangé quelques fractions de centimètres cubes d'eau à un volume donné de gélatine liquéfiée par la chaleur, on retire une minime quantité du mélange, on l'étale sur une lame de verre stérilisée, et l'on porte celle-ci dans l'étuve en évitant autant que possible les germes de l'atmosphère ; au bout de quelques jours, on compte sous le microscope les nids de microbes qui se sont développés au sein de la préparation. On n'a plus qu'à rapporter le chiffre obtenu au centimètre cube et au litre.

On a encore proposé de répandre la gélatine sur une grande feuille de papier. Après refroidissement, on arrose la surface avec un volume d'eau déterminé ; on porte à l'étuve, puis on compte les germes en s'aidant de la coloration avec le sulfate d'indigo ou les couleurs d'aniline et de certains artifices de numération.

Nous avions à choisir entre ces procédés. Sans hésitation, nous avons donné la préférence à la culture dans les bouillons ; car, si ce procédé a l'inconvénient signalé plus haut, les autres introduisent dans l'expérimentation des chances d'erreurs très sérieuses qui ne sont pas compensées par l'exactitude apparente qu'ils semblent apporter dans la numération des germes. En effet, si les cultures dans la gélatine laissent compter les centres de pullulation, rien ne dit si ces centres ont procédé d'un seul germe ou d'une colonie de microorganismes. Enfin, ce procédé augmente le nombre des manipulations et, plusieurs temps de l'opération s'accomplissant nécessairement à ciel ouvert, la gélatine nourricière est exposée à recevoir des microbes étrangers qui troubleront plus les résultats que l'hypothèse à laquelle oblige le procédé de la culture dans les milieux liquides. Ce dernier procédé permet d'opérer à peu près complètement à l'abri des germes atmosphériques, et réduit au minimum les manipulations, source commune des contaminations accidentelles.

En conséquence, nous avons stérilisé par la chaleur un grand nombre de matras Pasteur ; nous les avons chargés d'une certaine quantité de bouillon de veau parfaitement limpide et incolore et nous les avons exposés pendant plusieurs semaines dans une étuve maintenue à 36°-37°, afin de nous assurer qu'ils ne renfermaient aucun microorganisme et aucun germe de microorganisme vivant.

Lorsque nos milieux de culture furent prêts, nous nous transportâmes, le 30 janvier 1885, à quelques-unes des sources du projet Michaud, échelonnées entre Château-Gaillard et Martinaz, accompagnés de M. Gabut, agent de la Compagnie générale des eaux, et de M. Rostaing, conducteur des ponts et chaussées en retraite, attaché aux études préparatoires de M. Michaud, pour recueillir les eaux nécessaires à nos ensemencements.

Nous puisâmes des échantillons :

1° Dans une des petites sources indiquée sur la carte sous le nom de Source de la Bachasse, à 1 kilomètre 1/2 ou 2 kilomètres au nord-est de Château-Gaillard ;

2° Dans la source dite de la Berge, au bord de Seymard, à 100 mètres en amont du village de Château-Gaillard ;

3° Dans la source de la Caronnière, l'une des principales origines du Pollon, sur la rive gauche de l'Albarine ;

4° Dans l'une des sources sous côte du Neyrieu ;

5° Dans le lit du Neyrieu, près de sa rive gauche, à 100 mètres en dessous de la susdite source ;

6° Dans le lit de l'Albarine, près de la gare d'Ambérieu.

Les sources de la Bachasse, de la Berge et de la Caronnière se déversaient à cette date dans le lit du Seymard ou du Pollon, sans reflux possible des eaux du ruisseau vers les sources ; tandis que, dans le bassin de la source du Neyrieu, la surface de l'eau était au même niveau que celle de l'eau du ruisseau ; de plus, le fort vent du midi qui soufflait au moment de nos opérations paraissait faire refluer celui-ci vers celle-là et en opérer le mélange dans le bassin de la source. L'expérience a démontré que c'était une illusion.

Nous ajouterons que notre voyage a coïncidé avec la fin des fortes gelées de janvier. Sous l'influence des vents du sud, les neiges fondaient sur les sommets qui dominent à l'est le plateau d'Ambérieu. Aussi, l'Albarine qui n'avait pas d'eau, à la hauteur de cette localité à 8 heures du matin, coulait-elle abondamment le soir, à 3 heures. Nous avons profité de cette crue pour recueillir un échantillon de l'eau de l'Albarine que l'on a rarement l'occasion de voir au-dessous de Torcieu.

Avant de passer outre, nous devons indiquer les motifs qui nous ont déterminés dans le choix des échantillons.

Les sources du projet Michaud sont très nombreuses et il est presque impossible de n'en point laisser échapper. Force était donc de se limiter. Nous avons puisé aux sources du Seymard, du Pollon et du Neyrieu, parce que ces trois ruisseaux alimenteraient en très grande partie la galerie de captage projetée. Disons encore que l'on attribue généralement au Seymar une origine différente de celle du Pollon et du Neyrieu. On croit, dans le pays, et nous nous rangeons à cette opinion d'après la répartition topographique des sources, que les eaux du Seymard descendent des montagnes qui dominent Ambérieu, Douvres et Ambronay, s'infiltrent dans le plateau caillouteux qui s'étale à leur pied pour venir sourdre, par l'altitude de 226 mètres en moyenne, à différents points au bas de la balme sur laquelle est bâti le village de Château-Gaillard ; tandis que celles du Pollon et du Neyrieu, qui sourdent à l'altitude de 220 mètres, procéderaient de la rivière Albarine, qui disparaît en plus ou moins grande partie, selon la saison, dans les alluvions de son lit, depuis Montferrand jusqu'au dessous de Torcieu. En cette occurence, il était indispensable de s'assurer si les qualités de ces eaux étaient différentes au point de vue biologique, et jusqu'à quel point le vaste filtre qui fournit aux sources du Pollon et du Neyrieu retient les germes et les microorganismes qui existent probablement dans le haut cours de l'Albarine.

La cueillette dee eaux destinées aux cultures a été faite dans de petites pipettes graduées, flambées, fermées par un tampon de coton stérilisé à une extrémité, étirées à l'autre sous forme d'un tube capillaire.

L'étroitesse de ce tube permet de répartir directement l'eau entre les ballons à culture, sans recourir à des intermédiaires qui exposent toujours à des contaminations accidentelles.

La pipette consacrée à la source de la Bachasse s'est brisée pendant le voyage ; de sorte que cinq échantillons seulement furent soumis à l'épreuve.

Nous étions de retour à Lyon à 5 heures 1/2 et à 6 heures 1/2, les ensemencements étaient terminés. Tous les ballons furent maintenus à l'étuve pendant 15 jours, durée que nous avions assignée à toutes nos expériences.

Nous allons résumer brièvement ci-dessous chacune de ces expériences.

I. — Source de la Berge (Seymard) :

30 janvier 1885. 24 ballons sont ensemencés chacun avec une goutte d'eau représentant 1/218 de centimètre cube ;

31 janvier, tous les ballons sont stériles ;

2 février, *idem* ;

3, 6, 7 février, même état ;

13 février, on arrête l'expérience. Les 24 ballons sont restés stériles.

II. — Source de la Caronnière (Pollon) :

30 janvier 1885. 24 ballons sont ensemencés chacun avec une goutte d'eau, représentant 1/236 de cent. c. ;

31 janvier, 2, 3, 6, 9, 13 février, tous les ballons restent stériles.

III. — Source sous côte du Neyrieu :

30 janvier 1885. 24 ballons sont ensemencés, chacun avec une goutte d'eau, représentant 1/232 de cent. c. :

31 janvier, 2, 3, 6, 9, 13 février, tous les ballons restent stériles.

IV. — Eau du Neyrieu (ruisseau à 100 mètres de la source sus-indiquée) :

30 janvier 1885. 24 ballons sont ensemencés chacun avec une goutte d'eau, représentant 1/176 de cent. c. ;

31 janvier, 8 ballons se sont troublés ;

2 février, 10 nouveaux ballons se sont troublés ;

3 février, 2 nouveaux ballons se sont troublés ;

6 février, 2 nouveaux ballons se sont troublés ;

9 février, un autre ballon s'est troublé ;

11 février, le seul ballon qui soit resté intact se trouble à son tour ;

13 février, 24 ballons sur 24 se sont troublés.

V. — Eau de l'Albarine, prise au-dessus de la gare l'Ambérieu :

30 janvier 1885, 44 ballons reçoivent chacun une goutte d'eau représentant 1/280 de centimètre cube ;

31 janvier, tous les ballons sont stériles ;

2 février, un ballon douteux ;

3 février, le ballon douteux s'est manifestement troublé ;

6, 9, 13 février, rien n'est changé. Finalement, 1 ballon s'est troublé sur 44, mais il ne faut pas oublier qu'il s'agissait de l'eau limpide fournie par une crue subite et abondante.

Il résulte de ces expériences :

1° Que les eaux du Seymard, du Pollon et du Neyrieu, puisées à leur source même, ne renferment ni germes, mi microorganismes et, par conséquent, sont d'une pureté parfaite au point de vue biologique ;

2° Que ces eaux, en coulant à l'air libre, au milieu d'un lit garni de végétation, entre des berges basses où elles stagnent plus ou moins, se chargent de microorganismes, témoin celles du Neyrieu, qui renferment plus de 176,000 germes ou microbes par litre ;

3° Que les eaux de l'Albarine, renfermant 6,360 germes par litre au moment où nous les avons examinées, et assurément beaucoup plus riches en dehors des temps de crue, se débarrassent entièrement de ces impuretés dans le filtre qu'elles traversent pour arriver aux sources du Pollon et du Neyrieu.

Pour avoir une idée plus concrète de la pureté des eaux des sources du projet Michaud et de la puissance des filtres qui les abandonnent, nous avons étudié, de la même manière, les eaux de la grande chambre de filtration de l'usine Saint-Clair.

Cette chambre, située sous la pelouse qui s'étend entre l'usine et le fleuve, reçoit l'eau filtrée des deux sources :

1° Du sol de la chambre ;

2° D'un puits, système Prunier, creusé dans le lit du Rhône. L'eau de ce puits est aspirée par une pompe et

.éversée dans la chambre par une vanne établie sur le uyau d'aspiration. C'est un mélange de ces eaux, présentées l'une et l'autre comme filtrées, que nous avons ecueilli dans une pipette *ad hoc*.

Arrivés au laboratoire, nous avons ensemencé 42 ballons chacun avec une goutte d'eau, représentant 1/200 e centimètre cube :

24 janvier, aucun ballon ne s'est troublé sensible-
ient ;

26 janvier, 6 ballons se sont troublés ;

27 janvier, 1 nouveau ballon s'est troublé ;

29 janvier, 2 nouveaux ballons se sont troublés ;

31 janvier, 8 nouveaux ballons se sont troublés :

2 février, 2 nouveaux ballons se sont troublés ;

6 février, on arrête l'expérience ; un nouveau ballon est troublé ; de sorte que le nombre total des ballons scondés s'élève à 20 ; 22 ballons sont restés clairs et mpides. Par conséquent, l'eau de la chambre de filtra-on de Saint-Clair renfermait donc 95,238 germes par tre, le 23 janvier 1885.

On juge, par ce chiffre, combien le filtre qui fournit eau aux sources du Seymard, du Pollon et du Neyrieu tient mieux les microorganismes que les alluvions erméables de Saint-Clair. Il est peut-être juste de dire ue les eaux filtrées de Saint-Clair sont probablement lus pures à la sortie du filtre que dans les galeries et s chambres où elles séjournent plus ou moins long-
mps sur un fond limoneux, où s'accumulent peu à peu s germes qui sont entraînés dans l'atmosphère de la alerie par le vent et les courants d'air. Cependant, ous devons ajouter qu'à cette date le travail du filtre, omme agent de rétention des germes, était facilité par i parfaite limpidité des eaux du Rhône.

B. — *Dosage de l'oxygène en dissolution dans les eaux du projet Michaud.*

Nous avons dit plus haut que l'expérience avait démontré que la quantité d'oxygène contenue dans une eau potable est assez généralement en raison inverse du nombre des microorganismes vivants qu'elle renferme. On comprend alors l'intérêt que nous avions à doser l'oxygène des eaux du Seymard, du Pollon, du Neyrieu et de l'Albarine.

On procède à ce dosage de plusieurs manières :

1° Directement, en versant dans un volume d'eau connu une solution réductrice titrée en présence d'une matière colorante (bleu d'aniline ou carmin d'indigo) ; la décoloration commence aussitôt que l'oxygène en dissolution a été absorbé ;

2° En dégageant l'oxygène avec les autres gaz en dissolution à l'aide de la chaleur ou du vide et en absorbant ensuite l'oxygène avec les corps appropriés sur la cuve à mercure.

Nous avons adopté le procédé du dosage par dégagement préalable des gaz de l'eau à l'aide du vide, procédé qui donne des résultats plus certains et qui possède, de plus, l'avantage de donner des indications précises sur la proportion des autres gaz, acide carbonique et azote.

Nous avons donc prélevé, dans chaque source et dans le lit de l'Albarine, 250 grammes d'eau. L'eau était recueillie dans des flacons à l'aide d'une douce aspiration et en évitant de la brasser avec l'air. On prit soin de remplir et de fermer exactement les flacons. La température des sources était environ de 11° 5, la température ambiante 7° 5, la pression atmosphérique 0 m. 743 millim.

Le lendemain, 31 janvier, une bulle de gaz minime
'était dégagée dans chaque flacon et nageait au-dessous
u bouchon. Les flacons furent ouverts successivement ;
n retira de chacun 210 centimètres cubes d'eau qui
urent à tour de rôle portés dans le récipient d'une pompe
 mercure où l'on dégagea les gaz qu'ils contenaient
n présence du vide et d'une température de 75°. Ces gaz
taient composés des gaz de l'air et d'une certaine quan-
té d'acide carbonique. Recueillis dans une éprouvette
raduée, ils furent dosés par la méthode de l'absorption
ur la cuve à mercure. Le volume des gaz a été déterminé
 la pression de 0 m. 742 millim. et à la température
- 15°; le poids de l'oxygène par litre a été calculé
n supposant ce gaz sec à la température de 0° et à la
ression de 760 millimètres de mercure.

Voici le résultat de ces opérations :

I. — Source de la Berge (Seymard).

31 janvier 1885. De 210 centimètres cubes d'eau, on
tire 9 c. c. 15 de gaz qui contienennt :

Acide carbonique..... .... 3 c. c. 35
Oxygène................... .... 1 c. c. 70
Azote....................... ...... 4 c. c. 10

   Soit pour un litre d'eau :

Acide carbonique............ ... ... 16 c. c. 735
Oxygène........................ .... 8 c. c. 093
Azote............................ 19 c. c. 502

Ce qui donne en poids d'oxygène, par litre d'eau,
 milligr. 530.

II. — Source de la Caronnière (Pollon).

31 janvier 1885. — De 210 centimètres cubes d'eau,
 retire 8 c. c. 70 de gaz contenant :

Acide carbonique.................... 2 c. c. 5
Oxygène........................... 1 c. c. 9
Azote............................. 20 c. c. 472

Ce qui donne en poids 11 milligr. 75 d'oxygène par litre d'eau.

III. — Source sous côte de Neyrieu.

31 janvier 1885. De 210 centimètres cubes d'eau, on extrait 8 c. c. 1 de gaz contenant :

Acide carbonique.................... 2 c. c.
Oxygène........................... 2 c. c.
Azote............................. 4 c. c. 1

Soit pour 1 litre d'eau :

Acide carbonique.................... 9 c. c. 522
Oxygène........................... 9 c. c. 522
Azote............................. 19 c. c. 520

Ce qui donne 12 milligrammes 29 d'oxygène par litre d'eau.

IV. — Eau de l'Albarine au-dessous de la gare d'Ambérieu.

31 janvier 1885. De 210 centimétres cubes d'eau, on extrait 7 c. c. 6 de gaz contenant :

Acide carbonique.................... 0 c. c. 7
Oxygène........................... 2 c. c. 7
Azote............................. 4 c. c. 4

Soit pour 1 litre d'eau :

Acide carbonique.................... 3 c. c. 332
Oxygène........................... 11 c. c. 902
Azote............................. 20 c. c. 946

Ce qui donne 15 milligrammes 479 d'oxygène par litre d'eau.

Au point de vue de la teneur en oxygène, ces eaux sont donc parfaites. Il suffit, pour s'en convaincre, de les comparer à l'eau de la Vanne et à l'eau de la Seine que l'on distribue à Paris. D'après les analyses faites par M. Albert Lévy, de l'observatoire de Montsouris, en 1883, l'eau de Seine, de mai à octobre, renfermait en moyenne 8 milligrammes 74 d'oxygène par litre, et l'eau de la Vanne 11 milligrammes 41. Or, parmi les sources d'Ambérieu, celle qui renferme le moins d'oxygène en contient plus que l'eau de la Vanne qui passe pour une eau potable de bonne qualité. Il n'y a pas lieu de s'étonner de ce résultat, attendu que les eaux d'Ambérieu ne contenaient aucun germe, et que celles de l'Albarine en contenaient fort peu ; tandis que, d'après M. Miquel, la Vanne au bassin de Montrouge renferme 248,000, et la Seine, à Choisy, 300,000 microbes par litre.

CONCLUSIONS

L'analyse biologique à laquelle nous nous sommes livrés est donc extrêmement favorable aux sources du projet Michaud. Elle démontre que ces eaux sont absolument privées de microorganismes à leur sortie du sol. En circulant ou en séjournant à l'air libre, dans des ruisseaux à rives basses et vaseuses, elles se chargent de germes. Mais on conçoit qu'en les captant à leurs sources mêmes et en les faisant couler, à l'abri des poussières atmosphériques, dans une galerie dont le radier serait assez incliné pour déterminer un courant constant, elles conserveraient une très grande pureté.

Les résultats que nous avons obtenus dans ce rapport ne valent que pour les conditions dans lesquelles nous avons opéré. Or, nous avons recueilli nos échantillons au moment des basses eaux, après une longue période de gelées, lorsque le sol des vastes plateaux à travers lesquels filtrent le Seymard, le Pollon et le Neyrieu était desséché et durci par les vents froids du mois de janvier.

Il serait important de répéter les analyses dans des conditions opposées : après une période de pluie, une crue persistante de l'Albarine et des ruisseaux qui descencendent du massif d'Hauteville, lorsque les eaux auront lavé le sol arable et les rues des villages disséminés sur les plateaux filtrants, c'est-à-dire quand les sources auront été le plus en danger d'être souillées par les germes de l'atmosphère et ceux qui grouillent dans les matières organiques en voie de décomposition.

Il y aurait lieu aussi de faire les mêmes études, dans des conditions analogues, sur les eaux du Rhône et des galeries de Saint-Clair. Outre que ces recherches fourniraient des éléments de comparaison très précieux, elles donneraient, selon toute probabilité, des enseignements utiles sur le mode de construction et la valeur des filtres établis ou à établir sur les rives du fleuve.

Telles sont, Monsieur le Maire, les conclusions que nous avons l'honneur de vous soumettre sur la mission que vous nous aviez confiée.

Agréez, Monsieur le Maire, l'hommage de notre respect et de notre entier dévoûment.

Signé : CHAUVEAU et ARLOING.

Je n'ai pris aucune part à cet important travail, et si je joins ma signature à celle de ses seuls auteurs, c'est pour me porter garant des soins scrupuleux avec lesquels il a été accompli.

Signé : FOCHIER.

Il résulte d'un travail de M. Arloing sur l'influence de l'agglomération lyonnaise sur la population microbienne des eaux du Rhône (1886) que dans le plus grand nombre des travaux conçus en vue de l'alimentation de la ville de Lyon, on emprunte aux eaux du Rhône, à l'aide de galeries latérales au cours du fleuve.

Actuellement, en raison de l'insuffisance des galeries de filtration, on puise quelquefois directement dans le Rhône. Il est donc intéressant de savoir si les eaux de ce fleuve sont riches en microbes et si elles se dépouillent des germes en filtrant à travers quelques mètres d'alluvion.

En amont de Lyon, l'eau du Rhône renferme 51.000 germes par litre ; arrivée dans les galeries de filtration, elle n'en contient plus que 7.000 en moyenne. La ville de Lyon déverse environ 42.000 germes par litre ; savoir : 25.000 entre Saint-Clair et le quai Claude-Bernard ; 17.000 entre ce dernier point et l'extrémité du cours Perrache.

Si nous comparons sous ce rapport la situation de Lyon à celle de Paris, nous trouvons une différence énorme à l'avantage de Lyon : l'eau du Rhône n'est pas plus fertile en microbes que l'eau de la Vanne parvenue dans le bassin de Montrouge, qui contient 248.000 germes par litre.

L'eau du Rhône en face de la Faculté de médecine contient 76.000 germes par litre et 93.000 au bac à traille de Perrache.

L'eau de la Iône, en face de l'usine hydraulique de Saint-Clair, renferme 148.000 germes (basses eaux) et 74.000 pendant les eaux moyennes.

L'eau du Rhône, en amont de Lyon n'est guère plus chargée que l'eau de pluie à Montsouris (48.000 germes). Quant à l'eau de la Seine, elle contient 4.800.000 germes par litre à Bercy et 12.800.000 à Asnières.

Voici, à titre de document, le résumé d'une discussion à la Société de Médecine de Berlin, en 1884, sur l'immunité de Lyon au point de vue des épidémies cholériques. Pettenkofer et Koch prirent successivement la parole :

« Aussi longtemps que l'on crut que le choléra se propageait par l'air ou plutôt par le vent, on attribua aux puissants courants d'air qui soufflent sur le Rhône et la Saône, l'immunité de Lyon.

La théorie de la nappe souterraine des eaux a fait chercher cette immunité dans l'état du sol et dans ses degrès d'humectation.

L'immunité de Lyon se limite non seulement à la ville elle-même qui constitue une presqu'île placée entre le Rhône et la Saône, mais aussi aux collines de Four-vière et de la Croix-Rousse.

La partie désolée par le choléra est placée sur la rive gauche du Rhône, dont la nappe souterraine, contraire-ment à ce qui a lieu dans les autres parties du rivage, ne provient pas des régions placées en arrière et en haut, mais du fleuve même dont le niveau a presque un mètre de plus que celui de la nappe d'eau. Voyons quelques objections.

Les deux quartiers des Brotteaux et de la Guillotière, qui sont côte à côte et dont le même niveau existe entre le fleuve et la nappe souterraine, ne se comportent pas de la même façon. La Guillotière a été éprouvée par le choléra. Pour l'année moyenne de 1854 l'état d'eau du Rhône fut extraordinairement bas; mais vient-on à considérer le mois moyen, alors on voit que précisé-ment aux mois de juillet et août, avant et pendant l'épidémie, l'état du Rhône fut moyen et par suite le niveau de la nappe souterraine dépendant du fleuve, n'avait subi aucun abaissement, mais même une élé-vation dut se produire.

En 1858, des modifications furent apportées au cours du fleuve et le niveau de l'eau fut élevé d'un mètre et même plus. Il s'ensuivit que la couche d'eau souter-raine suivit la même élévation. L'immunité de Lyon persista par suite. Il est à remarquer qu'au milieu de la ville saine l'épidémie cholérique eut des foyers circon-scrits très intenses, l'hôpital militaire, l'Hôtel-Dieu, la colline escarpée de Fourvière, de même le village de Craponne situé près Lyon, sur un plateau de gneiss.

A Lyon on n'a pas l'habitude de laver les lessives dans les maisons ; ces lavages se font dans les villages environnant Craponne.

En résumé, on peut considérer l'absence des lessives dans la ville comme un facteur important de l'immunité de Lyon.

3° De la nappe souterraine qui fournit les sources de la vallée basse de l'Ain.

L'étude des nappes souterraines a pris dans ces dernières années tant d'importance en hygiène que nous croyons devoir donner quelques renseignements empruntés à M. Michaud (1) et à M. Lory (2) sur celle de la vallée basse de l'Ain qui fournit les sources si bien filtrées et si complètement privées de microorganismes dont il vient d'être question dans les précédents rapports. Cette nappe souterraine a été étudiée par des procédés très variés, directs et indirects, par des jaugeages répétés et longtemps continués, par des sondages et par l'observation de dix-huit puits établis sur divers points de la région.

La vallée de la rivière d'Ain qui est fort resserrée en amont de Pont-d'Ain acquiert brusquement une grande largeur en aval. Entre Martinaz et Pont-d'Ain, c'est-à-dire dans la région des sources, la longueur moyenne de la vallée est de 6 kilomètres environ. Les sources émergent dans cette vallée sur la rive gauche de la rivière sur une étendue de 17 kilomètres. Les principales sont en commençant par l'aval : le Neyrieux, le

(1) *Les sources de la vallée basse de l'Ain*, observations hydrologiques, 1886.

(2) *Les sources de la vallée basse de l'Ain*, rapport de la Commission technique, 1886.

Pollon, le Seymard et la fontaine Bonne ou petite rivière, les Eaux froides, le bief de Genoud, la lône de Priay, les biefs de Longeville et de Vorgey.

La terrasse au pied de laquelle viennent émerger ces sources est constituée par un massif diluvien perméable, par des cailloutis qui reposent sur des assises miocènes et plus généralement sur des marnes bleues pliocènes formant une couche imperméable au-dessous des cailloutis. Ceux-ci sont de nature principalement calcaire ; dans les sondages exécutés on a constaté que ce dépôt caillouteux est constitué par des galets de toute dimension, mélangés de sable très pur, mais cette constitution n'est pas partout uniforme. La perméabilité de la couche est très grande et c'est dans cette masse filtrante que s'absorbent toutes les eaux de la région pour y former une nappe souterraine considérable. La masse alluvienne représente ainsi une vaste éponge posée sur un fond imperméable. C'est un filtre naturel très étendu et très puissant de 14 kilomètres de longueur de 4 à 5 kilomètres de largeur et d'une épaisseur qui varie généralement de 10 à 20 mètres, et qui n'est pas inférieure en moyenne à 15 mètres.

Le réservoir de la nappe souterraine ainsi constitué, s'alimente de plusieurs manières. En premier lieu l'eau pluviale qui tombe sur les cailloutis s'y infiltre en totalité ou en partie. En second lieu, l'eau qui tombe sur les autres parties du bassin, lequel n'a pas moins de 475 kilomètres carrés de surface (1) s'infiltre aussi dans le sol, ou forme des ruisseaux ou des rivières qui descendent des collines du Bugey auxquelles cette partie de la vallée est adossée à l'ouest et se perdent dans le cailloutis ; la disparition est complète pendant les périodes

---

(1) La hauteur moyenne des pluies qui tombent annuellement sur le bassin topographique des sources est de 1 m. 30. Celui-ci reçoit donc (475,000 × 1,30) 617 millions de mètres cubes d'eau pluviale en moyenne annuelle.

de sécheresse et partielle aux autres époques. Ces ruisseaux ou rivières sont le Buizin, l'Albarine, le ruisseau
de Douvres, la Couzance, l'Oiselon, le Riez, la Vareille
et l'Ecotay. Un autre apport est encore fourni à la nappe
souterraine par l'Ain lui-même qui passe du nord-sud à
l'est-ouest et forme à Pont-d'Ain un coude très accentué
sur 4 kilomètres de longueur environ. Dans ces conditions un volume d'eau plus ou moins considérable doit
quitter, et quitte en effet le lit de la rivière, pour s'enga-
ger dans les graviers de la rive.

Toutes ces eaux devenues souterraines s'écoulent
naturellement par le thalweg de la vallée, en formant au
milieu des graviers des courants animés de vitesse
variable, qui convergent tous du côté de l'Ain. On a
calculé que les eaux doivent mettre en moyenne
40 jours pour traverser le filtre. Mais lorsqu'elles
arrivent dans la vallée basse, elles ne sont plus qu'à
une faible profondeur au-dessous du sol et profitent
alors des dépressions existantes pour émerger et former
les sources énumérées plus haut. La présence d'assises
imperméables contribue aussi à faire arriver à la surface
les eaux souterraines, mais une partie de ces dernières
parvient sans doute d'une façon non apparente jusqu'au
lit de l'Ain.

En résumé, toutes les sources de la vallée basse de
l'Ain sont le produit d'eaux de rivières ou de ruisseaux
filtrées à travers les graviers : le parcours souterrain effectué par les eaux étant considérable, la filtration s'opère
dans de très bonnes conditions ; ces eaux ont le temps de
se débarrasser complétement des matières qu'elles tiennent en suspension. De telle sorte que la filtration naturelle réalisée dans la vallée de l'Ain est bien supérieure
à celle qu'on peut obtenir artificiellement dans les
galeries ou les puits établis le long d'un fleuve et à peu de
distance des rives.

Ces eaux souterraines forment une nappe considérable dont le régime a été déterminé en premier lieu par l'observation des variations du niveau des eaux dans les puits disséminés à la surface du diluvium. De Pont-d'Ain à Ambérieu le chemin de fer traverse en écharpe toute la plaine de l'Ain en restant à peu près partout au niveau du sol. Les chemins sont donc franchis à niveau et les puits établis à côté de chaque maison de garde permettent de mesurer à chacun de ces points le niveau des eaux de la nappe souterraine. En dehors du chemin de fer, on a pu observer aussi un certain nombre de puits forés pour les besoins des habitants du pays.

Le profil de la nappe souterraine offre en tout temps une pente accentuée dans le sens transversal, tandis que dans le sens longitudinal, il présente des ondulations plus ou moins prononcées.

D'autre part la nappe s'élève ou s'abaisse d'une quantité très variable. Cette oscillation assez faible en aval, c'est-à-dire près du pied de la terrasse où viennent émerger les sources, va au contraire en s'accentuant à mesure qu'on se rapproche de la montagne. Le niveau moyen oscille sur divers points de $1^m 82$, $1^m 30$, $3^m 85$, et d'autant moins qu'on se rapproche davantage des sources. L'oscillation moyenne pour l'ensemble est d'environ 2 mètres.

Ces variations de la nappe souterraine, qui se produisent d'ailleurs très lentement, s'expliquent par son mode d'alimentation. Indépendamment des eaux pluviales qui tombent directement sur le diluvium et s'y absorbent presque entièrement, la nappe est alimentée, comme nous l'avons vu, au Nord par l'Ain, et à l'Ouest par les cours d'eaux qui descendent des vallées du Bas-Bugey. Lorsqu'une période de pluie succède à une sécheresse, les eaux abondantes amenées par les vallées pénétrent peu à peu la masse perméable en formant un cône de déversement en saillie sur le niveau de la nappe. Quand revient ensuite la période sèche, les eaux s'étalent en se régularisant, mais grâce à la résistance opposée par la grande masse alluvienne, ces oscillations ne se transmettent que très lentement et en s'atténuant beaucoup jusqu'au point d'émergence de la nappe. Lorsqu'il se produit une sécheresse de longue durée, la nappe s'appauvrit non pas d'une manière régulière, mais suivant les directions correspondant aux principaux orifices d'écoulement, et la nappe se creuse plus ou moins dans ces directions en suivant des thalwegs qui vont en s'accentuant à mesure que la sécheresse se prolonge.

Le diluvium interposé entre les coteaux du bas Bugey et les sources, joue donc tout à la fois le rôle d'un filtre d'une grande puissance, en même temps que d'un régulateur d'écoulement. Il y a emmagasinement dans le filtre de l'excédent d'eau qui s'y déverse dans la saison pluvieuse, et restitution de cette eau dans la période sèche. Le volume d'eau emmagasinée pendant la saison des pluies pour être restitué dans la période sèche a été calculé en tenant compte de la surface du filtre qui est d'environ 60 kilomètres carrés, de l'oscillation moyenne de la nappe dans son ensemble d'environ 2 mètres, et de la puissance d'absorption des graviers fixée à 0,35. Le volume d'eau emmagasinée sur l'épaisseur comprise entre les limites extrêmes du niveau moyen de la nappe souterraine est de 2 m. $\times$ 0,35 $\times$ 60,000.000, m, c. soit d'environ 40 millions de mètres cubes. L'effet de ce régulateur d'écoulement est donc analogue à celui d'un réservoir de plus de 40 millions de mètres cubes de capacité utile.

Les expériences dont il sera parlé plus loin, faites au mois d'août 1886, ont mis en évidence le rôle de régu·lateur dévolu au filtre ; elles ont permis de constater ce fait important que le débit de la nappe dépassait de·

2 mètres cubes par seconde, à cette époque, le débit des cours d'eau qui l'alimentent, et que le réservoir souterrain était loin d'être épuisé, comme on aurait pu le craindre après une grande sécheresse faisant suite elle-même à une année très sèche. Ce réservoir continuait à fonctionner sur toute son étendue par un abaissement inégal, mais progressif du niveau des eaux souterraines ; et d'après le profil de la nappe, à cette date, et son épaisseur utile, la sécheresse aurait pu se prolonger encore notablement sans qu'il en résultât une diminution trop sensible du débit.

Les sources de la vallée basse de l'Ain ont été jaugées pendant la période décennale qui vient de s'écouler. Les débits ont été calculés d'après les hauteurs observées deux fois par semaine aux échelles établies dans les biefs en des points convenables et d'après de nombreux jaugeages exécutés à des hauteurs diverses et plus particulièrement aux époques des plus basses eaux. Depuis 1877 on a établi à la fin de chaque année un tableau graphique, très intéressant à consulter, qui résume les observations faites dans l'année.

On voit, en suivant les courbes figuratives du débit des sources, que les biefs du Pollon, des Eaux Froides, du Vorgey, de Longeville, qui sont exclusivement alimentés par des sources basses ont le régime le plus régulier. Vient ensuite le Neyrieux alimenté en partie par des sources d'un niveau plus élevé. Le Seymard, qui éprouve les variations les plus étendues, n'est alimenté que par des sources hautes, en temps de basses eaux ; mais dans la saison des pluies il reçoit en outre une partie des eaux pluviales de la vallée dans laquelle son lit se prolonge.

On voit ainsi à l'inspection du tableau que le débit moyen des sources apparentes réunies est compris entre 4,500 et 5,000 litres par seconde ; que le débit le plus faible en temps de basses eaux exceptionnelles, a été de 2,650 litres par seconde et le débit d'étiage de 3,330 litres.

Tel est le débit des sources extérieures observées ; mais celles-ci ne représentent que le trop plein de la nappe souterraine, et cette nappe il importait d'en étudier le débit total plus complétement.

A cet effet des jaugeages de la rivière d'Ain ont été opérés, en 1884 et 1885, par séries successives à Neuville, à Pont-d'Ain et à Loyes, c'est-à-dire en des points qui permettaient d'apprécier le tribut apporté à la nappe souterraine par l'Ain lui-même (diminution du débit de la rivière, entre Neuville et Pont-d'Ain de 1,289 litres par seconde), et le tribut apporté à la rivière par les sources apparentes ou cachées formant le débit total de la nappe souterraine (augmentation du débit de la rivière, entre Pont-d'Ain et Loyes, de 5,154 litres par seconde).

Cette augmentation de débit entre Pont-d'Ain et Loyes est due en totalité à la puissante nappe qui vient s'y déverser à gauche et qui fournit les sources. Toutefois le procédé employé pour les jaugeages donne des chiffres un peu supérieurs à la réalité, et en les réduisant d'un dixième, ce qui est suffisant, le débit réel de la nappe, en temps de basses eaux exceptionnelles, doit être évalué à $5^{m^3} \times 0,90$, soit à 4,500 litres par seconde.

On a aussi déterminé indirectement ce débit. A la suite des pluies, les eaux déversées sur le diluvium exhaussent peu à peu le niveau moyen de la nappe et le filtre reçoit alors plus qu'il ne débite. Dans les basses eaux au contraire le niveau moyen de la nappe s'abaisse progressivement et le filtre débite plus qu'il ne reçoit. La différence entre le débit de la nappe et celui des cours d'eau qui l'alimentent représente, s'il n'a pas plu dans l'intervalle, la lame d'eau que la nappe a gagnée

dans le premier cas, ou dont elle s'est appauvrie dans
le second ; ce qui permet d'évaluer, en temps de basses
eaux, le débit de la nappe, lorsqu'on connaît celui des
courants de surface qui s'y déversent, et la quantité
dont elle s'est abaissée en un temps donné.

A cet effet, au mois d'août 1885, au moment des plus
basses eaux, on a jaugé les cours d'eau afférents à la
nappe (Albarine, Buisin, Vareille, Oisolon, Couzance, etc.), ainsi que les puits de la région, et voici
quelle a été l'évaluation du débit de la nappe :

Eaux provenant de la filtra-
   tion naturelle de l'Ain..... 1,200 litres par seconde
Ruisseaux et rivières des col-   «
   lines du Bugey.......... 1,640   «
Eaux fournies par la réserve   «
   souterraine 3,100   «

       Total 5,940   «

En réduisant de moitié le volume attribué à la
réserve souterraine pour compenser toutes causes
d'erreur, le total ne s'abaisse pas au-dessous de 4,500
litres par seconde, chiffre concordant avec celui des
jaugeages de l'Ain.

Il est vrai que des doutes ont été émis sur la rigoureuse exactitude de ces calculs, en alléguant la difficulté
des jaugeages des rivières et d'autres raisons qui ne
sauraient, en aucun cas, faire prévoir un grand écart
entre les chiffres qui précèdent et la réalité. Le rendement sur lequel on peut compter en effectuant un bon
captage sera certainement supérieur à celui des sources
apparentes, des seuls courants de surface. On obtiendra,
tout le monde en convient, un apport complémentaire
provenant de filets profonds, de sources cachées, dont
l'existence déjà regardée comme probable par M. Saint-

Lager (1), est maintenant bien démontrée par ce que nous savons sur le régime de la nappe souterraine. Quel sera au juste cet apport? C'est sur ce quantum que l'on peut être en dissidence, mais à coup sûr le volume d'eau qui sera capté se rapprochera plus du débit total de cette nappe que de celui des sources apparentes.

D'après M. Lory, qui a émis ces doutes, on ne doit adopter comme éléments d'appréciation suffisamment certains, que les jaugeages des sources apparentes tels qu'ils ont été exécutés et poursuivis, depuis 1876, par M. Michaud, c'est-à-dire pendant dix ans ; et, tout en reconnaissant que ces sources ne constituent pas tout le débit de la nappe souterraine, mais en ne tenant compte que du rendement enregistré dans les jaugeages, on doit admettre comme possible et probable le captage d'un débit moyen annuel de 4 mètres cubes d'eau par seconde, soit à peu près de 350,000 mètres cubes en 24 heures. L'éminent géologue considère comme bien établi que, même à la suite de sécheresses exceptionnelles, ce volume ne descendrait pas au-dessous de 2 m. 5 par seconde, soit 216,000 mètres cubes par 24 heures. L'étendue et l'épaisseur du filtre naturel qui alimente les sources, ainsi que sa constitution géologique, garantissent suivant lui la permanence de son fonctionnement contre tout accident pouvant provenir d'un débordement ou d'un déplacement de l'Ain, et aucun projet de filtration du Rhône ne pourrait être assuré d'une pareille stabilité. Enfin il estime que l'exécution de ce projet est la solution qui présente, en l'état, le plus de garanties au point de vue des qualités hygiéniques des eaux.

(1) Notre confrère si autorisé, dans son remarquable rapport fait au nom de la commission des eaux, a émis le premier cette opinion rendue plus certaine par les nouvelles constatations, qu'il y avait dans la vallée, outre les sources apparentes, des sources cachées sous les éboulis de la montagne.

Quant à M. Michaud, se fondant tout à la fois sur les jaugeages directs des sources apparentes, sur ceux de la rivière d'Ain aux points précédemment indiqués, et sur le régime, si bien étudié par lui, de la nappe souterraine ; tenant compte aussi d'une disposition spéciale à adopter dans les travaux de captage pour compléter l'œuvre de la nature en améliorant l'aménagement du réservoir souterrain, son estimation est notablement supérieure à la précédente. Il considère comme assurée la possibilité de capter un volume d'eaux de sources qui ne serait pas inférieur, en temps des plus basses eaux, à 400,000 mètres cubes par 24 heures.

Que veut-on de plus? Quelle profusion ! et pourquoi dans la fourniture projetée exiger comme minimum cette eau surabondante? Assurément ce n'est pas à nous hygiénistes qu'il conviendrait de la refuser, surtout fixés comme nous le sommes sur son excellente qualité ; mais c'est le double au moins du volume nécessaire à notre ville, même en prévision d'un avenir très éloigné, puisqu'avec 200,000 mètres cubes nous aurions 500 litres par tête et par jour.

Ajoutons que cet immense réservoir d'eau filtrée, et absolument pure, n'est pas à plus de 40 kilomètres de Lyon ; que les sources sont à une altitude qui leur permet d'être amenées par la pente naturelle et distribuées en pression à tous les étages de nos maisons, sur toute l'étendue de la presqu'île et de la plaine Lyonnaise ; et concluons que la nature a mis à nos portes et sous notre main une provision d'eau alimentaire d'une abondance et d'une qualité telles qu'on citerait à peine une ou deux villes au monde aussi favorisées, sous ce rapport que le nôtre.

CHAPITRE V

VOIRIE URBAINE

La superficie générale actuelle du territoire de Lyon est de 4,318 hectares 61 ares 23 centiares.

Les tableaux suivants donnent, pour l'année 1885, le nombre des maisons, des appartements, des voies de communication (1).

NOMBRE DE MAISONS D'HABITATIONS					
N'ayant qu'un rez-de-chaussée	AYANT AU-DESSUS DU REZ-DE-CHAUSSÉE				
	1 étage	2 étages	3 étages	4 étages et au-dessus	TOTAL DES MAISONS
359	2.398	3.284	3.869	5.888	15.798

NOMBRE D'APPARTEMENTS OU LOGEMENTS DISTINCTS			NOMBRE DE LOGEMENTS servant de magasins, d'ateliers ou boutiques
Occupés	Vacants	TOTAL DES LOGEMENTS	
114.618	3.546	118.164	41.991

(1) Consulter : *Règlement et tarif de voirie pour la ville de Lyon.* Lyon, imprimerie Delaroche, 1886, grand in-8° de 60 pages.

DÉSIGNATION DES ARRONDISSEMENTS	SURFACES DES VOIES PUBLIQUES		SURFACES PAR NATURE DE CHAUSSÉES					
	Longueurs	Surf.ces totales	Pavés d'échantillon et épinés	Cailloux roulés et étêtés	Empierrement	Asphalte	Terrain naturel	Promenades et places publiques
Premier Arrondissement	25.690 54	264.987 43	63.603 86	68.765 22	13.349 82	3.454 39	5.336 88	14.235 63
Deuxième id.	38.757 92	658.683 57	125.549 56	99.452 48	23.476 53	4.789 20	75.157 36	143.855 34
Troisième id.	53.604 99	784.010 20	58.541 77	251.749 89	60.868 85	12 06	146.237 05	36.360 »
Quatrième id.	23.736 45	265.203 29	9.584 09	77.579 78	54.016 47	428 81	34.498 38	32.455 78
Cinquième id.	31.289 37	276.630 70	38.137 87	98.825 03	31.291 75	865 30	11.315 29	7.027 »
Sixième id.	30.881 95	475.086 48	35.281 95	180.596 53	28.142 40	257 01	22.703 68	61.176 54
Parc de la Tête-d'Or	9.280 »	161.549 »	»	»	11.400 »	»	78.850 »	71.299 »
Totaux	216.250 22	2.916.159 74	331.099 10	776.688 93	223.145 82	9.806 77	374.188 64	371.409 29

LONGUEURS D'ÉGOUTS — TROTTOIRS

ARRONDISSEMENTS	ASPHALTE		CIMENT ET PIERRE		EMPIERREMENT OU TERRAIN NATUREL		TYPE n° 1	TYPE n° 2	TYPE n° 3	TYPE n° 4	ANCIENS	TOTALES
	Longueurs	Surfaces	Longueurs	Surfaces	Longueurs	Surfaces						
1er	36.449 92	76.232 90	61 85	3.096 77	8.124 62	16.912 01	676 40	2.122 15	591 55	7.183 32	3.337 25	13.910 67
2e	41.907 48	120.452 54	433 40	710 63	14.339 93	51.439 95	4.418 55	4.188 76	2.580 87	8.683 70	1.030 »	21.301 88
3e	20.155 92	65.834 25	»	»	61.414 02	164.406 33	1.908 50	14.680 65	4.862 69	3.321 27	1.282 20	26.055 31
4e	19.465 06	42.037 23	»	1.780 09	12.286 31	42.202 66	»	2.592 05	1.853 75	4.958 50	343 »	9.747 30
5e	23.739 18	55.713 30	102 90	350 50	13.900 45	33.113 66	»	2.737 79	1.786 70	4.236 68	3.265 05	12.026 22
6e	23.200 91	72.715 16	479 33	1.322 90	29.605 15	72.800 31	407 »	9.565 63	3.601 28	2.674 89	431 95	16.770 75
Parc	»	»	»	»	»	»	»	»	»	»	700 »	700 »
Tot.	164.918 47	441.685 38	1.077 48	7.260 89	140.030 51	380.874 92	7.410 45	35.887 03	15.766 84	31.058 36	10.389 45	100.512 13

VOIES DE COMMUNICATIONS

NOMBRE DES										
Avenues	Boulevards	Cours	Impasses	Montées	Passages	Places	Ponts et Passerelles	Ports	Quais	Rues et Chemins
8	9	17	35	36	37	96	19	7	30	708

Les tableaux des pages précédentes donnent quelques renseignements sur les voies urbaines, les trottoirs et les égouts qui en dépendent.

DE L'ENLÈVEMENT ET DU TRANSPORT DES IMMONDICES ET DES ORDURES MÉNAGÈRES

A Paris, il y a un million de mètres cubes, soit 2,500 mètres cubes par jour de détritus à enlever de la voie publique. C'est une dépense qui ajoutée aux frais d'arrosage s'élève à près de 7 millions. Pour les seules ordures ménagères, en dix-sept ans, la dépense s'est élevée de 800,000 fr. à deux millions.

Un arrêté préfectoral du 25 novembre 1883 a prescrit la boîte à ordure, appelée bientôt la Poubelle. Tous les hygiénistes ont approuvé cette innovation.

A Lyon, le balayage est fait par les cantonniers, leurs aides ou par des machines balayeuses.

L'ensemble des voies balayées présente une surface de 1.896.120 mètres carrés. Le prix du mètre carré de balayage revient à 0,144.

L'enlèvement des immondices s'effectue sur toutes les voies sans distinction présentant une surface totale de 2,984,019 mètres carrés. Le prix par mètre carré est de 0 fr. 0385.

Le sceau à immondices est employé à Lyon depuis 1856. Un arrêté du 2 octobre de la même année prescrit son emploi dans les 1ᵉʳ et 2ᵉ arrondissements ; un autre arrêté du 22 juillet 1857 le rend obligatoire dans les principales rues des 3ᵉ, 4ᵉ, 5ᵉ et 6ᵉ arrondissements ; enfin l'arrêté du 5 avril 1878 généralise l'emploi de ce récipient dans toute l'étendue de la ville.

Le sceau à immondices est en bois ou en tôle ; il a la forme d'un rectangle de 0ᵐ55 de longueur sur 0ᵐ30 de largeur dont les petits côtés sont arrondis ; sa hauteur est de 0ᵐ40 et sa contenance d'environ 45 litres.

L'entreprise de l'enlèvement des immondices et ordures ménagères est confiée à des adjudicataires, (l'adjudication actuelle prend fin le 31 décembre 1887). Le cahier des charges, qui sert de base à cette adjudication, stipule que les voitures et autres moyens de transport employés par les entrepreneurs seront établis avec solidité. Les véhicules doivent être entretenus en bon état de propreté et disposés de telle sorte que les matières qui y sont chargées ne puissent pas se déverser sur la voie publique.

Tous les ans au mois de mars, il est fait une visite des tombereaux qui doivent être présentés en parfait état de propreté et d'entretien. Ils doivent être repeints à neuf.

Il n'est rien dit quant à la forme des tombereaux qui du reste sont presque tous de même modèle, et peuvent contenir 4 à 5 mètres cubes de détritus.

Chaque tombereau est accompagné de deux hommes chargés, l'un d'enlever le sceau et de le déverser dans le tombereau, l'autre de nettoyer l'emplacement et de ramener les détritus qui ont pu tomber à terre.

L'opération de l'enlèvement du sceau est faite à bras d'homme, sans qu'il soit nécessaire d'employer aucun engin spécial.

L'enlèvement des immondices a lieu le matin dans toutes les rues sans exception de 7 à 10 heures

1ᵉʳ avril au 30 septembre et de 8 h. à 11 h. du 1ᵉʳ octobre au 31 mars.

Pendant la soirée, plusieurs tombereaux parcourent certaines voies publiques désignées par l'administration afin d'enlever les produits du balayage des rues déposés par les cantonniers sur des points déterminés.

Il n'a jamais été fait de statistique des quantités de détritus enlevées ; mais le service est opéré par 125 tombereaux chargeant en moyenne 4 mètres cubes de détritus et immondices de toutes sortes, d'où il suit que l'enlèvement journalier des immondices est de 500 mètres cubes, et par an, de 182,500 mètres cubes environ.

Les dépenses de ce service pour la période de 1875 à 1885 se répartissent ainsi qu'il suit ;

Années	Enlèvement des immondices	Balayage et arrosage	TOTAL
1875	123.850 f.55	230.779 f.45	354.630 f.»
1876	116.020 55	243.979 45	360 000 »
1877	112.475 33	249.512 51	361.987 84
1878	115.189 13	263.931 15	379.120 23
1879	113.458 73	267.449 58	380.908 31
1880	113.835 64	296.435 99	410.271 63
1881	113.328 89	278.033 99	391.362 88
1882	113.392 14	264.284 37	377.676 51
1883	115.172 92	278.530 22	393.703 14
1884	115.017 60	276.762 40	391.780 »
1885	114.953 01	286.798 37	401.751 33
	1.266.694 49	2.936.497 48	4.203.191 97

Les immondices et les produits du balayage des rues sont enlevés par les entrepreneurs ou sous-traitants, qui sont tous des cultivateurs des environs de Lyon ; ils sont transportés directement à la ferme ; ils sont employés comme engrais ou servent à l'amendement des terres. Il n'existe aucun dépôt d'immondices dans l'intérieur de la ville.

BORNES-FONTAINES, BOUCHES D'ARROSAGE, URINOIRS

SQUARES ET JARDINS

Au 31 décembre 1885, le nombre des *fontaines* et des divers orifices de distribution d'eau était dans toute la ville de :

Bornes-fontaines........	394
Bouches d'arrosage................. ·.·.	2.783
Bouches d'incendie	68
Fontaines monumentales......... ...	18
Pompes........................ ..	45
Fontaines d'eau de source	15
Orifices d'urinoirs	222
— de latrines	19
— divers.................	104
Total.	3.668

Outre ces appareils de distribution proprement dits, il faut ajouter des édicules, des *urinoirs et des latrines* au nombre de 241, se décomposant ainsi :

Urinoirs d'angle	37
— à plusieurs places............	48
— chalets....................	34
— lumineux...................	16
— vespasiennes.	87
Latrines	19
Total................	241

Les squares et jardins se trouvaient en 1885 au nombre de 20. Ils présentaient une superficie totale de 854 ares.

Ce chiffre est à rapprocher de celui du parc de la Tête d'Or dont la superficie est de 104 hectares 74 ares.

ECLAIRAGE PUBLIC

Les tableaux suivants indiquent le nombre de lanternes et de becs et la consommation de gaz, puis le nombre de mètres de tuyaux servant à la canalisation.

1° LANTERNES

ARRONDISSEMENTS	NOMBRE DE BECS			
	A GAZ			A L'HUILE
	A UN BEC de 140 lit.	PHARES de 1.400 lit.	TOTAUX en becs de 140 l.	
Premier Arrondissement.....	719	32	1.039	»
Deuxième —	1.244	70	1.944	»
Troisième —	1.841	26	2.101	3
Quatrième —	508	»	508	»
Cinquième —	1.008	7	1.078	»
Sixième —	822	27	1.092	»
Parc	207	»	207	4
TOTAUX......	6.349	162	7.969	7

2° CANALISATION

Compagnie de Perrache............ 153.727 mètres
   —   de la Guillotière... ..... 166.139 —
   —   de Vaise .... 22.843 —

TOTAL .... 342.709 mètres

Les becs ordinaires consomment 140 litres de gaz à l'heure ; les becs-phares en consomment 10 fois plus.

Il y a des becs à éclairage plein et des becs à éclairage restreint. Ceux-ci s'éteignent, sur la voie publique, à minuit et demi. Ceux qui éclairent les squares et les jardins publics sont éteints aux heures de fermeture, suivant les saisons.

L'ensemble de tout l'éclairage municipal, au 31 décembre 1885, était l'équivalent de 7,785 becs ordinaires à éclairage plein.

DES RUES AU POINT DE VUE DE L'ACTINOMÉTRIE

M. le Dr E. Clément, médecin de l'Hôtel-Dieu a publié en 1885, dans la Revue d'hygiène de Vallin, un remarquable travail : « *De la largeur des rues sous le rapport de la lumière et de l'insolation.* » Dans ce mémoire, notre savant confrère examine les règlements de la voirie de Lyon et les compare aux exigences de l'hygiène et à la décision du Conseil d'Etat qui a réglementé, en août 1884, la hauteur des bâtiments bordant les voies publiques, d'après la largeur légale de celles-ci.

Pour les voies publiques au-dessous de 7 mètres 80, la hauteur des bâtiments ne peut excéder 12 mètres.

Pour les voies publiques de 7 m. 80 à 9 m. 74, la hauteur des bâtiments ne peut excéder 15 m.

Pour les voies publiques de 9 m. 75 à 20 m. la hauteur des bâtiments ne peut excéder 18 m.

Pour les voies publiques de 20 m. et plus, la hauteur des bâtiments ne peut excéder 20 m.

Voici maintenant les dispositions fixées par le règlement de la voirie de Lyon publié en 1874 :

Pour les rues de moins de 8 mètres, la hauteur des bâtiments ne peut excéder 18 mètres avec quatre étages au plus (1) au-dessus du rez-de-chaussée.

Sur les petites places et les rues de 8 à 10 m. la hauteur des bâtiments ne peut excéder 19 m. avec le même nombre d'étages.

Sur les petites places et les rues de plus de 10 m. la hauteur des bâtiments ne peut excéder 20 m. 50 avec cinq étages au plus au-dessus du rez-de-chaussée.

Pour les quais et places de 50 m. la hauteur des bâtiments ne peut excéder 22 m. avec le même nombre d'étages.

(1) Ces étages comprennent l'entresol. — L'étage le plus bas ne peut avoir une hauteur inférieure à 2 m. 60.

Il est de plus permis d'établir au-dessus des hauteurs indiquées un étage en mansardes, avec un profil déterminé qui augmente de 2 m. 46, la hauteur des bâtiments.

Si on désigne par H la hauteur des bâtiments et L la largeur de la rue, les chiffres du tableau suivant expriment l'écart autorisé entre ces deux dimensions.

DÉCRET DU CONSEIL D'ETAT	RÈGLEMENT DE LYON
$H = L + 4^m 20$	$H = L + 10^m + 2^m 46$
$H = L + 5^m 26$ ou $7^u 20$	$H = L + 9^m + 11^m + 2^m 46$
$H = L + 8^m 25$ ou -2	$H = L + 10^m 5 + 2^m 46$
$H < L$	$H < L$

Donc la hauteur absolue et relative des maisons à Lyon est bien plus grande qu'elle ne devrait être d'après le Conseil d'Etat. Elle peut dépasser de 11 m. (avec les mansardes, de 13 m. 46) la largeur des rues. Sur les places et quais cette hauteur peut atteindre 24 m. 46.

La largeur des rues doit être fixée d'après les conditions d'éclairement et d'insolation reconnues nécessaires c'est-à-dire en admettant que les rayons de lumière et de chaleur doivent pénétrer à tous les étages, jusqu'à la base des habitations, au niveau du sol.

Quelles sont les conditions d'éclairement des rues par la lumière diffuse ?

Nous n'avons pas à montrer ici l'importance de ce modificateur, son rôle et son influence sur les phénomènes de la vie. Tous les hygiénistes l'admettent et demandent que les rues aient une largeur égale à la hauteur des maisons, afin que la lumière arrivant à 45° au seuil du rez-de-chaussée, il y ait des conditions suffisantes d'éclairage.

M. le Dr Clément a fait voir qu'en agissant ainsi, on ne tient pas compte des différences d'intensité lumineuses qui varient avec les localités. La formule $L = H$

est bonne dans beaucoup de lieux, insuffisante dans d'autres et excessive dans les pays inondés de lumière.

Ainsi, le jour des équinoxes, au Caire, l'intensité lumineuse est de 581, tandis que le même jour, à Saint-Pétersbourg elle n'est que de 253.

Des causes *astronomiques et locales* font varier la quantité de lumière reçue en un point donné de la terre. C'est ainsi que plus la distance zénithale du soleil est grande, plus les rayons sont obliques et plus grande est l'épaisseur de la courbe atmosphérique qu'ils ont à traverser. Il faut tenir compte de la vapeur d'eau, des poussières, de la fumée, des brouillards, etc., c'est-à-dire de toutes les causes qui entourent la marche des rayons lumineux. C'est en hiver que toutes ces influences sont au maximum, et il est par conséquent indispensable pour établir la dimension des rues de prendre pour base le degré atmosphérique hivernal à Lyon, la latitude étant de 45°45'45', la distance zénithale du soleil extrême est de 70° environ, au 21 décembre. A cette date la couche atmosphérique est égale à 2,9 tandis qu'au solstice d'été, avec une distance zénithale de 22° environ, elle n'est plus que de 1.078.

Un tableau publié par le Dr Clément indique la moyenne théorique et la moyenne observée à Montsouris pendant les mois correspondants ce qui permet de comparer le climat de Lyon à celui de Paris, sous le rapport de l'éclairement du ciel. Il en résulte que malgré sa latitude plus méridionale, il y a pendant toute l'année et surtout en novembre et décembre moins de lumière à Lyon qu'à Paris. Dans notre climat, en hiver, il parvient au sol à peine le quart de la lumière qui lui est destinée. Dans le chapitre météorologie, on verra cette fraction de radiation solaire, aux différents mois, de 1880 à 1885.

Les rues de Lyon doivent donc être particulièrement
larges pour recevoir la quantité de lumière suffisante.
Il en est de même pour l'insolation. Dans ce cas, il y a
lieu de rechercher si la rue est parallèle au méridien ou
fait un angle avec lui. Toutes ces données admises et
discutées, le Dr Clément conclut que pour Lyon et toutes
les villes qui ont un degré actinométrique analogue, la
largeur des rues doit être un peu plus grande que la
hauteur des maisons.

NOTE SUR LES OBSERVATIONS OZONOMÉTRIQUES FAITES

COMPARATIVEMENT A LYON ET A ST-JUST

L'observation à Lyon était faite à une fenêtre du
3e étage, façade exposée au sud. Le papier sensibilisé
employé aux deux stations provenait de la même fabrication ; dans les mêmes circonstances, il donnait des
résultats identiques.

Il résulte de ce tableau que, tandis qu'il y a toujours
des quantités assez considérables d'ozone à St-Just, on en
trouve rarement à Lyon. La plupart du temps il n'y en
a pas ; on en trouve un peu dans la seconde quinzaine
de juin, des quantités moyennes en juillet et quelques
traces en août et septembre. Pendant deux jours seulement, en juillet, il y en a eu des quantités notables.

Ces observations interrompues par la guerre de 1870
devraient être reprises. On en tirerait vraisemblable-
ment des conséquences très intéressantes au point de
vue de certaines maladies, telles que l'anémie urbaine,
les maladies épidémiques, etc. C'est là un sujet d'études
pour la Commission de météorologie et il faut espérer
que dans quelques années cette question sera élucidée.

OBSERVATIONS OZONOMÉTRIQUES COMPARATIVES

*faites à Lyon, place St-Jean, 8, et à St-Just, près du fort St-Irénée
à 8 heures du matin*

par A. GOBIN, ingénieur des Ponts-et-Chaussées, et Maxime BENOIT,

en 1870

DATES	Décembre 1869		Janvier 1870		Février		Mars		Avril		Mai		Juin		Juillet		Août		Septembre		Octobre		Novembre	
	St-Just	Lyon	St-Just	Lyon	St-Just	Lyon	St-Just	Lyon	St-Just	Lyon	St-Just	Lyon	St-Just	Lyon	St-Just	Lyon	St-Just	Lyon	St-Just	Lyon	St-Just	Lyon	St-Just	Lyon
1	16	12		0	0	0	0	11	0	0	0	16	0	0	0	0	2	9	0	2	1	17		
2	17	10		0	0	15	0	7	0	15	0	14	0	8	0	3	0	14	3	0	0	15		
3	16	0		12	0	15	0	2	0	13	0	13	0	3	0	0	0	13		2	1	11		
4	15	0		0	0	16	0	0	0	3	0	9	0	5	0	5	0	6		0	0	6		
5	0	8		0	0	0	0	0	0	5	0	7	0	6	8	15	2	7	3	0	0	0		
6	0	0		0	0	19	0	0	0	11	0	9	0	0	9	16	1	12	0	2	0	15		
7	0	12		0	0	18	0	3	0	0	0	3	0	8	9	13	3	7	3	2	0	5		
8	0	0		2	0	16	0	0	0	6	0	5	0	1	6	12	0	18	1	16	0	11		
9	0	6		1	0	17	0	0	0	0	0	5	0	1	4	15	0	10	1	16	0	9		
10	0	15		14	0	10	0	3	0	0	0	10	0	10	12	14	1	12	0	15	0	14		
11	0	16		18	0	17	0	11	0	0	0	11	0	6	7	13	2	15	0	18	0	7		
12	0	12		8	0	12	0	0	0	0	0	10	0	16	0	13	»	10	0	6	0	16		
13	5	17		9	0	12	0	0	0	3	0	12	0	15	1	18	»	16	2	13		16		
14	0	0		0	0	12	0	5	0	0	0	5	0	16	4	15	4	8	1	0		16		
15	0	0		12	0	13	0	7	0	0	0	0	0	7	3	8	2	15	0	0		14		
16	0	0		8	0	0	0	12	0	2	0	0	0	0	5	13	2	14	2	14		0		
17	15	16	0	0	0	0	0	15	0	13	0	10	0	4	4	13	2	14	0	1		0		
18	0	15	0	0	0	18	0	4	0	8	0	11	0	8	7	12	0	3	1	14		0		
19	0	18	0	0	0	18	0	2	0	2	0	14	0	9	5	19	0	0	1	0		15		
20	0	16	0	18	0	14	0	1	0	0	0	5	0	8	8	17	0	2	1	10		18		
21	0	4	0	15	0	6	0	2	0	0	0	11	0	5	6	15	0	2	1	3		19		
22	4	5	0	19	0	13	1	0	0	9	0	9	0	7	4	3	1	12	0	3		16		
23	18	15	0	6	0	13	0	0	0	11	0	7	8	6	6	0	1	4	0	6		15		
24	0	16	0	14	0	18	0	14	0	11	0	4	7	0	7	4	1	3	1	9		12		
25	2	12	0	0	0	15	0	14	0	11	0	7	1	1	11	10	1	2	2	15		8		
26	17	17	0	0	0	12	0	11	0	10	0	4	3	9	6	12	0	0	0	0		12		
27	3	14	0	0	0	19	0	0	0	4	0	1	7	13	4	13	1	0	1	12		5		
28	0	5	0	2	0	15	0	13	0	0	0	3	4	7	1	0	1	0	1	16		4		
29	10	0					0	13	0	10	0	8	0	6	0	9	3	2	1	0	0	0		0
30	0	0					0	14	0	14	0	9	0	3	0	8	2	16	1	11	0	0		2
31	10	0					0	14			0	10			0	12	14	1				7		

Les chiffres inscrits dans les colonnes indiquent les teintes du papier sensible, les chiffres forts correspondant à des teintes plus foncées et indiquant des proportions d'ozone de plus en plus fortes.

DES ÉGOUTS ET DES FOSSES D'AISANCES (1)

« Les innombrables usines qui vomissent dans l'atmosphère des gaz délétères, ou déversent dans nos égouts leurs déchets organiques et minéraux, vicient deux des éléments les plus essentiels de la vie : l'air et l'eau. Mais le péril qui en résulte est loin d'être comparable à celui qu'engendre la concentration, sur un seul et même point, des immondices et déjections, résultat obligatoire du fonctionnement, parfois simultané, de plusieurs millions d'existences.

C'est ce qui explique pourquoi, dès des temps déjà reculés, nous voyons les grandes villes s'ingénier pour trouver des moyens préservateurs et construire des aqueducs pour se débarrasser de ces accumulations malsaines. C'est ainsi, du reste, qu'ont été créées ces véritables villes souterraines, destinées à emporter les détritus de ces grandes capitales qui, comme Londres ou Paris, ont dû construire : la première, 132 kilomètres d'égouts pouvant couvrir un espace de 30,000 hectares de terrain; la seconde, 20 kilomètres de ces grands collecteurs qui reçoivent jusqu'à 800 kilomètres de branchements particuliers (2).

Les progrès réalisés dans ces derniers temps par l'hygiène publique, les notions si précises que la méde-

(1) Ce rapport fait à la Société de Médecine par M. Joseph Teissier, en 1881, fut publié au nom d'une Commission composée de MM. Rollet, président; Chappet, Chassagny, Diday, Ferrand, Paulet.

M. Gobin, ancien ingénieur en chef de la Voirie, qui avait lu précédemment, devant la Société de médecine, un mémoire sur la question, a été invité à participer aux travaux de la Commission.

(2) La situation des égouts au 31 décembre 1885 figure au tableau de la page 193.

cine moderne a acquises sur le développement des maladies contagieuses (conquêtes qui, sous l'impulsion puissante de notre illustre Pasteur, ne peuvent manquer de s'agrandir encore), ont rendu plus vivante que jamais cette importante question des émonctoires et de l'assainissement des villes : de tous côtés nous assistons à d'unanimes efforts pour mener à bonne fin cette tâche difficile.

Mais nous sommes heureux de constater ici qu'au milieu de ce concert général votre Compagnie, Messieurs, ne s'est jamais laissé distancer. Dès 1848 (1), un de vos anciens collègues vous lisait un important mémoire sur les égouts et les fosses d'aisance ; en 1850, vous mettiez la question au concours, et couronniez avec éloge le travail si consciencieux de M. le docteur Bourland. Enfin, en 1865, vous nommiez une Commission qui signalait, par l'organe du docteur Chappet, à l'Administration de la ville, les imperfections de notre système de canalisation, et arrivait déjà à plusieurs des conclusions que nous allons encore une fois soumettre à votre approbation.

Mais, depuis cette époque, les choses ont assurément marché, et dans cette longue discussion à laquelle il va falloir nous livrer, nous aurons à tenir compte, non-seulement des améliorations exécutées par nos compa-

On a construit, pendant l'année 1884, 3,441^{m}72 courants d'égouts, savoir :

Dans le premier arrondissement.	106^m 90
— deuxième —	903^m 82
— troisième —	1657^m 62
— quatrième —	227^m 60
— cinquième —	» »
— sixième —	545^m 78
	Total	3441^m 72

(1) Rapport du docteur Pasquier.

triotes dans cette branche importante de l'hygiène publique, mais des progrès réalisés par nos voisins de différentes nations. L'expérience d'autrui nous permettra peut-être de faire mieux et plus vite.

C'est l'Angleterre, en effet, qui, depuis 1865, a inauguré le fameux système dont nous nous occuperons spécialement tout à l'heure et qu'on appelle le système du *tout à l'égout*. En l'espace de trois années, près de 40 villes ont adopté ce système et y ont joint une donnée nouvelle, celle de l'épuration par le sol des eaux d'égout, pour les utiliser ensuite à l'agriculture. Car nos voisins d'outre-Manche, en hommes essentiellement pratiques, et tenant en grand honneur les sciences économiques, n'ont pas voulu méconnaître la grande loi de restitution à la terre ; les eaux d'égout, le *sewage*, comme ils les appellent encore, devaient trouver là leur application utile.

Déjà, du reste, Bruxelles' semblait avoir ouvert la voie, en généralisant dès 1857 l'emploi des *diviseurs fixes*, système hybride qui s'est transformé spontanément, à cause de ses difficultés de réalisation, en moins de 20 ans, en le système anglais.

Puis est venue l'Allemagne, qui de 1870 à 1874 a établi dans plusieurs de ses grandes cités, à Berlin, à Dantzig, par exemple, ce système anglais, et en se conformant exactement au modèle de canalisation adopté à Londres, c'est-à-dire de grands égouts circulaires, de 2 mètres de diamètre dans tous les sens, recevant des égouts particuliers de même forme, mais de 20 à 30 centimètres de diamètre seulement, et recevant toutes les matières. Ces canaux ne peuvent être curés artificiellement. Le nom de Virchow figure au bas du rapport qui a motivé cette organisation des égouts en Allemagne.

Arrive Paris qui, en 1874, a cherché à réaliser un système analogue, mais avec cette différence que ses grands collecteurs, facilement accessibles, peuvent être quotidiennement lavés, nettoyés, désinfectés. Ce système, à l'adoption duquel M. l'ingénieur Durand-Claye a employé toute l'énergie de ses convictions et de son talent, n'a été encore réalisé en France que par la ville de Reims.

En Italie, la question a fort préoccupé les hygiénistes et l'Administration : il suffit, pour s'en convaincre, de jeter un coup d'œil sur les 25 mémoires ou rapports qui, de 1868 à 1881, ont été transmis au ministère de l'agriculture et du commerce et dont Son Excellence M. le ministre Baccelli a bien voulu nous faire remettre la liste complète. Plusieurs de ces travaux très consciencieux et très développés portent la signature des hommes les plus compétents : Biagnami, Di Chiara, Soreani, Pagliani, enfin Giorgio Roster, dont le nom, en pareille matière, est une importante autorité ; ils concernent les villes de Palerme, Naples, Rome, Milan, Florence, Turin, etc.

L'Espagne elle-même participe à ce large mouvement, Madrid pratique le *tout à l'égout*, et cela, ainsi que nous aurons l'occasion de le faire remarquer plus loin, dans des conditions bien supérieures à celles des autres villes qui viennent d'être énumérées.

Lyon se trouve aujourd'hui placé en face du même problème. La question des égouts et des vidanges y est, on peut le dire sans crainte, plus pressante que jamais : elle réclame même une prompte et énergique solution, car la persistance de l'état de choses actuel serait des plus préjudiciable à l'état sanitaire de notre cité.

Notre système de vidanges est des plus défectueux : manquant de réglementation et d'unité, il ne peut être soumis à un contrôle régulier et, par conséquent, efficace. Ici ce sont des fosses fixes que des propriétaires parcimonieux ont percées sur une de leurs parois pour en rendre moins coûteux les frais de curage, sans se douter que les matières liquides, s'écoulant par ces orifices, infiltrent le sol et vont y déposer des germes qui entreront en activité à la première occasion. Là, au contraire, ce sont des latrines s'ouvrant directement dans l'égout (1), et qui permettent de jeter dans nos canaux, comme dans le quartier des Halles, des matières organiques putréfiées qui, tombant dans des conduits à pente insuffisante et incomplètement lavés, viendront entretenir, sinon engendrer directement des maladies épidémiques dont, à plusieurs reprises, il nous a été donné de constater les ravages. Ailleurs, enfin, ce sont des branchements particuliers qui viennent apporter à l'égout les excrétions de tout un immeuble, alors que nos collecteurs viennent s'ouvrir presque dans la ville,

(1) Avant de livrer ce rapport à la publicité, nous avons tenu à nous rendre compte par nous-même de l'état de nos égouts. Cette tâche nous a été rendue facile, grâce à l'empressement que nous avons rencontré chez M. l'ingénieur en chef de la voirie Domenget. Nous sommes heureux de lui en témoigner ici notre reconnaissance.

M. l'ingénieur-adjoint Vanderpol nous a prêté son utile concours et a bien voulu nous accompagner dans la visite que nous avons faite le 9 septembre dernier. C'est guidé par lui et le chef égoutier, M. Hermann, que nous avons parcouru, presque dans son entier, le collecteur de la rue de la République, l'égout du type ovalaire de la rue Grenette et le vieil égout à fond plat de la rue Centrale.

Dans cette visite, nous avons acquis la triste conviction que la mauvaise réputation de nos conduits souterrains était encore au-dessous de la réalité. Nous avons vu dans maints endroits des conduites circulaires déversant directement les matières de vidange, et cela dans certains égouts *absolument secs*, comme celui de la rue Grenette. Nous avons constaté, de plus, le mauvais état des diviseurs fixes de la rue de la République : bon nombre des barreaux destinés à retenir les matières solides ont été sciés pour éviter le curage ; les matières alors encombrent le branchement particulier qui conduit du divi-

échelonnés le long de nos deux rivières, au mépris des ordonnances et décrets qui, depuis 1669 à 1790, n'ont cessé d'être rendus pour sauvegarder en France l'intégrité de nos rivières, et de faire force de loi, comme le fait remarquer M. Durand-Claye, et ainsi qu'en témoigne une décision ministérielle du 25 juillet 1875.

Ainsi donc : système de fosses d'aisances des plus irréguliers et des plus insalubres ; égouts défectueusement construits et incomplètement lavés ; pollution de nos rivières par les eaux d'égout contenant des matières de vidange. Voilà assez de causes réunies pour affirmer que la santé publique est menacée et qu'un prompt remède doit être apporté à cet état de choses.

Or, nous tenons à bien l'établir ici, c'est surtout une solution pratique que votre Commission, s'est attachée à trouver. Loin d'être l'ennemie des solutions hardies acceptées par plusieurs grandes villes, elle s'intéresse avec passion aux progrès de l'hygiène publique. Mais il ne faut pas l'oublier, nous nous trouvons en présence d'une situation déterminée : des égouts qui ne peuvent pas être reconstruits du jour au lendemain, une provision d'eau qui ne peut pas être accrue sans

seur à l'égout ; ces matières s'encroûtent ; les liquides s'écoulent ensuite par un lit très étroit, creusé au milieu de ces matières solides, qui alors ne peuvent plus être entraînées.

Nous avons considéré ensuite avec peine la déplorable situation des conduites d'eaux potables : sans parler de la place qu'elles occupent dans les collecteurs, où elles encombrent le trottoir, fermant ainsi toute sorte de refuge aux ouvriers qui pourraient être surpris un jour d'orage ; elles sont dispersées de telle sorte que certains jours, elles doivent être complètement baignées dans l'eau d'égout. De cette façon, qu'advienne un violent ouragan pendant l'été, époque à laquelle la pression peut être faible à leur intérieur, s'il existe la moindre fissure, l'eau potable sera inévitablement souillée. De pareils faits, du reste, se sont produits en Angleterre et sont devenus le point de départ de terribles épidémies de fièvre typhoïde.

16

d'immenses travaux. Donc, si nous voulons faire
quelque chose d'utile, nous devons nous borner à amé-
liorer, en attendant que le temps ait permis de refaire.

Plusieurs solutions peuvent être proposées, nous
aurons à en examiner les avantages et les inconvénients ;
mais toujours, bien entendu, en nous plaçant au
point de vue exclusif et restreint de la ville de Lyon.

Parlons d'abord du système dit *tout à l'égout.*

Ce système, qui consiste, on le sait, à faire communiquer avec l'égout tous les conduits des fosses d'aisance,
eaux ménagères et eaux pluviales, a été accepté et réalisé
par la plupart des capitales de l'Europe, Londres,
Bruxelles, Paris, Berlin, Florence se félicitent des bons
résultats obtenus par ce système au point de vue de
l'assainissement et de la diminution de la mortalité.
Par exemple, pour ce qui est de la fièvre typhoïde dont
nous parlerons exclusivement, le nombre des décès,
serait tombé à Londres, de 33 à 23 pour 100,000 habitants, à Bruxelles, de 27,8 à 23.

Ce système, qui est basé du reste sur des données
rationnelles, et sur des faits rigoureusement observés,
offre assurément de sérieux avantages. Et d'abord, il ne
saurait venir à l'esprit de personne de considérer comme
une précaution inutile celle qui consiste à soustraire de
nos habitations, dans le plus bref délai possible, les
immondices qui s'y accumulent chaque jour. Conserver
pendant des mois entiers de 20 à 30 et même 60 mètres
cubes de matières de vidanges ne passera certainement
pas pour une excellente idée de salubrité ! En second
lieu, le mélange des matières de vidanges avec les eaux
d'égout ne semble pas souiller celles-ci dans d'aussi
notables proportions qu'on serait tenté de le supposer.

A ce point de vue les analyses pratiquées en Angleterre sont formelles. La proportion d'azote qui repré-
ente en définitive la quantité des matières organiques

susceptibles de se putréfier ne varie pas beaucoup dans les deux cas. Et tandis que dans les villes où la vidange va directement à l'égout, les eaux contiennent 77 gr. d'azote au mètre cube, dans les autres, où la vidange est séparée, l'eau d'égout contient 50 gr. d'azote au mètre cube. Et alors même que cette différence serait considérée encore comme trop importante, elle serait rachetée, aux yeux de certains physiologistes, par les qualités de moins grande nocivité, que des expériences récentes tendent à attribuer à la matière fraîche en circulation.

Ainsi, soustraction rapide des matières fécales dans les habitations, adultération relativement peu considérable des eaux d'égout; à un point de vue général, mise en circulation des matières de vidanges à un moment où elles seraient moins susceptibles de nuire (?) : tels sont les motifs assurément sérieux qui semblent plaider en faveur du procédé. Ajoutons que le système du *tout à l'égout*, qui entraîne presque fatalement avec lui la nécessité de l'épuration des eaux d'égout avec ou sans utilisation à l'agriculture, a encore cette immense qualité de préserver les fleuves et de soustraire les riverains à de grands dangers.

La ville de Lyon est-elle prête à recevoir à l'heure actuelle l'application d'un pareil système? Notre réseau d'égout est-il assez complet pour recueillir les déjections de chaque habitation et permettre de combler toutes les anciennes fosses fixes ? Ensuite, ces égouts sont-ils assez bien construits pour affirmer qu'il ne se produira pas d'infiltration dans le sol et que l'écoulement des matières s'y fera d'une façon régulière et rapide, grâce à une pente bien ménagée ! Disposons-nous enfin d'une masse d'eau suffisante pour noyer toutes les immondices et empêcher la stagnation des matières putréfiées? En dernière analyse, dans le cas où

l'application d'un pareil système serait reconnue réalisable pourrait-on trouver près de Lyon un terrain apte
à l'épuration et à l'utilisation agricole ? Juste dédom-
magement des immenses sacrifices matériels qu'entraînerait son adoption.

La question ainsi posée devient des plus simples à
résoudre. Evidemment le réseau actuel de nos égouts
n'est pas disposé pour recueillir à la fois les eaux pluviales, les eaux ménagères et les matières de vidange.
Il n'y a pas longtemps que les quartiers de Saint-Irénée
et de Saint-Just étaient privés encore de toute espèce
de canaux d'émonction, et certains points des Brotteaux
en sont entièrement dépourvus. Pour ces quartiers, du
moins, le mode de vidange à l'égout devient impraticable, car il n'est point démontré qu'un égout qui y serait
actuellement construit pourrait facilement aboutir au
collecteur le plus proche ? En second lieu, comme nous
avons eu déjà l'occasion de le faire remarquer, nos
collecteurs s'ouvrent dans divers points de nos rivières,
les uns même, comme ceux de Port-Mouton et de la rue
Rabelais, en amont de la cité. Or, comme il ne serait
pas admissible de déverser nos matières de vidange,
soit au Rhône, soit à la Saône, en pareils points, il faudrait reconstruire tout un système de collecteurs pour
conduire en aval de la ville les produits excrémentiels.

Mais supposons cette difficulté vaincue ; admettons
même que la construction de nos canaux est irréprochable, que leur pente est régulière et favorable à l'écoulement facile des liquides, il faut se demander encore
si, à l'heure présente, nous possédons assez d'eau pour
faire des chasses journalières et efficaces, et balayer
énergiquement tous nos canaux ? Une pareille affirmation serait singulièrement ironique, au moment où l'on
discute les nombreux projets proposés pour assurer
notre service des eaux, où l'on ne parle rien moins que

de dériver la Loire pour parer aux dangers qui nous menacent, et où l'on est réduit à considérer comme une innovation bienfaisante les mesures prises par la voirie pour assurer chaque soir, pendant cette période de chaleurs exceptionnelles que nous avons traversées cette année, un lavage de nos égouts avec 8 à 10,000 mètres cubes d'eau.

Reste à examiner si l'épuration des eaux par le sol est réalisable, puisque, ainsi que nous l'avons dit, il devient dorénavant impossible de jeter dans nos fleuves la masse liquide qui sortira chaque jour de nos collecteurs.

Plusieurs d'entre vous, Messieurs, ont dû se demander si la plaine de Saint-Fons ne pourrait pas suffire à cette opération ultime, si Lyon en fin de compte ne pouvait pas faire dans sa banlieue ce que fait Valentia, Florence, près des Caschines, Bruxelles sur les plateaux de Loo et de Penthy, Paris, enfin, à Genevilliers, et ce qu'il fera bientôt à Saint-Germain. Le transbordement des eaux vannes, de la rive droite à la rive gauche du Rhône, ne vous a pas paru une difficulté insurmontable. Ce résultat peut être facilement réalisé, grâce à un système spécial de syphon, système qui fonctionne admirablement à Paris au pont de l'Alma ; toute la discussion devait se concentrer sur les qualités du terrain choisi, qualités qui ont paru à votre éminent collègue, M. Ferrand, des plus problématiques.

Pour lui, les terrains de l'Isère, presque exclusivement composés de sable et de gravier, se prêteraient mal à l'épuration ; 2 mètres cubes de terre sont nécessaires pour épurer 300 litres d'eau en 20 jours ; quelle serait alors la quantité de gravier nécessaire pour épurer les 100,000 mètres cubes que peuvent contenir nos égouts ? Telle est la question qui le préoccupe.

Il y a actuellement dans la ville de Lyon 4 à 500 maisons dépourvues de fosses d'aisance, et dont les matières de vidange se rendent partiellement au moins, sinon en totalité, directement dans l'égout.

On a proposé, pour parer aux inconvénients qui résultent de la vidange directe et pour éviter en même temps l'accumulation d'une trop grande quantité de matières putrescibles dans le sous-sol des habitations, de placer, sur le trajet des colonnes de chute, des réservoirs métalliques destinés à retenir seulement les matières solides, tandis que les liquides iraient droit à l'égout. C'est la tinette-filtre, ou système diviseur que M. l'ingénieur Gobin vous a spécialement recommandé dans une communication qui suscita la question que vient clore ce rapport.

Nous avons dit *tinette-filtre* pour établir une distinction avec la tinette pleine qui fonctionne dans certains grands établissements de Paris, et qui constitue, quant à elle, un progrès véritable sur le système un peu barbare sans doute des fosses d'aisance. Recueillir dans un réservoir hermétiquement fermé les matières de 24 heures, enlever ce réservoir le lendemain et le remplacer par un autre, sans qu'il y ait transvasement de ces matières, est sans contredit une façon d'agir excellente, mais qui ne peut s'appliquer d'une manière générale. L'enlèvement journalier des 25 ou 30,000 tinettes que nécessiterait le service de la ville est une difficulté insurmontable. Parlons donc uniquement de la *tinette-filtre*.

Eh bien, ce système vous a paru devoir être condamné en principe. C'est le système du *tout à l'égout* masqué : il participe aux mêmes inconvénients, sans en avoir les avantages.

En laissant passer les urines avec les matières liquides, vous envoyez à l'égout les 7/8mes des matières fermentescibles, et vous n'éloignez pas les chances d'infection que vous redoutez à juste titre, et qui sont, du reste, votre principale préoccupation dans les objections que vous faites au *tout à l'égout*.

L'adoption des *tinettes-filtres* entraînerait encore un autre inconvénient que M. Ferrand a bien mis en relief et qui mérite toute votre attention. La généralisation du système des tinettes entraînerait, comme le *tout à l'égout*, la nécessité de modifier le système des collecteurs ; car, dans ce cas, comme dans le premier, il deviendrait urgent de ne pas souiller les fleuves par la présence même de ces matières liquides. L'eau de l'égout mélangée avec les produits liquides des tinettes-filtres contient 14 parties d'azote pour 4 que renferme le fumier de ferme. Or, si l'on pense que pour 500 immeubles seulement qui se trouveraient dans des conditions analogues, 12,000 mètres cubes au moins de liquide seraient chaque jour déversés dans le fleuve, on peut facilement comprendre le danger qui résulterait pour les riverains de la généralisation d'un pareil système.

Du reste, l'expérience en a été faite depuis longtemps : son emploi méthodique est irréalisable. Après avoir été adopté comme système officiel par la ville de Bruxelles en 1855, le système des *tinettes-filtres* s'est spontanément transformé en celui du *tout à l'égout,* par suite des nombreuses difficultés qui surgissaient chaque jour dans son exécution.

Les développements quelque peu circonstanciés dans lesquels nous venons d'entrer nous ont paru nécessaires pour justifier les conclusions que votre Commission croit devoir vous proposer. Forcée, dans l'état présent des choses, de refuser à la ville de Lyon le système du *tout à l'égout* et la généralisation des appareils diviseurs, elle a pensé que certaines améliorations urgentes pouvaient être réalisées dans notre système d'égouts et de vidanges : ces améliorations lui ont paru d'autant plus susceptibles d'être facilement exécutées, qu'étant peu onéreuses, elles ne peuvent rencontrer dans leur application que des difficultés restreintes.

Et tout d'abord, la Commission a été unanime à reconnaître que la première modification à obtenir de l'Administration était l'interdiction formelle de jeter à l'égout les matières de vidange. Les connaissances si exactes que nous possédons aujourd'hui sur la propagation des maladies contagieuses et les développements suffisamment étendus dans lesquels nous sommes entrés à ce sujet nous dispensent d'insister longtemps sur ce point et de chercher à en démontrer l'importance.

Mais, comme conséquence directe de cette interdiction, va s'imposer la conservation des fosses fixes, à une condition expresse toutefois, c'est qu'elles réalisent certaines qualités de construction et d'étanchéité qui en rendront le maintien peu insalubre. C'est ainsi qu'une inspection rigoureuse devra fréquemment constater qu'elles sont parfaitement *étanches,* de façon à prévenir les infiltrations du sous-sol, qu'elles possèdent inférieurement *une cuvette* exactement situe dans l'axe de leur ouverture, de façon à faire toujours converger vers le tuyau aspirateur (lors du curage) les matières qui y sont contenues, et qu'enfin le curage s'y fait d'une façon complète, *à fond*, et non d'une manière superficielle, comme on a trop souvent l'occasion de le voir maintenant.

D'ailleurs les fosses fixes ne sont pas probablement coupables de tous les méfaits qu'on leur impute. Et sur ce point, nous avons pour nous l'opinion du savant professeur d'hygiène de la Faculté de Paris, lequel a soutenu que la fermentation tuait les germes, et qu'au bout d'un certain temps, les matières de vidange n'avaient plus les caractères de nocivité qu'elles possédaient auparavant.

Enfin, Messieurs, dans le cours de vos travaux votre attention a été vivement sollicitée par un appareil ingénieux, imaginé par M. le docteur Chassagny, et destiné à vider, non plus continuellement, mais d'une façon intermittente, des fosses plus petites qui pourraient

facilement être installées dans nos demeures. Il s'agirait
d'aménager des réceptables d'une capacité restreinte
(3 à 4 mètres cubes par exemple) recevant avec les
matières de vidange les eaux pluviales et ménagères et
pouvant se vider automatiquement, grâce à un système
spécial de soupape placé à leur base, sous l'influence
d'une forte pluie d'orage, par exemple. Cet appareil,
qui pour nous participe en grande partie aux dangers
du système du *tout à l'égout*, avait dans l'esprit de son
inventeur, le but de ne jeter dans nos canaux que des
matières infectieuses très diluées, et à un moment où
elles pourraient être énergiquement balayées et revêtir
de ce fait un caractère moins infectieux (1).

(1) L'administration de la voirie a expérimenté l'appareil de
M. Chassagny, non plus comme fosses d'aisance, mais comme
réservoir à eau destiné à laver les égouts en opérant *sur les
points hauts* un lavage rapide et instantané. C'est ainsi qu'on
a installé, rue Centrale, à l'angle de la rue Ferrandière, une
de ces cuves à soupape automatique.

Grâce à l'obligeance de MM. les ingénieurs de la voirie,
l'appareil a été essayé devant nous, lors de notre visite du
9 septembre. Nous sommes obligés d'avouer que notre attente
a été légèrement déçue. Nous avons pu constater d'abord que
le réservoir éprouve une certaine peine à se remplir ; un gravier ou un corps étranger quelconque s'introduit facilement
dans la soupape, en empêche l'occlusion complète, et l'écoulement intermittent se transforme en un faible écoulement
continu

En second lieu, alors même que l'écoulement se fait brusquement, et pour ainsi dire comme en un seul jet, son influence ne se fait sentir qu'à une très faible distance. C'est
ainsi que, placé dans l'égout de la rue Centrale, à près de
150 mètres de l'ouverture du réservoir, c'est à peine si nous
avons noté une légère élévation dans le niveau de l'eau ; nous
n'avons pas même eu la sensation de la production d'un courant. Il est vrai que la moindre accumulation de sable peut
faire dévier dans un sens opposé les liquides écoulés ; mais
le but n'en est pas moins manqué.

Combien nous préférons à ce système l'organisation si simple
qui a été adoptée à l'hospice de la Charité, et qui a été ins-

C'est en raison de ces considérations que votre Commission, Messieurs, vous propose de voter les conclusions suivantes, en priant votre bureau de les transmettre à l'autorité compétente :

La Société de médecine de Lyon, vivement frappée du mauvais état de certaines fosses d'aisance de notre ville et du fonctionnement défectueux des vidanges, émue des conséquences désastreuses que pourrait avoir pour la santé publique le maintien du *statu quo*, a l'honneur de proposer à l'Administration l'emploi des réformes suivantes facilement réalisables :

1° Le maintien des fosses fixes, à la condition qu'une enquête minutieuse en ait constaté le bon état, savoir :

a). L'isolement absolu d'avec l'égout ;

b). L'étanchéité parfaite ;

tallée par les soins de M. l'administrateur Giraud pour le grand bien des malades et au plus grand profit de l'établissement, dont la salubrité est mieux assurée.

En tête de chaque branchement d'égout, se trouve un réservoir absolument clos. Chaque matin seulement, le réservoir, préalablement rempli, est mis en communication avec l'égout par l'enlèvement d'une vanne, qui laisse se précipiter alors par un large orifice un courant à forte pression qui entraîne facilement toutes les immondices arrêtées dans les conduits. Nous avons vu fonctionner ces appareils, et nous nous plaisons à reconnaître qu'après pareille chasse, les conduits ainsi balayés sont d'une propreté irréprochable. Et ceci alors même que les fosses fixes ont été supprimées et que ces égouts reçoivent les matières de vidange.

Si ce système pouvait être généralisé, le *tout à l'égout* ne rencontrerait plus d'objections. Malheureusement il faut porter ses regards au delà de l'hospice et se demander ce que deviennent les matières ainsi soustraites : elles vont séjourner dans les collecteurs voisins, où l'eau manque et où la pente insuffisante ne permet qu'un écoulement fort lent. — Advienne alors une épidémie, et le quartier en aval de l'établissement va être exposé aux émanations souvent dangereuses des déjections des malades.

c). La déclivité du fond, avec cuvette placée dans l'axe de l'ouverture ;

d). A cette condition enfin qu'elles soient ventilées et qu'on en exécute le curage à fond à chaque vidange.

2° Les fosses seront pourvues d'un tuyau d'évent qui sera prolongé à une hauteur suffisante, de manière à ne pas incommoder le voisinage.

3° Le libre écoulement des matières fécales à l'égout, tel qu'il a lieu actuellement à Lyon dans quelques points soit à l'aide du système des anciens diviseurs fixes, soit par déversement des fosses, soit par évacuation *directe, est interdit.*

4° Les communications ci-dessus interdites seront remplacées, soit par des tinettes mobiles, partout où il y aura un système d'irrigation suffisant, soit par des fosses fixes.

5° Tous les tuyaux débouchant dans l'égout (tuyaux de tinette, d'eaux ménagères et eaux pluviales) seront munis à leur partie inférieure d'une fermeture hydraulique interceptant toute communication aérienne de ces conduits avec l'égout.

6° Les siéges des cabinets d'aisance et les ouvertures d'évier seront pourvus d'un syphon hydraulique ou d'une soupape obturatrice.

7° Ces différentes améliorations n'auront d'effet utile qu'à la condition que les égouts soient soumis à d'abondantes irrigations, principalement à l'aide de bouches d'arrosage placées en tête de chaque branchement secondaire, et grâce auxquelles on pourra à certaines époques de l'année, et en temps d'épidémie, opérer les lavages désinfectants.

En conséquence, la Société émet le vœu que le volume des eaux affectées à Lyon aux services publics soit augmenté dans de notables proportions.

Quant au système de la circulation continue, dit *système du tout à l'égout*, admis par plusieurs grandes villes, la Commission a été unanime à reconnaître que, dans les circonstances actuelles, il est inapplicable à Lyon. Il ne pourrait être utilisé à la rigueur que le jour où nos égouts, construits sur des plans nouveaux, seraient soumis à une large et puissante irrigation. Toutefois, sans le condamner absolument, et comme spécimen d'écoulement à l'égout de tous les liquides excrémentiels, n'ayant peut-être pas les inconvénients reconnus à ce système, la Commission recommande *à titre d'essai*, l'établissement d'une fosse se vidant automatiquement, et d'une manière intermittente, fosse imaginée par le docteur Chassagny, membre de la Commission et vice-président de la Société.

En votant ces conclusions, la Commission de médecine s'est placée uniquement au point de vue pratique, et n'est nullement ennemie des réformes importantes apportées par quelques grands centres à la confection des égouts et à l'exécution des vidanges.

Les conclusions de ce rapport ont été adoptées par la Société de médecine (1).

(1) Les conclusions de ce rapport avaient déjà été votées, lorsque parut le mémoire de M. Berlier au Conseil municipal de Paris. Dans ce mémoire, M. Berlier expose un nouveau projet de vidange qui paraît se présenter dans d'excellentes conditions de succès. Il s'agit de la soustraction directe des matières de vidange à l'aide du vide pneumatique, celles-ci étant conduites directement de la colonne de chute jusqu'aux dépotoirs. Cette opération, qui s'exécuterait à l'aide de conduits spéciaux, complètement isolés de l'égout, ne serait pas, d'après les calculs de M. Berlier, extrêmement dispendieuse, et elle aurait cet immense avantage de préserver complètement l'égout et de réserver les droits de l'industrie et de l'agriculture. Ajoutons, d'ailleurs, que le système a été expérimenté ici, à Lyon, à la satisfaction générale et sous les yeux de MM. A. Girard et Brouardel.

LES VIDANGES A LYON

DE 1853 A 1886

RAPPORTS PRÉSENTÉS AU CONSEIL D'HYGIÈNE

PAR

M. Et. FERRAND

INTRODUCTION

La vidange des fosses d'aisances soulève des questions complexes et nombreuses qui intéressent au plus haut degré la salubrité.

Qu'il s'agisse en effet de l'existence même des fosses dites fixes (1), ne les voit-on pas plus ou moins étanches dans le sous-sol des habitations, creusées au voisinage des puits qui alimentent les ménages ? ne perçoit-on pas la communication de leurs émanations, soit avec l'intérieur des appartements par les cabinets d'aisances, soit avec l'atmosphère au-dessus des toits (2) par les tuyaux d'évent, sans distinction de la hauteur très-inégale de ces faîtages ? et alors le mal, pour nos demeures, ne siège-t-il pas en permanence ?

Qu'il s'agisse de la vidange de ces mêmes fosses par écoulements plus ou moins partiels dans les égouts ou

---

(1) C'est un arrêté du Parlement, de 1533, obligeant les propriétaires à créer des fosses d'aisance dans chaque maison qui a commencé à régler la vidange.

(2) L'aération des fosses fixes par les colonnes d'évent a été ordonnée beaucoup trop tard et pour éviter l'asphyxie aux ouvriers appelés à y descendre et prévenir les explosions.

par enlèvements après le recours aux désinfectants plus
ou moins illusoires, ou de systèmes divers successivement abandonnés et repris aujourd'hui avec des perfectionnements pratiques non sans mérite, mais non
appliqués partout; c'est encore la voie publique infectée
non-seulement pour les piétons et les résidants des rez-
de-chaussées, mais aussi pour les logements ayant
nécessairement fenêtre sur les rues ou sur les cours.

Qu'il faille encore suivre jusqu'aux portes de la cité
le transport de ces vidanges placées dans des voitures
plus ou moins propres, ou dans des bateaux-citernes
dont le contenu fait souvent naufrage en route et assister
à leur réception dans de vastes dépotoirs, d'où on les
extraira pour les soumettre à divers procédés de distillations, en dégager des sels ammoniacaux pour la fertilisation du sol et des eaux vannes encore chargées de
senteur stercorale; n'est-ce pas ajouter aux odeurs de la
banlieue déjà entourée d'usines?

Que l'on fasse au besoin, comme par le passé, ou
que l'on se prête à certains conseils du jour en passant
outre aux répugnances instinctives, aux écœurements
que provoquent toutes les manipulations dont il s'agit,
à tous ces curages qui chez les anciens étaient réservés
à des criminels, ce qui est plus grave, c'est que l'on va
au-devant de l'influence de propagation redoutable que
les dissolutions ou émanations de ces excréments
humains peuvent exercer en temps d'épidémies typhoïdi-
ques, par exemple, ainsi que la science l'a démontré
dans ces dernières années, malgré certaines dénéga-
tions.

Que l'on en soit enfin amené, comme à cette heure à
Paris, à rechercher dans la dilution extrême de la partie
liquide des vidanges et dans le projet du *tout à l'égout*
la solution d'un problème posé *in extremis*, et cela au
prix de grands sacrifices d'argent pour l'aménagement

des eaux que l'on n'a pas et de très grandes pertes de matières qui abondent riches et utiles à l'agriculture, n'est-ce point là encore une solution pratique dont nous n'avons que la perspective et qui n'est point sans désiderata?

Cette question générale des vidanges est donc de celles qui non-seulement grandissent aux yeux de qui les étudie, mais qui méritent la plus pressante attention, car négligée ou non, elle intéresse au plus haut point l'hygiène des villes en même temps qu'elle se rattache à des intérêts agricoles de premier ordre.

HISTORIQUE

Paris depuis 1850 paraît s'en être tenu à la désinfection préalable des matières fécales, ainsi qu'en témoignent l'ordonnance du 8 novembre 1851 et celle du 1er décembre 1853. Les substances actives proposées ou mises en pratique, liquides ou solides, désinfectantes par décomposition chimique fixant les éléments sulfhydriques et ammoniacaux ou désodorantes qui par absorption, qui par senteur dominante ajoutée, ne sont efficaces qu'autant que leur mélange, difficile avec de grandes masses plus ou moins hétérogènes, a été plus intime, ce qu'on ne réalise jamais, et que la condition de quantité suffisante a été en même temps scrupuleusement observée. Paris a donné ensuite le plus grand essor à la séparation des matières solides de la partie liquide plus ou moins désodorée envoyée dans les canalisations par l'intermédiaire des ruisseaux ou caniveaux de la voie publique et en dehors des grandes voiries exploitant directement la matière des fosses. Il a consacré d'immenses espaces à la réception des eaux fertilisantes rejetées ou transportées hors de la ville. Aujourd'hui l'on compte dans la capitale quelques voitures à vapeur enlevant par le vide le liquide des fosses ; mais le régime des diviseurs et des tinettes semble y être appelé à prévaloir.

Dans tous les cas, pour compléter ces divers systèmes, si l'on demande beaucoup aux égouts, il faut que ces derniers par leur ensemble, leurs rapports entre eux, leur pente, leurs aboutissants, leur curage, leur lavage facile, extraordinairement abondant, ne viennent pas s'opposer à la solution des grands problèmes à résoudre et prouver, comme naguère, par les morts d'hommes (boulevard Rochechouart, septembre 1880) qu'il reste beaucoup à faire encore pour avoir raison des complications qui viennent de surgir et de justifier le bruit fait tout récemment au sujet des odeurs de Paris.

Lyon aussi a longtemps pratiqué le service des vidanges à l'aide de désinfectants, mais la Compagnie exploitant au nom des cultivateurs réunis en société et fournissant à la préfecture la garantie des 500 colliers voulus par le règlement excluait toute concurrence, et soit par économie, soit parce que les agriculteurs, maîtres de la situation, repoussaient à tort ou à raison l'introduction des sels métalliques dans la vidange, la désinfection était généralement ou insuffisante ou nulle, et l'on se rappelle encore aujourd'hui de ce chef les mauvaises nuits infligées à la population.

Des arrêtés municipaux pris à Lyon se sont plus ou moins répétés de 1836 à 1860 (1).

Aux termes de ces arrêtés, le service devait dans son exploitation ne laisser échapper aucune odeur ou gaz

(1) Janvier 1836, novembre 1839, décembre 1853, août 1854. mai 1859 jusqu'en mai 1872. Des sociétés nombreuses de vidanges se sont succédé : Valdy et Cⁱᵉ en 1845. Rival et Cⁱᵉ en 1849, Maunier et Cⁱᵉ en 1852, Breton, Danto, Girard et Cⁱᵉ en 1853, Marduel et Delestang en 1854, Caillat et Cⁱᵉ en 1855. Compagnie des agriculteurs eu 1855. Fusion, Caillat et Marduel en 1858 et enfin Perret et Cⁱᵉ, puis Fondere 1860.

nuisible, soit aux personnes, soit aux marchandises, soit aux propriétés particulières. Ils prescrivaient aussi la désinfection et exigeaient que les fosses fussent étanches.

Déjà en 1846, 1850 et en 1853 nous fûmes témoins des premières tentatives avec le vide fait à l'usine; et en 1855, j'assistai rue Mercière à un essai de combustion des gaz au-dessus des tonneaux (1).

L'on a peine à croire aujourd'hui à l'emploi des moyens primitifs et barbares qui se sont longtemps conservés dans notre ville. Aux treuils qui, placés au dessus de la fosse, montaient les seaux ou baquets plus ou moins remplis, on a cependant substitué les pompes à bras aspirantes et foulantes pour l'enlèvement du clair ou partie liquide ; le baquettage fut réservé à l'épais ou *bourbasse* transportée à l'air libre jusqu'au tonneau muni d'une large trémie que l'on bouchait ensuite avec de la paille.

En dernier lieu, les agriculteurs avaient la haute main sur le service. Leurs nombreuses files de voitures venaient la nuit s'emparer de la ville, encombrer les rues ; leur personnel bruyant envahissait les cours des maisons, troublait le repos des habitants et les malheureux obligés de rester chez eux étaient empoisonnés sur place. En résumé, désinfection toujours ordonnée, toujours inobservée et infection générale toujours obtenue.

Ces vidangeurs venaient surtout l'hiver et l'on avait grand'peine à en trouver pendant l'été, même pour prévenir le débordement des fosses. Les fosses d'aisances devaient être étanches et dans ces dernières années, l'on en comptait beaucoup encore qui non-seulement n'avaient jamais subi de curage, mais n'avaient jamais été l'objet d'allèges !

(1) Procédé renouvelé de ce qui se pratiquait à Metz.

17

L'on a imaginé encore des diviseurs chargés de retenir l'épais et de laisser passer le clair dans les égouts ; aussi compte-t-on des immeubles par centaines et notamment dans nos principales rues ayant des diviseurs qui après avoir tout retenu laissent tout glisser au collecteur. Amoncellement, moisissure, puis stagnation, fermentation sur place, obstacle enfin qu'il a fallu détruire sous peine d'aggraver tous les inconvénients des fosses fixes et aboutir finalement au sans-gêne le plus impudent, c'est-à-dire à l'écoulement libre.

Nous en étions là des désinfections illusoires ou nulles, plus souvent coupables, là encore des inventions sans contrôle et des monopoles très gênants, lorsque des propositions nouvelles, hardies et sérieuses vinrent enfin détrôner l'ancien régime des vidanges à Lyon. Le tonneau en bois ruisselant, à service intermittent et impuissant à retenir toujours son contenu, essaya de résister à la tonne en fer roulante et hermétique ; la pompe à bras dut céder la place aux machines pneumatiques, et le paysan vidangeur réfractaire, repoussé de l'intérieur de la ville, allait être obligé de se rendre... extra muros, aux dépotoirs usines.

Or c'est surtout à partir de cette 3e période, période de concours, que le conseil d'hygiène a eu le devoir d'intervenir soit directement pour les questions d'autorisation soumises à son examen, soit par la représentation de plusieurs de ses membres appelés à faire partie de nombreuses commissions, nommées par l'administration, pour l'appréciation de divers systèmes de vidange étudiés dans l'intérêt de la salubrité, de l'agriculture et des finances municipales.

Ont pris part à ces commissions municipales : MM. Glénard, Delocre, Loir et Ferrand. D'autres collègues ont été adjoints aux précédents pour des rapports au Conseil sur des questions d'autorisation : MM. Artaud, Desgranges, Tavernier.

Et alors sont intervenus et des compagnies nouvelles et des arrêtés nouveaux.

Deux ordres de questions ont dû être traités par les commissions et celles plus spécialement administratives et celles concernant les divers systèmes proposés.

Les premiers ordres avaient trait à divers points d'interrogation posés par les concurrents :

1° Les services nouveaux adoptés seront-ils faits exclusivement ou facultativement pendant la nuit ou pendant le jour ? Faculté a été laissée pour le service de jour et de nuit.

2° Le système de locomobile devant opérer dans les rues a été discuté et son fonctionnement sur la voie publique a été accepté.

3° L'administration après s'être assurée la possibilité d'un service à réorganiser accordait à divers la permission provisoire d'enlever les vidanges et donnait ainsi aux pétitionnaires la satisfaction voulue, mais elle avait soin de prendre un arrêté excluant les modes de faire antérieurs.

(1) Les Compagnies que nous avons successivement trouvées en instance devant l'administration, soit pour des essais, soit pour des réalisations sont :

1° La Compagnie Anglo-Française. M. Philippe directeur. Novembre 73, juin 75, mars 76, mai 76.

2e La Société des vidanges inodores représentée par M. Vachon. Juillet et décembre 74.

3e M. Caillat. Mars et décembre 75.

4e M. de Luxeuille. Décembre 75 et janvier 76.

5° Société des propriétaires réunis, M. Lachat directeur 1876 devenue la *Mutuelle* M. Burelle directeur 1877.

6° M. Varnaison 1875, dont association avec M. Jacob et plus tard société du *Progrès* avec M. Jacob et Alfendery 1876, plus tard la *départementale* : M. Herbier directeur

7° M. Bichon et Cⁱᵉ système Lewis R. Keisser, juillet 1878

4° Après discussion prolongée relative au concours des tonneaux en bois notamment pour l'extraction, alors même que l'on prétendait offrir des tonneaux de cette sorte assez étanchées pour la vidange inodore, l'exclusion de ces derniers a été prononcée en faveur des tonnes en fer.

5° En ce qui regarde le cautionnement, il a été fixé au versement préalable de 15,000 francs.

6° Le droit dit de stationnement a été maintenu et a été fixé à 1 fr. par mètre cube de matière utilisable.

7° Un prix unique n'a pas été déterminé, il est demeuré libre, c'est-à-dire à débattre entre le propriétaire et l'entrepreneur, avec cette réserve ou restriction que le prix maximum de 3 fr. par mètre cube ne serait pas dépassé.

8° L'usage de la pompe à bras a été interdit d'une manière générale; cependant plus tard une exception a été admise.

SYSTÈMES

Le 2e ordre de questions est plus spécialement de notre domaine et nous allons, en passant en revue les divers systèmes des compagnies rivales, les étudier successivement sous les titres de *vide à l'usine, vide sur place,* dissimulation ou *destruction des gaz, pompes de secours, diviseurs et tinettes, projection* totale ou partielle *à l'égout, dépotoirs-usines.*

Extraction par le vide fait d'avance, c'est-à-dire à l'usine. M. Philippe arrive premier. Nous insisterons sur les résultats de son initiative intelligente, active et persévérante, habile enfin à réunir des démonstrations faites avec art et grande sûreté de main, car c'est à son exemple que nous devons les progrès réalisés dans la transformation des vidanges de notre ville.

Le 8 juin 1874 une commission composée de MM. Glénard, Ferrand, membres du conseil d'hygiène, et Gobin, ingénieur directeur du service municipal de Lyon, était déléguée pour assister aux expériences faites à *Nîmes* sur le système de vidanges inodores que la Compagnie *anglo-française d'assainissement et de fertilisation*, représentée par M. Philippe, comptait employer à Lyon.

M. Philippe exploitait en effet avec quelque modification un brevet de M. Varnaison et déjà, en 1871, le 21 septembre, une première délégation du conseil municipal était allée aussi à Nîmes procéder à l'examen des opérations de vidanges faites par ce dernier et signait un rapport favorable sur la promptitude et l'inodorabilité de ce système. Etaient présents : MM. Celler, ingénieur en chef de la voirie et M. Vacherot, adjoint au maire de Lyon.

Déjà aussi, le 12 novembre 1873, les propositions directes de M. Philippe prenaient date à la préfecture du Rhône et le 8 juin 1874 nous assistions aux opérations pratiquées à Nîmes. Le système repose sur l'emploi de tonnes en fer rivées et soudées de 2 m. c. 500 de capacité dont le vide est fait à l'usine ; elles sont montées sur des chars à quatre roues et à ressorts pour un service rapide circulant au trot. Leur remplissage à l'aide de tube plongeant dans la fosse s'effectue en 2 minutes par aspiration sans extravasement autour de l'ouverture de la fosse, sans agitation de la matière, sans expansion des gaz et les tonneaux se succèdent avec célérité sans stationnement, pour ainsi dire, et par conséquent sans encombrement de la voie.

Le vide a été fait à l'usine après avoir introduit de l'eau dans les tonneaux et en aspirant cette eau à l'aide d'une pompe actionnée par une machine à vapeur : l'opération a duré 17 minutes, mais on devait opérer à

Lyon plus rapidement sur des tonneaux sans eau avec des pompes à air (1). Le manomètre marquait un vide de 70 0/0.

A 20 minutes de l'usine, nous arrivions bientôt sur la place de l'Esplanade pour vider la fosse d'aisances du café Peloux, café le plus fréquenté de la ville, avec fosse d'accès difficile ayant son ouverture dans un escalier de cave si étroit qu'une seule personne peut y trouver passage. 47 mètres de longueur de tuyaux avec 5 coudes fixes ou mobiles sont rapidement raccordés avec cercles en fer et rondelles de caoutchouc serrés par des vis de pression et rapidement installés dans les salles et sous les tables dudit café où ils décrivent de nombreux circuits. L'on met en communication avec la tonne et les matières sont aspirées avec une telle force que malgré les 300 litres d'air que représente approximativement la longueur des tubes, l'on entend des corps durs tomber dans le récipient. Pour finir, l'on ferme le robinet ayant une forme telle qu'il peut cisailler les corps qui pourraient rester dans son orifice.

Après ce premier tonneau plein en quelques minutes, l'on en remplit un second qui vide la fosse ; un peu de sulfate ferreux avait été jeté dans la fosse avant l'opération, un seau de semblable soluté est aspiré en dernier lieu pour laver le tuyautage. Tout est enfin démonté et enlevé sans la moindre odeur et les consommateurs établis dans le café ont sans aucun désagrément assisté, comme nous, à cette expérience très concluante, malgré une température de 35 degrés. Tout avait donc parfaitement réussi, tant la mise en scène bien ordonnée que l'extraction complète en plein soleil.

(1) Une cession de brevet par Varnaison s'opposait à Nîmes à l'usage de ce dernier moyen et nous valait la complication dont il vient d'être question.

Le même jour deuxième expérience, avenue Feugère. En 2 minutes, un premier tonneau extrait le liquide, un deuxième enlève l'épais et l'on observe que les derniers centimètres qui restent seraient absorbés si le fond ou radier était en pentes terminées par une cuvette ou puisard. Nous reviendrons dans nos critiques sur cette lacune commune à tous les systèmes avec les fosses actuelles : ici encore point d'odeur.

Le même jour encore, troisième épreuve rue Maubet, rue étroite : les manœuvres et les résultats sont les mêmes, l'extrémité du tube plongeur est placée dans le soluté désinfectant qui est absorbé en même temps qu'à l'aide d'un injecteur chargé de même liquide on lave l'extérieur du susdit tube.

En dernier lieu, quatrième expérience, boulevard St-Antoine, 283, maison Berraud : fosse au fond d'une allée dans une petite cour fermée en haut par un ciel vitré ; chaque étage est intérieurement desservi par des balcons semi-circulaires sur lesquels des femmes se livrent à des travaux d'aiguille. Le tampon est enlevé, le tube plongeur est descendu avec précaution dans la fosse ayant 2 m. 30 de profondeur et bientôt l'aspiration commence. L'on n'a versé aucun liquide désinfectant dans la fosse, l'air extérieur remplace en même temps le liquide absorbé, de telle sorte que l'on ne perçoit aucune émanation sensible. Les couturières ne paraissent pas se douter de ce qui se pratique au-dessous d'elles et l'on conçoit qu'un tampon percé ne laissant passer que le tuyau plongeur remplacerait très bien l'usage des désinfectants.

La commission enfin a donc dû reconnaître que les expériences faites sous ses yeux, à Nîmes, avaient parfaitement réussi et son rapporteur, M. Gobin, concluait en conséquence : 1° que la vidange des fosses a été faite sans répandre aucun liquide ni dégager aucune mauvaise odeur.

2° Que ce système peut être appliqué à toute heure du jour et en toute saison sans aucun inconvénient pour le public et sans compromettre la salubrité.

3° Qu'avec un matériel suffisant et bien ordonné l'on peut opérer la vidange avec une très grande rapidité puisque les tonneaux se remplissent en deux minutes.

Le 21 janvier 1875, *Paris* demandait à Nîmes des renseignements sur le mode de vidanges pratiqué dans cette dernière ville, sur le transport, l'exploitation des matières, leur emploi agricole et le rapport de M. Granon, architecte en chef, visant notamment la Compagnie de M. Philippe n'était pas moins concluant et décisif que le rapport fait à Lyon. Deux mois plus tard, M. Deleveau, chef de bureau de la police municipale et de l'inspection de l'hygiène de Nîmes, signait un rapport adressé à Paris sur le même sujet. Ce travail très détaillé passe en revue les divers systèmes pneumatiques mis en pratique dans la dite ville et le vide fait avec l'eau dès 1862, puis par le vide, par la vapeur surchauffée à 4 ou 5 atmosphères et condensée par injection d'eau froide, enfin par le vide produit par l'aspiration de l'air des tonnes, et termine par l'éloge de la Compagnie anglo-française en signalant la perfection de son service rapide accomplissant plus de travail avec un moindre matériel. L'on y remarque toutefois que l'on permettait exceptionnellement à Nîmes le retour à l'ancien système et la nuit seulement, dans le cas où la matière devenue trop épaisse dans les fosses non étanches ne pouvait être aspirée par les appareils pneumatiques.

A *Lyon*, M. Philippe obtenait dès le 2 mars 1875 un arrêté d'autorisation d'usine dont nous parlerons à notre article concernant les dépotoirs.

Peu après, le 9 avril, rue de Sully et le 29 du même mois à 9 heures du matin et à 4 heures du soir, quai des Brotteaux, une commission composée de MM. Gobin,

Loir, Vézu, Ferrand assiste à des expériences faites
par M. Varnaison ; c'est le système déja étudié à Nîmes
avec vide fait à l'usine, mais ce n'est plus la même
direction ; les tuyautages, les joints surtout, sont défectueux, le montage est plus lent, la pompe manque de
puissance. Toutefois, après les réparations voulues,
les dernières expériences ont été satisfaisantes.

Ce devait être et le rapport à été favorable.

Extraction par le vide des tonnes fait sur place.

Le 21 mars 1874, le système Caillat va inaugurer une
nouvelle série d'épreuves. L'intervention d'une locomobile porteur d'une pompe aspirante et foulante est
nécessaire ; cette dernière a charge d'aspirer la matière
des fosses et d'en refouler le contenu dans des tonnes
attelées à sa suite en même temps que les gaz viennent
se brûler sous le foyer de la chaudière. Ce système
préoccupe l'administration qui redoute les fumées, les
senteurs, le bruit, le mouvement du volant capable
d'effrayer les chevaux et surtout l'encombrement de la
voie publique ; aussi nomme-t-elle une commission
nombreuse composée de MM. Chavanne, Delocre, Ferrand, Glénard, Gobin, Jacquet, Loir, Vézu et lui
demande-t-elle surtout s'il sera possible de laisser
fonctionner de jour ce nouveau procédé de vidanges.
Des expériences pratiques furent faites en conséquence,
avenue de Saxe, rue Sala et dans la rue très étroite de
la Monnaie. Les premières épreuves accompagnées de
quelques tâtonnements et défectuosités donnèrent lieu
à des observations importantes ; et d'abord la combustion du cook était loin de présenter les inconvénients des chaudières à asphaltes ; les volants devaient
être dissimulés, les machines plus silencieuses ; le
passage des gaz dans le foyer ne fournissait qu'une
odeur de grillade plus ou moins sulfureuse pour les

étages supérieurs, surtout dans les rues étroites, et dans ces dernières seulement l'encombrement était inévitable. La senteur désagréable des tuyaux démontés était enfin un grave défaut mais auquel il était facile de remédier.

Aussi la nouvelle compagnie fut-elle d'abord autorisée à se charger d'une partie du service pendant la nuit et les premières heures de la matinée, et cela à titre de continuation d'essai.

Ajoutons, pour ne pas laisser sans réponse rassurante l'objection relative à la possibilité d'une explosion par l'inflammation des gaz, que cette dernière est évitée par l'emploi de diaphragmes en toile métallique.

Dissimulation ou destruction des gaz sur place.

Au cours de la même année 1874, la *Compagnie des vidanges inodores*, représentée par M. Vachon, était en instance pour obtenir l'introduction de son système de vide sur place à l'aide de pompes à bras, d'abord pour enlever le clair, et de tinettes descendues, remplies et fermées dans la fosse, pour le curage à fond des *bourbasses* ou matières solides. Le système offrait la possibilité d'utiliser les tonneaux en bois dont on croyait alors ne pouvoir se passer et se complétait pour l'annihilation des gaz par une pompe à air suivie d'un appareil de Wolf composé de récipients laveurs.

Aux reproches concernant la lenteur et la multiplicité des opérations à exécuter sous le contrôle de l'administration avec un matériel de peu de puissance, la Compagnie répondit en offrant de trancher la question par la substitution de machines à vapeur locomobiles, mais la question des tonneaux en bois fut résolue par la négative. Puis l'encombrement et l'insuffisance des appareils de Wolf furent reconnus. Des essais pratiques furent autorisés pour un temps limité à trois mois, mais en présence de la nécessité de renouveler, pour une période limitée, sans garantie d'autorisation définitive, son matériel ou appareils entachés de diverses défectuosités, la Compagnie dut se retirer de la lutte, non sans protester.

Pour la seconde fois, il y avait lieu de condamner, comme mesure générale pratique non suffisante, l'emploi de l'appareil de Wolf avec réservoirs saturants et laveurs. Cette proposition renouvelée avait été précédée par d'autres, soit par celle de la combustion des gaz par un foyer placé au-dessus des tonneaux de vidange pendant le remplissage : aux dangers d'explosion que l'on aurait pu conjurer si le moyen avait prévalu, les critiques plus hostiles que sincères ne manquaient pas d'ajouter que l'on réussissait surtout à échauffer les gaz pour en faire profiter plus sûrement les étages supérieurs.

En 1875 des propriétaires urbains réunis entrèrent en lice promettant aux agriculteurs de conserver et d'utiliser leur matériel moyennant quelques corrections convenues et espéraient ainsi donner satisfaction à l'administration qui voyait dans cette utilisation une sauvegarde dans l'avenir pour les intérêts de la ville, tout en répondant aux besoins des cultivateurs. Mais après des essais peu satisfaisants, cette compagnie dut l'année suivante reconstituer son capital par de nouvelles adhésions et 2,000 propriétaires se groupèrent pour constituer un matériel conforme aux prescriptions de l'arrêté du 19 octobre 1876, et le 10 mars 1877 sous la raison L'UNION MUTUELLE DES PROPRIÉTAIRES LYONNAIS : la dite Compagnie était autorisée à exploiter à Lyon à ses risques et périls la vidange par le vide, ainsi qu'à faire stationner sur la voie publique dans les six arrondissements, les voitures attelées, les fourgons, pompes et locomobiles destinés à ce service. C'était le système

Caillat en plein exercice. Cette entreprise avait surtout pour objet de réduire, pour ses actionnaires, à 1 fr. les frais de curage par m. c. non compris les frais de stationnement au lieu de 2 et 3 fr. applicables aux autres extractions.

En même temps enfin, l'entreprise Varnaison Jacob fonctionnnait sous la dénomination le *Progrès* avec M. Effenderi et Cie. C'était le vide fait à l'usine, puis sur nos bas-ports, avec accompagnement de bateaux-citernes. Elle est devenue finalement la *Départementale*.

Les deux systèmes du vide fait à l'usine ou sur place jugés par la pratique.

Les deux systèmes étaient donc entrés concurremment dans la pratique journalière. L'un d'eux cependant devait l'emporter et rester exclusivement appliqué.

Ils eurent d'abord ceci de commun qu'ils employaient les bateaux-transports faisant des voyages de 50 m. c, au sud de Lyon et l'on se souvient des plaintes nombreuses et justifiées qui obligèrent ces derniers à des stationnements de plus en plus éloignés de la ville. A trois reprises, le Conseil d'hygiène successivement représenté par des commissions composées de MM. Glénard, Delocre, Desgranges et Ferrand, dut constater l'insuffisance des précautions, les fraudes même et prendre de nouvelles mesures. Les gaz n'étaient point brûlés, la prime non payée pour les liquides clairs autorisait les coulages et souvent aussi les bateaux chargés la veille pour la descente étaient le lendemain retrouvés à la même place, mais complètement allégés de leur contenu.

En ce qui regarde la vidange par le vide à l'usine, le vide préalable nous avait surtout séduits, car il supprimait le même travail encombrant dans la ville, gardait tout, gaz et liquide : il n'était pas exposé à mal brûler ses gaz et par conséquent à les rendre à l'atmosphère après les avoir seulement surchauffés ; il paraissait devoir être enfin plus économique. Mais les lourdes tonnes sur des chars non suspendus, subissaient des cahots et vibrations sur les pavés de la ville et résistaient mal à tant de causes d'ébranlement pendant les longs parcours à franchir plusieurs fois dans la même journée et le vide fait à 70 n'arrivait en place qu'à 50 et même au-dessous : les tonnes enfin au retour n'étaient pleines qu'au 2/3.

En ce qui concerne le vide incessant, c'est-à-dire, soutenu sur place, il n'offre point cette somme d'inconvénients et au point de vue de l'entreprise et au point de vue des propriétaires qui se sont plaints d'avoir payé le cube des tonnes et non celui de la matière extraite.

Restait à la charge de chacune des Compagnies le reproche de ne pas extraire toujours l'épais et surtout dans les fosses anciennes qui n'avaient subi depuis longtemps que des allèges et dans les fosses exceptionnellement profondes ou situées dans des quartiers inaccessibles aux lourdes locomobiles.

Pompe Keizer. — Pompe de secours.

Cette difficulté commune aux deux systèmes a été levée par les expériences faites sur la pompe dite Américaine (système Lewer R. Keizer, Bichon et Cie concessionnaires du brevet) ; aussi était-elle autorisée en date du 8 juillet 1878, malgré une décision qui, antérieurement prise, repoussait a priori l'intervention de toute pompe à bras. C'est qu'en effet la Commission se trouva en présence d'un engin nouveau (pour nous, du moins, car il a été question d'une copie de brevet parisien) d'un engin, disons-nous, d'une puissance remarquable.

Il s'agit ici d'un cylindre métallique muni de deux valves en caoutchouc de la grandeur au moins de deux mains juxtaposées faisant l'office de clapets, l'une fixée à la partie supérieure s'ouvrant d'arrière en avant et servant à l'aspiration, l'autre fixée à la base du piston dans le cylindre incliné à 30 degrés et s'ouvrant par refoulement. Un levier manœuvré par trois hommes dans les conditions ordinaires fait fonctionner l'appareil très portatif et monté sur deux roues.

Comme appendice nécessaire, la pompe communique avec un tonneau en tôle et les gaz sont brûlés, à leur sortie, à l'orifice supérieur de la tonne, par un réchaud muni de toile métallique pour prévenir l'explosion : le tube de décharge a un diamètre double de celui d'arrivée.

L'épreuve qui en a été faite, notamment place des Terreaux, dans une fosse profonde située au-dessous des caves, nous permit de la voir fonctionner de la manière la plus concluante alors que placée à mi-chemin, c'est-à-dire, dans une cave supérieure, elle aspirait et refoulait tout plus haut que la voie, et liquide et solide, jusqu'à siccité. Aussi l'arrêté favorable dont elle fut l'objet s'exprimait-il ainsi :

Vu le rapport dressé le 20 juin 1878 par la Commission chargée de l'examen du système ;

Art. 1er. Par dérogation à l'arrêté du 19 octobre 1878, l'emploi de la pompe Keizer est permis aux Compagnies de vidange régulièrement autorisées à exercer leur industrie dans la ville de Lyon.

Art. 2. Toutefois, il est expressément interdit de faire usage de tonneaux en bois.

Et pour clore cette première partie concernant l'extraction des matières, ajoutons que cette décision était nécessaire. En effet l'on se rappelle en premier lieu qu'en l'absence de cuvette ou puisard au fond de la fosse, ce qui est la règle au lieu d'être l'exception, le peu de mobilité de la matière épaisse ne se prête pas au curage complet sous l'aspiration généralement brusque par le vide. En second lieu, les Compagnies prétendent bien aspirer à 13 m. en contre-bas; mais par suite de l'usure des appareils, le vide fait à 70 à l'usine n'est plus qu'à 50 d. devant la fosse à vider, le vide fait sur place opère entre 40 et 30 d. et dans les deux cas, non seulement il se produit une extraction de gaz qui contrebalance une partie de la pression atmosphérique, mais il n'y aura fonctionnement efficace, jusqu'au bout, qu'autant que le niveau du liquide du tonneau ne dépassera que de 8 à 9 m. le niveau du liquide de la fosse. Si la distance de 13 m. est exceptionnelle, celle de 9 à 10 n'est point rare. De là la nécessité de recourir à la pompe aspirante et foulante sous peine de ne pas vider les fosses profondes: cette addition est donc un complément indispensable. Et maintenant on peut dire que notre service d'extraction laisse peu à désirer. Cependant, malgré cette garantie nouvelle, la pratique toujours difficile au point d'être le plus souvent négligée du curage à fond nous impose une réserve de première nécessité. En effet, dans ce cas de curage complet qui devra constamment être exigé, l'introduction d'un homme dans la fosse vidée à moitié et alors désinfectée largement pour brasser le fond avec un ringard étant indispensable jusqu'à ce qu'on ait trouvé un moyen mécanique se prêtant aussi bien à toutes les constructions de fosses avec piliers ou autre, avant de continuer l'usage de la pompe, on n'aura rien fait de bien pour assurer le sauvetage du défaillant tant qu'administrativement l'on n'aura pas imposé à l'ouverture une section de 0,80 au moins au lieu de 0,65 qui est par trop insuffisante, et devient la même cause d'accidents mortels pour le passage à la fois d'une échelle et d'un homme souvent replié sur lui-même par l'évanouissement.

SYSTÈME DE DIVISEURS ET TINETTES

Mais est-ce là le dernier mot de la vidange dite inodore au point de vue de la salubrité des villes et des intérêts de l'agriculture ?

Le système des *diviseurs* et des *tinettes* a des partisans éclairés, mais il est justiciable de conditions que l'on ne peut pas toujours réaliser et comporte des sacrifices d'ordres majeurs aux dépens de l'hygiène et de l'agriculture.

Les *diviseurs* proprement dits n'ont abouti qu'à donner les résultats les plus déplorables, fonctionant mal dès leur début ils ont bientôt fini par ne pas fonctionner du tout : c'est la nécessité de les remplacer par des tinettes qui a fait la fortune de ces dernières. Nous en redirons un mot dans notre appréciation des deux systèmes, car ils ne sont pas sans analogie, au point de vue critique surtout.

Tinettes de M. de Luxeuille

Les 4 et 26 janvier 1876, une commission dont trois membres du conseil MM. Delocre, Loir et Ferrand faisaient partie était appelée à apprécier à l'hôtel de la rue Luizerne un système de tinettes de M. de Luxeuille ingénieur civil. C'est là un récipient de 50 litres environ à parois persillées, logé dans un autre récipient à parois pleines et muni d'un robinet à sa partie inférieure : le premier, à son intérieur, recevra toute la matière et n'en gardera que la partie solide ; le second recueillera tout le liquide et le laissera écouler dans la canalisation la plus voisine.

Telle est la disposition générale de ces appareils portatifs, susceptibles d'être fermés hermétiquement dans la fosse même et facilement descendus ou enlevés par le trou d'homme des anciens réservoirs convertis ainsi en antichambre ou que l'on pourrait remplacer par une pièce quelconque du sous-sol ou du rez-de-chaussée. Dans l'espèce, le récipient intérieur était composé de parois en terre cuite trouées et formées de sections mobiles susceptibles d'être démontées et lavées à la brosse ; le second ou externe était en métal.

L'expérience a convenablement réussi, malgré les circonstances défavorables inhérentes à la clientèle féminine qui, soumise à la visite dans cet hôtel de police, jetait dans les cabinets encore plus de débris de linge que de petits papiers. Ailleurs, le diaphragme intérieur est en métal, fer étamé, mais généralement les obstructions sont fréquentes et c'est surtout après tassement, c'est-à-dire par le sommet de l'appareil, que les liquides et finalement le trop plein s'écoulent!

Ajoutons qu'à côté de ce type des tinettes, l'on en cite un autre consistant en coudes et cuvettes produisant des sortes de cascades favorisant la séparation du départ des liquides et des solides ; ces deux types sont représentés par de nombreuses variantes. Un modèle qui nous a été présenté comme un des meilleurs, consiste d'abord en un récipient unique persillé de trous de bas en haut ; l'un des côtés de ses parois est garni extérieurement d'une gaîne correspondante au bas de laquelle est fixé un robinet pour l'écoulement du liquide filtré; il consiste en second lieu, en un couvercle mobile dont la paroi descendante conduit par capillarité les liquides dans une gorge circulaire communiquant avec la gaîne de sortie du récipient proprement dit. Les solides tombent directement dans le milieu de l'appareil.

Ce système de vidanges, avons-nous dit, a des partisans éclairés et aujourd'hui nombreux, notamment à Paris où l'on a en quelque sorte, en faveur des tinettes ou fosses mobiles, déclaré la guerre aux fosses fixes.

18

Et d'abord en adoptant cette méthode qui consiste à garder l'épais pour rejeter le clair à l'égout ;

1° On supprimerait les fosses actuelles, ce qui serait, dit-on, un premier bienfait ; mais ce premier avantage serait-il seul, serait-il sans revers ? Les fosses fixes en effet, comme nous l'avons annoncé dans notre exposition générale, déversent dans l'atmosphère par leur tuyau d'évent (mesure prise pour éviter les explosions) des émanations de matières fécales accumulées et conservées longtemps à l'état de putréfaction, émanations fétides qui, suspendues matin et soir au-dessus des maisons par les temps lourds, descendent dans nos rues avec les brouillards, comme tombent plus visiblement les fumées rabattues de nos cheminées malgré le mouvement ascensionnel que devait leur assurer leur caléfaction.

2° Avec les fosses mobiles l'on pratiquerait l'enlèvement des matières avant la fermentation active produisant gaz et senteurs non seulement au dehors, mais dans nos habitations par refoulement accidentel ou appel par différence de température.

3° L'on n'aurait à enlever qu'un cube de matière bien moindre ; celui de la matière mêlée étant à Lyon journellement de 500 mètres cubes, celui de la partie solide ne serait plus que de 90 mètres cubes. De là un enlèvement plus rapide, moins d'encombrement et moins de lourds charrois ébranlant nos maisons, disent encore les partisans ; et il est vrai que les tonneaux de 2 mètres cubes ne suffisent plus depuis longtemps ; soit à cause de l'accroissement prodigieux, au dire déjà des rapports de 1843, dû à la nécessité imposée aux propriétaires d'avoir des fosses étanches et surtout des habitudes de propreté introduites par la grande consommation d'eau faisant retour dans les fosses fixes.

4° L'on dégrèverait d'une charge importante les immeubles de la ville, car les habitudes de propreté vont jusqu'à réaliser l'écoulement constant des eaux de la Compagnie dans les cabinets d'aisances et créent ainsi des conditions très onéreuses aux propriétaires mis dans l'obligation de faire vider leurs fosses 3 et 4 fois par an.

5° Les Compagnies de vidange dans ce dernier cas ne récupèrent point leurs frais de transformation ou font perdre au fisc la redevance abandonnée pour les matières non utilisables et livrées au coulage.

6° La vidange par les tinettes est enfin réputée inodore pendant son remplissage pratiqué dans les fosses et au moment de leur enlèvement réalisé au moins une fois par semaine, suivant l'importance de l'immeuble. L'on sait la moyenne produite par chaque habitant et tout peut être réglé à l'avance. Elle est évaluée à (1 litre 369) par jour, soit 1/2 m. c. par an.

Tout serait donc pour le mieux si tous ces avantages étaient réels, s'il n'y avait que des avantages enfin et si la méthode était toujours praticable.

Parmi les partisans des tinettes, il en est un certain nombre qu'il faut détacher, car ils n'ont vu et entendu citer que des exemples tels que ceux de certains hôpitaux, (le Val-de-Grâce par exemple) qui reçoivent et gardent liquide et solide que l'on doit à grand frais enlever chaque jour.

Mais si les tinettes ont encore d'autres partisans légitimes, il faut convenir que la critique peut leur opposer des objections qui nous paraissent aussi devoir être prises en considération.

Et d'abord, le service des tinettes est-il bien inodore ? Non pas absolument, car l'on n'aurait pas recours à Paris aux désinfectants, soit 1 litre acide pyroligneux et 1 kilo sulfate de fer pour purger l'odeur des tonnes après leur lavage et servir à prévenir l'infection produite par le nouveau remplissage.

Non encore, attendu que l'on a eu à Paris ainsi que le signalait naguère M. Rollet, des cas d'asphyxie dans les salles non ventilées dans lesquelles étaient placées des tinettes à enlever.

Si, d'autre part, l'écoulement des urines seules était chose si insignifiante, l'on ne serait pas, pendant l'été, obligé de désinfecter les urinoirs publics qui pourtant reçoivent un courant d'air et d'eau constant.

Point n'est besoin enfin de rappeler que la matière fécale est puante par elle-même, avant toute fermentation proprement dite.

Mais au point de vue de la transmission des maladies infectieuses par les selles des malades, n'y a-t-il pas lieu de rechercher si ces matières stercorales fraîches ne sont pas les plus dangereuses ? Et n'y a-t-il pas des faits très probants en faveur de cette manière de voir, alors que d'autre part M. Bouchardat paraît avoir raison lorsqu'il avance que la fermentation ammoniacale doit détruire les microbes des fosses non mobiles. Or la tinette la mieux organisée n'est qu'un crible et non pas un filtre. Puis ce qui passe par dessus bord, n'est pas même criblé : enfin, il y a les matières non moulées, délayées, diarrhéiques, etc. et tout cela est appelé à aller à l'égout. L'on cite même des tinettes oubliées fonctionnant indéfiniment.

A Paris, sur 240,000 tuyaux de chûte dans les fosses d'aisances, 10,000 déversent leurs eaux à l'égout et l'on sait dans quel état de senteurs sont les dangereux égouts de la capitale.

Nous ne pouvons enfin pas passer sous silence les inconvénients relatifs à la fréquence des vidanges ainsi faites journellement ou 2 et 3 fois par semaine, et surtout aux difficultés de raccordement de niveaux avec les égouts pour l'écoulement direct.

Mais il importe de s'arrêter davantage à une dernière et très grave question, conséquence encore de l'emploi des tinettes : celle de l'émission dans l'égout, totale ou partielle ; question très grave, disons-nous, parce qu'elle intéresse plusieurs ordres d'institutions des plus élevées : *l'hygiène, les travaux publics, l'agriculture.*

Envois à l'égout.

Et d'abord, l'*hygiène* ne peut se désintéresser de l'envoi de ces *déjections* fraîches, mais odorantes, et regardées comme infectieuses, toujours putrescibles et qui finalement, après avoir plus ou moins séjourné dans les égouts défectueux, iront le long des fleuves ou rivières se déposer sur les bords et infecter les riverains. (1).

Par cela même qu'elles sont fraîches, avons nous dit, ces déjections sont encore plus redoutables. L'opinion en effet de Bouchardat sur la destruction des microbes par la fermentation ammoniacale a été corroborée par le regretté Gubler qui a constaté que les garde-malades, les personnes touchant aux linges souillés par les déjections alvines et les vidangeurs paient un tribut élevé aux maladies infectieuses, zymotiques, tandis que les ouvriers travaillant dans les dépotoirs où ne s'accumulent que des matières fermentées en sont complétement indemnes.

En ce qui regarde les *travaux publics*, aucune grande ville de France ne peut présentement réaliser les grandes dilutions nécessaires et les réfections d'égouts de manière à résoudre seulement l'un des côtés de la question, celui de l'égout inodore ; est-ce que la Tamise avec ses 800 m. de largeur et ses profondeurs permettant la circulation des vaisseaux de haut bord a

(1) 18 jours de traversée du centre de Paris à la Seine.

pu, devenue le réceptacle des égouts, protéger Londres
contre l'épidémie de 1859 qu'on lui attribue?

Je ne parlerai pas des organisations exceptionelles
de la Rome ancienne ayant conservé, pour une population moderne 10 fois moindre, mille litres d'eau par
habitant, ni de Birmingham avec 380 litres par tête
et des pentes telles que les empierrements des égouts
sont eux-mêmes entraînés au point de constituer des
amas de 42,000 tonnes.

L'on fera, dit-on, le nécessaire à Paris, à Lyon ; on
le veut, on le peut, mais à quel prix et avec quelles
conséquences? Que deviendra l'utilisation, même par
irrigations? mais ne sait-on pas qu'avec la sursaturation rapide des terres arables avec le cube d'eau
proposé pour la capitale, il faudra avant peu la moitié
des terres d'un département. Plus grande sera la
dilution, plus grande sera la quantité de liquide à
évacuer et moindre sera sa valeur. Et si les liquides
urinaires des tinettes doivent être lâchés dans les
rivières, se rend-on bien compte des pertes de leur
importante valeur agricole?

Un mot enfin au point de vue de l'*agriculture :* 1.000 k.
de fumier contenant 4 k. d'azote, lorsque 1.000 k.
d'urines en renferment 14 k., il en résulte que 1.000 k.
de fumier pourront être remplacés par 287 k. d'urines,
d'où il suit que 25.000 k. de fumier représentant 100 k.
d'azote seront remplacés par 7.175 k. d'urine, soit une
différence de richesse comme 1 à 3,48. Et si enfin cette
donnée était étendue par la pensée à la production de
la France on arriverait à évaluer la perte à 100 millions
de francs en blé que l'on aurait pu obtenir du sol sans
autre fumier.

Or des questions de cette nature dont la solution
doit viser et le devoir de débarrasser les villes de leurs
matières nuisibles et celui de faire concourir ces der-

nières, sinon à la richesse du moins à l'alimentation des
populations, au bon marché ou au moins à la quantité
suffisante de l'aliment de première nécessité, ne sauraient être regardées comme trop complexes et rejetées
dans l'une de leurs parties essentielles pour plus de
simplification.

Il ne faut pas oublier que chaque année les animaux
devraient rendre au sol et à l'atmosphère, comme le dit
M. Boudet, les éléments fertilisants d'une végétation
annuelle pour maintenir le cycle de la vie.

C'est le circulus de Pierre Leroux. C'est la loi enfin
de restitution (1).

En ce qui concerne notre ville, la transformation
radicale par écoulement total, est-elle praticable ? Est-
elle bonne en soi ?

Et d'abord la quantité d'eau distribuée est insuffisante
attendu qu'une proportion double serait nécessaire,
soit 90 litres par habitant, dont 25 litres pour les eaux
ménagères et 65 litres pour arrosage et nettoyage de la
ville au lieu de 18, minimum indispensable.

On les aura, dit-on, un jour, soit ; mais alors pas plus
qu'à présent notre réseau d'égouts, en dehors de deux
ou trois grands collecteurs, ne se prêtera aux lavages
énergiques, soit par défaut de pentes, irrégularités entre
elles, coudes, dépressions, contre-pentes même, rac-
cords avec les branchements latéraux, soit par leur
accès enfin et leur lavage difficiles alors que, sur les
parois, le dépôt adhérent de matières visqueuses exige
racloirs et balais.

---

(1) Le bétail de la ferme ne rend pas tout ce qu'il a pris au
domaine et M. Burelle citait fort à propos à l'*Economie poli-
tique* l'expression de M. Boussingault : « Le bétail est moins un
producteur qu'un dissipateur d'engrais. » C'est donc la vidange
de la ville, ajoutons-nous avec M. Burelle, qui doit contribuer à
cette restitution.

D'autre part, notre banlieue, pour ses cultures dans un sol de cailloux roulés à peine revêtu de terre se réclame surtout de l'action intense de la vidange lyonnaise, à ce point qu'elle enlève journellement pendant quatre mois de l'année jusqu'à 200 m. c. de matières par jour.

Or, avec les tinettes, en supprimant le clair de 182.500 m. c. de matières mêlées par an, produit de 500 m. c. par jour, la perte serait de 149.650 de liquide urinaire utilisable représentant 521.428 k. de fumier.

Comment ne pas réagir contre pareil gaspillage ici et ailleurs, lorsque l'on sait qu'en beaucoup d'autres pays, le rendement en céréales est beaucoup plus considérable que chez nous ! Pour ne faire qu'un rapprochement, il est en moyenne, en France, de 16,70 hectolitres par hectare, lorsque dans la pauvre Irlande, il est de 31,60 hectolitres.

Dans nos plaines de fertilité moyenne de Villeurbanne, Dessine, Venissieux, la culture intensive des vidanges donne 25 hect. de blé par hectare (Burelle).

Nous avons parlé d'équivalence en fumier, en blé ; ajoutons pour rappeler, car la démonstration n'est pas à faire, l'importante part agricole du sujet qui nous occupe, que la valeur vénale en azote, en acide phosphorique, en potasse sécrétés par chaque individu est estimée à 15 fr. par an : l'on a de ce chef en France et en espèces 540 millions. Une partie notable est utilisée, mais le tout à la mer, comme on l'a proposé, donnerait raison à notre grand poète aux antithèses, V. Hugo, qui s'emparant de cette statistique dit que les égouts et les rivières font à l'Atlantique, par an, un versement d'un demi-milliard ; et deux résultats en sont la conséquence : *la terre appauvrie et l'eau empestée, la faim sortant du sillon et la maladie sortant du fleuve.*

Naguère, l'honorable M. Gobin plaidait devant la
société de médecine la cause des tinettes et demandait
avec raison leur substitution prochaine aux soi-disant
diviseurs qui ne sont plus ou qui subsistent comme
obstacles inutiles dans les immeubles relativement
récents des rues de l'Hôtel-de-Ville et de la République,
immeubles qui par un arrêté que nous considérons
comme très regrettable ont été autorisés à déverser
leurs matières à l'égout, attendu qu'actuellement tout y
passe. La tinette serait donc ici un avantage, quoique
de ce chef la perte et les chances d'infection fussent
encore très notables. L'on compte environ 400 immeubles de cette catégorie qui par 50 m. c. de mêlé par an
fournissent ensemble 20.000 m. c, dont 16.400 de
liquide seraient éliminés par les tinettes. Or, si la mesure
devenait générale, elle imposerait à Lyon un déversement à l'égout de 149.650 m. c , ce qui serait autrement
regrettable et comme sacrifice et à d'autres points de
vue dont il importe de tenir compte. L'on voit donc
combien serait fâcheuse l'application généralisée du
système des tinettes enlevant à l'agriculture en général
et à notre culture suburbaine en particulier, une partie
très importante de son engrais de prédilection ; ajoutons
que ce sacrifice ne donnerait point satisfaction à
l'hygiène de la ville, en même temps qu'il porterait
atteinte à celle des riverains de la Saône et du Rhône.
En vain attendrait-on beaucoup d'une plus grande distribution d'eau dans nos égouts, non que ce ne soit pas
là une mesure désirable, mais en raison des conditions
défectueuses de nos égouts. La question de ces derniers
sera traitée par d'autres collègues dans notre bulletin,
mais d'ores et déjà pour compléter notre dire, qu'il
nous soit permis de rappeler combien nos égouts se
prêteraient peu à recevoir sur tous les points de la ville,
en dehors des grands collecteurs, un déversement total

ou partiel des vidanges : partout des pentes insuffi-
santes, irrégulières, des dépressions même, des embran-
chements inaccessibles aux égoutiers, et sans écluses
de chasse, égouts ouverts enfin à l'extrémité de la ville
aux refoulements des vents du midi, égouts dans
lesquels on a multiplié avec intention les bouches
béantes pour assurer à ces derniers l'aération facile aux
dépens de l'atmosphère des rues.

En définitive, à nos yeux, les tinettes, sorte de tout
à l'égout dissimulé et coûteusement organisé, ne
donnent satisfaction ni à l'agriculture, ni à l'économie
des travaux publics et encore moins à l'hygiène.

La prétention à la généralisation des tinettes était
donc inadmissible, mais nous devons savoir gré à
M. Gobin d'avoir insisté sur la nécessité d'imposer,
comme mesure obligatoire, après avoir fait connaître la
possibilité des voies et moyens économiques de la réaliser, la fermeture parfaite de toute communication
aérienne des sièges de latrines et des bouches d'évier,
soit avec les fosses fixes, soit avec les égouts.

Nous ne pouvons qu'applaudir à cette dernière proposition dont le Conseil d'une façon moins autoritaire,
il est vrai, avait pris l'initiative dans une de ses séances
remontant à quatre ou cinq années.

Aux 400 maisons autorisées à user des soi-disant
diviseurs, dont on ne voit plus que les ruines, il faut
ajouter 200 immeubles qui, à l'aide de coups de lances
ou de communication directe, clandestinement organisée, n'ont pas attendu pour s'y conformer le cri de
ralliement de *tout à l'égout* qui a eu à Paris, dans ces
derniers temps, la prétention de résoudre la question
des vidanges.

J'aurais beaucoup à dire du complément obligé des
égouts recevant tout et lavés à outrance, c'est-à-dire, de
vastes plaines chargées d'épurer ces eaux et appelées à

en recevoir la fertilisation. L'on sait bien, il est vrai, aujourd'hui, ce qu'il faut réunir alors de qualité et d'épaisseur de terrain et de temps pour une proportion déterminée et très limitée de liquide et de temps voulu pour la filtration : à Gennevilliers, 1 m. c. de terrain ayant 2 mètres d'épaisseur est nécessaire pour épurer 15 litres d'eau lentement, c'est-à-dire en un jour, avant d'être rendus sans inconvénient à la rivière par la nappe souterraine. Mais où trouver la nature du sol et la persistance de ses propriétés? Où rencontrer les espaces immenses et nécessaires aux grandes villes lorsqu'il s'agira des irrigations? Comment réaliser toujours les immunités nécessaires, donner satisfaction à la divergence des intérêts et, ce dont on ne parle pas, obvier à l'infection préalable de l'atmosphère sous prétexte de pratiquer l'épuration ou l'utilisation de ces eaux ?

Déjà ce système, dit anglais, quoique pratiqué sur le continent et en grande faveur en Allemagne, n'est plus préconisé en Angleterre ; l'on cite en effet les décisions d'une commission municipale d'Edimbourg (360.000 habitants) qui après enquête très étendue dans un grand nombre de villes a résolu de substituer au *Middens* état présent un système interdisant toute communication de fosses avec l'égout et d'exiger l'enlèvement hebdomadaire des solides et des liquides de la vidange.

En France, M. Marié-Davy qui a d'une façon si intéressante étudié les microbes aérobies régénérateurs des eaux chargées de matières organiques à Montsouris repousse la projection des vidanges dans les égouts, leur intervention devant rendre ces derniers dangereux et plus réfractaires à l'épuration.

Mais je m'écarterais de mon sujet, en empiétant sur la question des égouts proprement dits ; j'en ai dit assez toutefois pour établir que, pour nous, égouts et vidanges doivent être deux questions bien distinctes.

La question enfin relative aux tinettes devant remplacer à Lyon les fosses ou simples gaînes allant directement à l'égout avec ou sans diviseurs, a pris récemment devant la société nationale de médecine de Lyon, sous la présidence de M. Rollet, une certaine ampleur au point de vue des intérêts de la santé publique et je ne saurais plus utilement en parler ici qu'en reproduisant les *conclusions adoptées* par la société en sa séance du 4 avril 1881 et communiquées à l'administration.

Deux des nôtres faisaient partie de la commission dont M. J. Teissier était rapporteur et les dispositions prises, conformes du reste à l'esprit du conseil, viennent ici en quelque sorte sanctionner les pages précédentes et formuler un corps de doctrine pratique ; elles proposent :

1° Le maintien des fosses fixes à la condition qu'une enquête minutieuse en ait constaté le bon état, savoir :

a. L'isolement absolu avec l'égout ;

b. L'étanchement parfait ;

c. La déclivité du fond avec cuvette placée dans l'axe de l'ouverture ;

d. La condition enfin qu'elles soient ventilées et qu'on en exécute le curage à fond à chaque vidange.

2° Les fosses seront pourvues d'un tuyau d'évent qui sera prolongé à une hauteur suffisante de manière à ne pas incommoder le voisinage.

3° Le libre écoulement des matières fécales à l'égout tel qu'il a lieu actuellement à Lyon sur quelques points, soit à l'aide du système des anciens diviseurs fixes, soit par déversement des fosses, soit par évacuation directe, est interdit.

4° Les communications ci-dessus interdites seront remplacées, soit par des tinettes mobiles, partout où il y aura un système d'irrigation suffisant, soit par des fosses fixes.

5° Tous les tuyaux débouchant dans l'égout (tuyaux de tinette, d'eaux ménagères et eaux pluviales) seront munis à leur partie inférieure d'une fermeture hydraulique, interceptant toute communication aérienne de ces conduits avec l'égout.

6° Les siéges des cabinets d'aisances et les ouvertures d'évier seront pourvus d'un siphon hydraulique ou d'une soupape obturatrice.

7° Ces différentes améliorations n'auront d'effet utile qu'à la condition que les égouts soient soumis à d'abondantes irrigations, principalement à l'aide de bouches d'arrosage placées en tête de chaque branchement secondaire, et grâce auxquelles on pourra, à certaines époques de l'année et en temps d'épidémie, opérer des lavages désinfectants.

En conséquence, la société émet le vœu que le volume d'eau affecté à Lyon aux services publics soit augmenté dans de notables proportions.

La commission recommandait en outre, à *titre d'essai*, l'établissement d'une fosse se vidant automatiquement et d'une manière intermittente, fosse imaginée par le docteur Chassagny, membre de la Commission et vice-président de la Société,

Dépotoirs et utilisation des matières par transformation.

La réorganisation du service des vidanges, après tout ce qui vient d'en être dit, devait posséder dès le premier jour un complément nécessaire.

Et s'il n'était plus question des transports immédiats et dispersés dans les campagnes, ni des services de nuit bruyants et infects, ni des allèges dérisoires perpétuant l'existence de fonds épais dans les fossss d'aisance, on ne pouvait songer aux quelques réservoirs villageois et encore moins à créer de grands lacs avec circuits de plusieurs kilomètres, comme à Bondy, pour l'évaporation spontanée des liquides. Mais il fallait, aux mains des compagnies, des dépotoirs établis en dehors de la ville, où les agriculteurs, pendant les mois d'hiver, viendraient prendre la matière pour l'utilisation directe sur les terres : il fallait en outre des usines y annexées pour transformer l'excédent, c'est-à-dire les 3/4 des vidanges, en sulfate d'ammoniaque et en résidus phosphatiques,

Le dépotoir, en définitive, était une nécessité ressortant de l'impossibilité où l'on se trouve de faire immédiatement et constamment emploi des quantités énormes de produits extraits journellement des fosses de la ville et Lyon en fournit 4 à 500 mètres cubes.

La transformation par les dépotoirs-usines supprime bien des choses fâcheuses : les bassins de circulation exigeant 3 à 4 ans, pour le dépôt des solides devant acquérir consistance suffisante pour être enlevé, l'évaporation d'une partie importante des sels ammoniacaux, l'infection de l'atmosphère par une longue exposition à l'air et le déversement du liquide décanté dans la rivière voisine. Terminons en ajoutant que Lyon a pu posséder sous Dessine un dépotoir à l'air libre, depuis longtemps disparu, mais que, de par nous, le fait ne saurait se renouveler.

Ici encore, M. Philippe arrive premier ; puis le Conseil est saisi d'un projet de vagon-citerne de M. Caillat devant transporter au loin les produits de sa Compagnie dans les départements voisins.

Près de la ville, cinq emplacements mal choisis par divers sont refusés par le Conseil.

Des dépotoirs simples à Rillieux, à Vénissieux sont accordés.

Deux dépotoirs-usines sont enfin installés et fonctionnent à la Mouche.

1er dépotoir-usine

Après avis défavorable à un établissement de ce genre, même provisoire, à l'entrée de Montplaisir, — la Commission composée de MM. Artaud, Delocre et Ferrand était saisie de la demande d'installation d'un premier dépotoir-usine, chemin de la vitriolerie, à la hauteur du chemin des Cures, et trouvait cet emplacement de tous points préférable au précédent. Tout y a été convenablement prévu : la matière arrivée à l'usine est déversée dans des réservoirs communiquant avec radier ayant pente suffisante pour la décantation et finalement être livrée à l'agriculture ou servir à la préparation des sels ammoniacaux.

Ces bassins de réception couverts sont au nombre de 4 sur une longueur de 60 mètres par 20 de largeur offrant un cube réalisable de 2,800 m. carrés, suivant la légende, et un peu moindre, selon les calculs de l'un de nous, soit : 4me bassin 936mc, 3me 423mc, 2me 405mc, 1er 720mc, ensemble 2,484 m. c., c'est-à-dire, le contenu de 60 des plus grandes fosses de la ville. Sous des halles fermées, des appareils à distillation de Mallet d'Ewert-Muller, de Marguerite et autres produiront, avec le concours de la chaux, le dégagement du gaz ammoniac qui sera absorbé jusqu'à saturation par l'acide sulfurique. Ces appareils visent tous l'économie et ne l'obtiendront qu'à la condition de ne rien perdre (et de longtemps ils n'en sont encore là), c'est ainsi que la matière froide, dite neuve, après avoir servi de réfrigérant sera échauffée à son tour pour donner d'abord son ammoniaque libre et ensuite son alcali dégagé de ses combinaisons salines par la chaux. Le sulfate d'ammoniaque obtenu est le produit utile surtout

recherché. Des résidus de phosphate calcique seront
réservés à l'enlèvement direct pour l'agriculture ou
séchés sous voûte. Les gaz de toute provenance et ceux
des bassins-réservoirs, soit pendant leur emplissage,
soit pendant la fermentation, et ceux des tonneaux des
paysans qui viennent se charger à l'usine, les gaz des
distillations et les vapeurs des résidus à dessécher, tous
seront dirigés et brûlés sous les foyers actifs communiquant avec les grandes cheminées, et des toiles métalliques seront interposées pour prévenir les explosions. Tel
est ou mieux tel devait être le fonctionnement général
de l'usine, telles sont les garanties que la commission a
exigées ; mais quant à leur exécution qui ne dépend
point de notre exercice, nous aurons à en reparler et à
en proposer à nouveau la marche tant, de part et d'autre,
les mesures paraissent avoir été oubliées.

En conséquence de ce premier rapport une autorisation
de 1re classe était accordée à M. Philippe à la Mouche dans
les anciens ateliers de M. Chevalier-Grenier, cons-
tructeur, rive gauche du Rhône, à deux kil. de la ville
pour dépôt de matières fécales provenant du curage
des fosses d'aisances et pour leur transformation, le
2 mars 1879.

Le 24 juillet 1876, cette autorisation frappée de
déchéance pour cause de non exploitation est l'objet
d'une nouvelle demande de la part du même M. Philippe
qui réintégré dans sa situation première dut y renoncer
à nouveau et laisser la place à une nouvelle compagnie
qui l'occupe actuellement depuis 1877, sous les mêmes
conditions et réserves, Cie des propriétaires réunis
connue sous le nom de la *Mutuelle*.

2mo *Dépotoir-usine.*

M. Jacob qui s'était vu refuser, conformément à l'avis
du Conseil, une installation au Grand-Camp, car
nous ne pouvions consentir à des déversements de

pareilles usines en amont de la ville, en face des bassins de la Cie des eaux, est venu aux Brotteaux-Rouges c'est-à-dire, même rive gauche du Rhône mais en aval de Lyon, à près de 1 kil. plus bas que la *Mutuelle*, chercher asile avec M. Effendery pour un dépotoir-usine. — La Commission composée de MM. Delocre, Tavernier et Ferrand a proposé l'autorisation en ajoutant aux prescriptions plus haut stipulées, la création, au besoin, d'une surveillance à la charge des demandeurs et devant verbaliser contre toute infraction. MM. Jacob et Effendery ont exercé longtemps d'une façon déplorable et l'affaire a passé au nom de la Cie la *Départementale*.

Antérieurement, une demande de M. Varnaison pour installer un dépotoir dans l'intérieur des terres, près le chemin des Cures, avait été repoussée, notamment pour faute d'écoulement des eaux.

Puis celle de M. Chevalier également rejetée pour d'autres motifs, soit pour une fabrication de poudrettes dans le même voisinage.

Postérieurement enfin entre les deux usines actuelles, MM. Després et Bouillet, se présentant avec des procédés mal étudiés de désinfection préalable, n'ont pu trouver grâce devant la population écœurée du quartier et devant votre commission composée de MM. Loire, Mulaton et Ferrand. Une autorisation même provisoire paraît avoir été rejetée, car depuis 2 ans il n'en a plus été question.

Appréciation des résultats.

Depuis leur existence, c'est-à-dire depuis 4 ans (1), ces dépotoirs-usines ont soulevé de grandes et légitimes protestations : des procès ont été intentés et gagnés

(1) Ceci était écrit en 1883.

contre eux par des particuliers les plus voisins. Des
plaintes plus générales, plus étendues, soit aux deux
rives du Rhône, ont gagné à leur cause l'opinion
publique, et naguère encore le conseil général du département (11 septembre 1880) émettait un vœu tendant à
l'éloignement ou à la suppression de ces dépotoirs. Que
s'était-il donc passé? Le conseil d'hygiène n'avait-il
rien prévu, rien prescrit? Ce n'est pas à vous, MM., qui
venez d'entendre rappeler les principales clauses d'autorisation élaborées en commun, qu'il faut le demander.

Le conseil avait fait son devoir, car sur le simple
choix préalable des emplacements, il avait repoussé
5 demandes sur 7. Et en admettant les 2 plus favorablement situés sur les bords du fleuve, il s'était montré
moins sévère, mais juste, dans l'application de méthodes parfaitement praticables. Mais, hélas! il nous a
été donné de constater que ces prescriptions sont
demeurées à peu près lettre-morte pour les deux usines
qui nous occupent. C'est ainsi que pendant plus de deux
ans la compagnie le *Progrès,* de beaucoup la plus importante des deux, n'a tenu aucun compte de son cahier des
charges. Elle a même, par ses agissements, aggravé
toutes choses ; ses gaz de toutes provenances n'étaient
aucunement brûlés ; les résidus de ses bateaux-citernes
étaient rejetés sur la digue ; ses dépotoirs étaient laissés
ouverts ou sans fermeture hydraulique ; le dessus de
leur voûte servait à la dessication des résidus calciques
infects exposés en plein soleil ; les débordements, suite
du remplissage des tonneaux de la campagne, avaient
converti le sol détrempé des cours non pavées en bour-
bier de fiente, dans lequel piétinaient hommes et chevaux, en même temps que sous de simples hangars l'on
faisait cuire, c'est-à-dire, concentrer jusqu'à siccité, les
bourbasses des fosses mêlées aux résidus phosphatés
calciques et puants des chaudières pour engrais de

première qualité. On se plaignait donc de la compagnie du *Progrès,* comme on s'est plaint à bon droit de la compagnie *Départementale* lui succédant et de la *Mutuelle* qui leur a survécu.

L'infection était générale et permanente.

L'administration aurait dû sans contredit sévir et plus tôt sans doute elle aurait obtenu quelques améliorations que nous aurons à signaler et qui ne datent que de quelques mois, pour ne pas dire de quelques jours seulement. Mais à quelle *pénalité* recourir? à quelle mesure de garantie graduée avant les procédés extrêmes? Faut-il les demander aux procès-verbaux, à la suppression? Même alternative ou vaine ou très grave au point de vue économique et administratif. Deux exemples entre autres ont été cités à Paris.

Une grande usine analogue à celles qui nous occupent ici s'est trouvée prise dans la lutte engagée; bien des procès-verbaux avaient été dressés et la condamnation à quelques francs d'amende facilement et inutilement payée: le mal n'a pas cessé un instant, lorsqu'enfin, sous la mise en demeure de plaintes justifiées et pressée par le soulèvement de l'opinion à propos de la question des odeurs de Paris, l'administration a prononcé la fermeture. A ce moment la dite usine recevait par jour 800 m. c. de matières. Que faire alors de ces quantités énormes? Les envoyer à Bondy? Il était encombré et nous n'avons pas de Bondy, mais ne nous en plaignons pas. Que faire des fosses qui débordaient en attendant le curage suspendu? Les allèges et l'envoi à la Seine étaient les seules ressources et ne résolvaient assurément pas le problème.

L'administration a donc les mains liées ou par l'interruption d'un grand service résultant de l'interdiction même provisoire, ou par la perspective du mépris de ses ordres sous la protection dérisoire d'une amende

prévue et comprise, pour ainsi dire, dans les frais généraux. Aussi, en présence de cette alternative, le rapporteur parisien concluait-il à la réforme de la législation, notamment en ce qui regarde les établissements
de première classe et conséquemment proposait notamment, en cas d'infraction aux règlements ou prescriptions
spéciales, de ne pas poursuivre en vertu de l'article
471 § 15 du code pénal, mais d'assimiler ces infractions
aux contraventions de grandes voiries.

Deuxième exemple à citer.

Dans ces mêmes renseignements, je puise un autre
ordre de conséquences à prévoir : il a trait aux conflits
et complications qui n'ont pas manqué de surgir : Les
habitants, le conseil d'hygiène et un arrêté préfectoral
refusent le 3 février 1877 une autorisation demandée
(vidanges et sulfate d'ammoniaque) et le 23 mars
suivant, le conseil d'Etat accorde !

A Lyon, les conditions étaient-elles meilleures ou
autres? Le mépris des ordonnances et de ses prescriptions spéciales était la règle et les intérêts particuliers
les plus menacés poursuivaient seuls cet état de
choses devant les tribunaux : ces derniers renseignés
par expertise sur la non observation des conditions
d'autorisation, imposaient des indemnités quotidiennes
aux défendeurs en leur accordant toutefois des délais
jusqu'à retour à un état normal. La *Mutuelle* traita avec
les demandeurs, la *Départementale* a payé. Aujourd'hui
en est-il absolument de même? Nous ne le pensons pas
quoique les procès durent encore ; mais s'il y a eu oppor-
tunité à intervenir pour prescrire l'expulsion, ou traiter
de l'éloignement, c'est-à-dire, de négocier le transfert de
ces usines à plusieurs kil. plus bas, soit à 5 ou 10 kilom.
du pont du midi, c'était surtout il y a une année,
époque à laquelle le mal était encore à l'état aigu.

Mais, que signifierait bien l'éloignement lui-même

avec la liberté d'action laissée à ces usines, ainsi que cela se pratiquait en dépit des réglements ? ce seraient toujours les mêmes senteurs poussées sur la ville par les mêmes vents du midi.

De grandes améliorations se sont réalisées.

L'usine de la compagnie la *Mutuelle* qui était moins infectante, peut-être parce que le travail y est de 2/3 moins important, a conservé, il est vrai, un niveau régulier d'odeur intolérable dans son voisinage surtout.

La *Départementale* prenant une suite plus coupable encore a suivi assez longtemps les mêmes errements, mais à cette heure, non-seulement elle a mis en état ses cours, ses fermetures de bassins, supprimé son vaporarium à ciel ouvert, mais elle s'est entourée de murs, a édifié une très grande cheminée où viennent, après avoir passé dans les foyers, les vapeurs de la fosse aux résidus calciques et bientôt tous les gaz de l'usine. Elle a, d'autre part, supprimé ses bateaux-citernes et avec eux leurs stationnements redoutés sur nos bas-ports, les fuites bien connues de ces récipients, leurs débarquements et curages près de la digue ou dans la laône même ; elle a supprimé le charriage par ses lourdes voitures, venant toutes et à toute heure par l'unique chemin de la Vitriolerie, et ces suppressions importantes ont été remplacées, par une canalisation souterraine en tube métallique de 18 c. qui, du pont du Midi aux ateliers de la Mouche, c'est-à-dire pendant 2700 mètres transporte en quelques secondes les matières aspirées par le vide fait dans les grandes tonnes-réservoirs de l'usine (1). Il

(1) Le tube a 69 à 70 m c. de capacité ; lorsque le manomètre marque 40 à l'usine pendant le fonctionnement régulier, il accuse 30 au point de départ, moins par suite des rentrées d'air (ces dernières ne dépassent pas 3 m. c. par kilomètre) que par le dégagement considérable du gaz. 3 m. par mètre cube de matière. Et c'est ce bouillonnement gazeux qui assure le bon fonctionnement du système en s'opposant à la formation de tout dépôt ; 3 m. 50 de matière sont enlevés en 1 minute 3/4.

y a donc là une grande somme de progrès à reconnaître
et même un grand mérite à signaler et s'il est à regretter
que l'esprit d'initiative du directeur, M. Berlier, ait dis-
trait quelque temps en lui l'administrateur ayant charge
des réparations intérieures pressantes, au point de vue
de l'hygiène, il faut lui savoir gré notamment de cette
canalisation dernière qu'approuvait tout récemment le
21 mars une commission dont plusieurs d'entre nous
faisaient partie, MM. Glénard, Loir, Delocre et Ferrand.
Cette réalisation, enfin, très pratique se fait sans aucun
dégagement d'odeur et depuis six mois en plein quai : une
petite machine de 5 chevaux de force suffisant pour le
fonctionnement de la pompe aspiratrice, elle économise
de grands frais de temps, de personnel et de transport.
Elle promet plus encore, car elle fait espérer dans un
avenir peu éloigné, pour une partie de Lyon du moins,
le curage direct des fosses d'aisances par l'aspiration
faite à l'usine et cela, non plus avec intermédiaire de
voitures et locomobiles mais sur un signe, sur un tour
de clef. Plus simplement et automatiquement, par
l'action d'un flotteur ouvrant une soupape, l'usine
recevra, sans déplacement, bien loin de la ville, le contenu de fosses métalliques de moindre volume et ne
débordant jamais (1).

Nous voilà ainsi revenus d'une façon grandiose au
vide fait à l'usine.

(1) Sous le nom de M. le capitaine Liernur, on a déjà établi
en Hollande, dans deux ou trois villes, notamment à Leyden,
un système d'aspiration par canalisation en tubes de fontes
avec disposition intérieure assez compliquée : il est installé
par quartier comprenant un millier d'habitants et avis est
donné aux locataires pour suspendre le service des colonnes
avant la production du vide. Des commissaires anglais sont
venus étudier le système sur place et ne l'ont pas trouvé applicable en grand; le prix de revient en est coûteux, car l'on compte
par tête d'habitant 100 fr. d'installation et 9 fr. d'exercice.

A Lyon, plus simplement entendue et favorisée par une pente sensible suivant le cours de nos rivières, cette installation fixée sur les parois de nos égouts ou logée dans le sol promet les meilleurs résultats.

En définitive, à côté de tous les progrès réalisés par l'une de ces usines, dont nous avons plus spécialement parlé et à côté du silence que nous avons observé à l'égard de l'union rivale, ajoutons avec discrétion qu'à cette heure encore, aucun de nos deux dépotoirs n'est absolument en règle avec toutes les conditions premières d'autorisation ou d'existence qui leur ont été imposées.

Pour nous, Messieurs, songeant enfin à nos conclusions, nous comprenons pour l'administration l'obligation étroite de tenir la main à la solution du problème tout entier, car, si on le veut bien, une réalisation définitive n'a jamais été aussi prochaine.

Le Conseil général en demandant *la suppression ou l'éloignement de nos dépotoirs-usines* proposait une mesure radicale offrant bien des garanties, mais il ajoutait un correctif à ces deux termes dont le premier nous paraît bien moins applicable que le second : *Tout au moins*, disait-il, *qu'il leur soit imposé de prendre les précautions nécessaires pour que la santé publique soit sauvegardée.*

Il s'agit donc en définitif de cette alternative : expulsion ou amélioration et renversant la proposition nous dirons : ou la prompte exécution stricte de toutes les prescriptions déjà stipulées, et, ajoutons-nous, de tout autre mesure jugée nécessaire pour l'anihilation des inconvénients d'émanations ou autres, dont on peut avoir à se plaindre, ou l'éloignement devant ajouter à toutes les garanties maintenues.

A nous donc, Messieurs, de bien observer la situation voulue, qu'il s'agisse de la Mouche ou d'un autre point du littoral.

A l'administration de trancher la question par le choix entre les deux moyens.

Aux faits acquis de rappeler à l'autorité qu'il ne suffit pas d'imposer des prescriptions mais qu'il faut absolument en exiger l'exécution,

En ce qui regarde les *mesures nouvelles* auxquelles il vient d'être fait allusion, votre rapporteur, Messieurs, mêlé à toutes les commissions d'enquête, de descentes de lieux et d'expertise concernant cette grosse question a été amené à cette constatation, à savoir que dans l'opération de sulfatisation des vapeurs ammoniacales, il y a, quel que soit le procédé suivi, de Marguerite ou autre, des émanations horriblement fétides qui se répandent dans l'atelier et de là au dehors de l'usine. Cette réaction sulfurique (1) en effet sur les vapeurs dégagées, vapeurs de composition très complexe, semble non-seulement ne pas retenir tout l'ammoniaque, mais exalter les senteurs stercorales qui s'échappent des chaudières dans les bacs et de là dans l'atmosphère. Dans les matières de vidanges, en effet, outre l'hydrogène sulfuré, l'hydrogène carboné, le sulfhydrate et le carbonate d'ammoniaque, l'on retrouve des combinaisons telles que le sulfure de carbone, des sulfures d'éthyle et de méthyle, l'indol, le scatol, l'indican, des cyanures et des socyanures des mêmes séries, substances instables, modifiables à l'infini et dont la présence et la fixation sont difficiles à saisir. L'on en dégage encore des acides acétique, butyrique et les pertes ammoniacales elles-mêmes ne sont pas évaluées à moins de 20 0/0, aussi les ouvriers sont-ils souvent affectés d'ophtalmies plus ou moins graves.

L'efficacité absolue des moyens proposés n'est pas encore démontrée ; la combustion paraît bien occuper le premier rang, mais nous avons été témoin de son

(1) L'on a proposé dans ces derniers temps l'usage de l'acide sulfurique nitreux.

insuffisance sous la couche de combustible nécessairement peu épaisse sous les chaudières, de là, la proposition de colonne spéciale de coke incandescent ou même de fours à réverbère.

Il sera sans contredit très utile de soumettre ces vapeurs très chaudes émanant de la distillation à la condensation préalable en les faisant passer par des serpentins placés dans des réfrigérants. Ces condensations feront retour à la chaudière, jusqu'à ce qu'il soit statué sur leur sort, car leur senteur infecte au delà de toute expression justifie bien la double mesure conseillée, mais elles ont encore le tort d'être très abondantes. Nous nous en sommes procuré un flacon que l'on n'ose pas déboucher; c'est le cas de répéter que l'art n'embrasse pas encore, dans toute son étendue, les opérations de la nature.

Enfin, dans l'acide où a lieu le barbottage des vapeurs ammoniacales amenées sous la cloche de la barque sulfurique, la formation rapide du sel peut amener l'obstruction du tube afférent et par conséquent l'explosion de ce dernier et plus loin encore celle des chaudières. Pour obvier à ce danger, un segment de 50 cent. de ce tube est remplacé par un manchon organique en caoutchouc qui successivement accuse, par des dilatations régulières et quelques soubressauts du tube, chaque augmentation de pression produite par l'arrivée des bulles ayant à se faire jour dans le liquide saturateur très dense. Ce manchon s'use assez vite, du reste, et peut se déchirer lorsqu'il y a obstruction ou pression trop forte sans compromettre et le système général et le personnel attaché à l'atelier : c'est autour de ce tube et autour de la cloche que s'échappent les vapeurs odorantes dont il a été parlé plus haut.

Huit appareils de cette sorte fonctionnent dans l'usine d' la *Départementale* et produisent ensemble 2,000 à

2,400 k. de sulfate d'ammoniaque par jour. Ici nous
étions disposés à proposer, comme précaution indispensable, le recouvrement de chacun des bacs sulfuriques à l'aide d'une capote en bois ou en métal susceptible d'être enlevée ou abaissée à volonté avant et après
chaque opération et chargée de colliger toute vapeur ou
émanation pour les conduire ensuite dans un foyer
actif. Mais une épreuve de ce genre tentée par la *Mutuelle*
nous a démontré que l'abondance des vapeurs et gaz
bravait, surtout au début de la réaction, toute fermeture
hydraulique en soulevant même un couvercle de plomb
très lourd. La cage de verre (châssis en fer vitré) enve-
loppant tout l'appareil avec aspiration *per descensum*
des lourdes vapeurs enlevées par ventilateur et
conduites dans une salle basse de condensation avant
l'aspiration par un foyer *ad hoc*, nous a paru la seule
méthode radicale.

M. Aimé Girard reproche à l'enlèvement direct des
vapeurs et gaz des distillations, dessications et refroidissements de produits ou matières résiduaires, l'excès
de tirage des hautes cheminées à cause de l'état globu-
laire des buées ne se diffusant pas facilement dans l'air
ambiant. Il propose en conséquence un foyer spécial
avec four Siemens, ou chambre de briques chauffée au
rouge d'où les gaz doivent s'échapper presque inodores
par un carreau facile à atteindre.

Ici, l'on a vu des eaux résiduaires bouillantes
s'écouler sur la plage au sortir des usines, au lieu de les
voir conduites jusque dans le grand courant du Rhône.
L'on a vu les résidus calciques des chaudières enlevés
fumants et déposés tels, qui sur le sol de l'usine, qui sur
les graviers du fleuve. Ces matières, selon nous, ne
devraient être reçues que sous galeries voûtées, ne
devraient être les unes liquides écoulées, les autres
solides emportées qu'après refroidissement, à moins de

les enlever dans des récipients parfaitement clos, tubes, caissons ou wagonnets couverts. La pratique a démontré depuis, que ces deux réformes sont de la plus haute importance.

En ce qui regarde la canalisation tubulaire, peuvent se produire des obstructions entravant le travail ou des fuites donnant lieu à des pertes et à des infections ; il y aurait donc nécessité pour en avoir plus tôt raison de placer de distance en distance des regards ou des robinets en outre du manomètre à l'usine.

Cela dit des mesures complémentaires à exiger, nous n'avons pas à vous rappeler tous les soins, tous les efforts, toute la persévérance dont a fait preuve l'administration pour sortir d'abord des anciens errements et il vous revient une large part de toutes les bonnes mesures prises pour doter notre ville d'un système de vidange qui, par nos rues et en plein jour, fonctionne d'une façon satisfaisante.

Il n'a pas fallu en effet plus de 5 à 6 années pour passer des procédés les plus barbares aux moyens les plus perfectionnés de la science, en attendant l'heure où un ordre transmis à l'usine suffira ou sans ordre et d'une façon continue pour faire tous les curages, sans la présence sur place des lourdes tonnes et machines à vapeur, hier très bien accueillies, aujourd'hui trouvées très encombrantes et bientôt remplacées, en supprimant leurs 250 voyages nécessaires à l'enlèvement de nos 500 m. c. par jour.

Nos fosses d'aisances fixes non étanches par suite des trépidations de nos sous-sols, quand n'intervient pas le coup de lame, restent obstinément non curées à fond pour la plupart, depuis de longues années, et c'est là une des lacunes les plus graves que la ville devrait faire cesser. Elles forment ainsi de grands réceptacles (plusieurs dépassent 50 m. c.) entretenus de matières pu-

trescibles, d'une façon permanente, au-dessous de nos
demeures. Eh bien, ces fosses pourront aussi être remplacées par des cuves en fer de 4 m., par exemple, qu'une
vanne à vis ou un simple flotteur mettra automatiquement en communication avec la conduite centrale (1),
conduite tubulaire. La tinette mobile dangereuse devenant alors une superfluité sera supprimée ; aux caves
on restituera de grands espaces assainis et l'on n'aura
plus la grande fosse permanente ; ce ne sera plus le tout
ou partie à l'égout menaçant, ce sera le tout à l'usine.

Dans les desiderata que comportait ce dernier chapitre, je ne pouvais passer sous silence cette proposition
complémentaire due encore à M. Berlier : c'est là en
effet la continuation par extension heureuse de sa canalisation tubulaire pneumatique.

Nos dépotoirs-usines dont on a demandé l'éloignement
ont fait leur école buissonnière, il est vrai, mais à cette
heure, on est en droit de tout attendre d'eux ou de tout
exiger parce qu'aux prescriptions prévues et déjà ordonnées on peut ajouter celles enseignées par l'expérience.

Ces installations considérées, même avec leur défectuosités appelées à disparaître, ne sont pas inférieures à
ce qui existe à Paris ; appréciées dans leurs progrès non
encore accomplis autre part, elles leur sont certainement supérieures.

Enfin, à l'appui de cette opinion dernière moins
mêlée d'admiration pour notre ville que d'assurance
pour l'avenir, ajoutons pour clore ce travail trop long
sans doute et cependant souvent écouté à plusieurs
points de vue, que son Excellence M. le ministre de
l'Agriculture a envoyé ces jours derniers MM. Girard

(1) Voir à la dernière page l'énoncé des conditions anciennement stipulées et les prescriptions nouvelles réunies en un
même tableau, ces dernières sont marquées d'un astérique.

et Brouardel en mission à Lyon, pour étudier les progrès
dûs au système de canalisation de M. Berlier.

Une grande lutte est actuellement engagée à Paris entre
ingénieurs et chimistes pour la solution des problèmes
complexes que soulèvent les questions d'égouts et celles
des vidanges que l'on était disposé à confondre.

Aux dispositions gigantesques et incertaines succède-
ront sans doute des mesures plus appropriées, plus
pratiques et plus efficaces. Le progrès à réaliser ne
peut ressortir que de l'union de toutes les compétences
appelées à donner leur concours et Lyon n'aura point
démérité en apportant, par l'exemple de ses applications
persévérantes, de son initiative et même de ses desiderata, sa part contributive au succès attendu.

Là se termine pour ainsi dire, Messieurs, notre rapport
général concernant les vidanges à Lyon, jusqu'à 1883.
Et puisse cette longue étude épargner aux grands centres attardés les lenteurs de semblables recherches.
Ne voit-on pas encore à cette heure des villes importantes recevoir, dans leurs rues, des tombereaux venant
de la campagne chercher la vidange dans leurs caisses
ouvertes et attelées de bœufs ?

Notre œuvre comprend en effet une période de 30 ans
environ et ne comportant de progrès sérieux que depuis
une dizaine d'années : régime ancien, désinfectants,
emploi des appareils pneumatiques, leur étude compa-
rative dans leurs applications à notre ville, diviseurs,
tinettes, leurs rapports avec les égouts, leur corrélation
avec les grands intérêts de l'hygiène et de l'agriculture,
les dépotoirs-usines, leur installation, les transformations importantes qui y sont pratiquées, tout y a été
consciencieusement étudié et non cependant sans avoir
pris parti pour la séparation des deux questions pour
nous, bien distinctes : la vidange et les égouts.

Mais nous ne saurions nous abstenir, en terminant, de viser plus particulièrement le vœu émis par le conseil général du Rhône, tendant à *supprimer* ou éloigner les dépotoirs-usines, dont il vient d'être question, ou à *perfectionner* les conditions de leur existence : et pour cela faire, tout en donnant à notre œuvre un complément *pratique nécessaire*, nous allons reproduire ci-après, les conditions anciennes et les prescriptions nouvelles auxquelles il importe de soumettre rigoureusement les autorisations données à nos deux dépotoirs de la Mouche, rive gauche du Rhône.

Principes.

Étant donnée la nécessité de transformer en produits inodores les parties dégagées des matières en repos ou en travail, il y a lieu de capter partout les gaz, buées, ou senteurs et de les détruire par de nouvelles transformations que peut réaliser notamment la combustion.

En conséquence, les dépotoirs-usines seront autorisés ou maintenus en activité, sous les réserves ci-après :

Réserves.

1° Seront dirigés par refoulement ou aspiration dans un ou plusieurs *foyers spéciaux* pour y être brûlés, c'est-à-dire, sous colonne de coke incandescent ou à travers des fours chauffés au rouge, savoir :

a) Les gaz de fermentation des matières emmagasinées dans les bassins des dépotoirs ;

b) Les mêmes, c'est-à-dire ceux déplacés pendant le remplissage des susdits bassins ;

c) Ceux dûs à l'aspiration des liquides de la canalisation tubulaire, si cette dernière est annexée à l'usine ;

d) Ceux chassés par le remplissage des tonneaux des cultivateurs ;

e) Ceux dégagés par la distillation dans la chaux subiront une première condensation de leurs vapeurs aqueuses et odorantes avant d'être envoyés dans les bacs à saturation ; ces bacs sulfuriques seront placés et par conséquent isolés du reste de l'atelier sous de grandes chambres en plotets ou cages de verre, c'est-à-dire, en châssis de fer vitré, d'où les buées lourdes et infectes seront enlevées *per descensum* par un ventilateur qui les conduira dans une chambre à condensation souterraine maintenue à une basse température avec un courant d'eau fraîche et de là sous des foyers spéciaux ;

f) Les buées des eaux résiduaires et des résidus calciques des chaudières. Eaux et résidus, bouillants recueillis sous voûtes. Pour les eaux et résidus, voir l'article 4.

2° Des diaphragmes en toile métallique seront placés intermédiairement entre la source d'arrivée des gaz et vapeurs et le ou les foyers pour prévenir les explosions ;

3° Des bouchons obturateurs seront assujettis à tous les tonneaux d'agriculteurs et réaliseront la double disposition voulue : l'une d'arrivée avec la pompe, l'autre de sortie en relation avec le foyer ;

4° Les eaux résiduaires et les résidus calciques ne seront distraits qu'après leur refroidissement à 30° au plus. Les eaux seront lentement écoulées la nuit par des tubes les conduisant jusque dans le grand courant du Rhône et les résidus solides ne seront recueillis que dans des caissons couverts jusqu'à leur refroidissement, où mieux recueillis sous voûte, comme il est dit art. 1er paragraphe (*e*) avec double réservoir de manière à n'enlever alternativement que des résidus refroidis.

Pour les usines qui n'utilisent pas ces résidus phosphatiques et chargés d'un excès de chaux, nous ne verrions pas d'inconvénients à les écouler froids, directement dans le Rhône après leur neutralisation, dans l'intérêt de la pêche fluviale.

5° Les ouvertures des dépotoirs seront bouchées avec des fermetures hydrauliques et leurs voûtes seront mises à l'abri du soleil par des hangars, ou par une couche de terre gazonnée.

6° Les cours seront bétonnées ou pavées en pavés d'échantillon avec pentes et rigoles, le tout étanche susceptible d'être lavé à grande eau et toujours entretenus dans un parfait état de propreté.

7° En ce qui regarde l'insoumission aux règles et prescriptions précédentes, il importe d'ajouter à titre de garantie devenu indispensable :

Assimilation de ces infractions sera faite aux contraventions comportant la pénalité la plus forte, analogues par exemple, si possible, aux contraventions de grande voirie.

Et, en cas de récidive, l'éloignement forcé sans indemnité sera prononcé par l'administration.

Rapport général approuvé par le conseil.

ET. FERRAND

2ᵐᵉ et 3ᵐᵉ rapports généraux comprenant une 2ᵐᵉ période de 1883 à fin 1886.

A peine était clos et approuvé notre rapport général de 1883, sur la question des vidanges à Lyon, qu'une nouvelle campagne suivie de plusieurs autres s'ouvrait contre les deux compagnies de vidanges ayant leurs dépotoirs à la Mouche. Une ligue s'organise, les efforts des opposants se traduisent par des procès civils, se succèdent par des plaintes réitérées à l'administration au conseil général qui intervient, se multiplient enfin dans les enquêtes ordonnées et vont au ministre de l'Agriculture réclamer aide et protection.

Nous dirons bientôt tout ce que cette mêlée subissait d'entraînements exagérés et exclusifs, quand aux premiers murmures, alors le mal était à son comble, ont succédé les clameurs qui nous occupent, coïncidant avec un mieux très notable, mais enfin les récriminations dernières n'étaient point sans fondement; et ce n'était pas sans raison que les plaignants des côteaux de la rive droite exprimaient cette réflexion : « s'il est dangereux « de respirer les exhalaisons d'une fosse d'aisances, il est « certainement plus qu'incommode de subir les émana- « tions du contenu de plusieurs milliers de fosses réunies « et travaillées sur deux points assez rapprochés l'un « de l'autre, rive gauche du Rhône, en face de nos « demeures. »

Les tribunaux ordonnaient ou maintenaient des indemnités; la Préfecture imposait des surveillances et le conseil, sans se lasser de relever les fautes commises, renouvellait avis, commission et rapports.

Les descentes de lieux se multiplient; le Conseil par ses Commisions et l'Administration par nos compte-rendus sont tenus au courant du reste à faire : de nou-

20

velles propositions se produisent jusqu'à ce que toute
résistance soit vaincue. Le rapport suivant va résumer
cette seconde période.

Rapport à M. le Ministre de l'Agriculture
et du Commerce.

M. le Préfet a adressé au conseil un nouveau dossier,
pour avis sur la suite à donner à une nouvelle explosion de plaintes des habitants de la Mulatière, de Sainte-
Foy, etc. contre la fabrique de sels ammoniacaux, sise
à la Mouche, quartier *extra muros*, au sud de la ville.
Mais cette fois la pétition, directement envoyée de Lyon,
au Ministre du Commerce nous revient, comme vous le
voyez, avec une persistance bien excessive après tout
ce qui a été fait par vous MM. pour donner satisfaction
aux plaignants.

Une Commission composée de MM. Crolas, Petit,
Raulin et Ferrand a été aussitôt nommée et tel est
ci-après, le résultat de la mission qui nous a été confiée.

Cette pétition reproduit, au nom de la santé publique,
les mêmes arguments invoqués dans les réclamations
antérieures, c'est-à-dire les mêmes exagérations et de
plus avec cette affirmation erronée que l'Union mutuelle
des propriétaires visée dans l'espèce, n'a pas été autorisée
à *extraire* des vidanges les sels ammoniacaux, et le rédac-
teur va jusqu'à prétendre que *l'on y brûle* les matières
pour en retirer les susdits sels; or, lorsqu'on prend la
parole au nom de 525 signataires, on devrait éviter de
commettre deux grosses erreurs dans une même ligne
d'accusation : En effet on ne brûle pas les vidanges et les
statuts de la société n'ont ici rien à faire.

Les demandeurs enfin réclament la cessation de la
fabrication des sels ammoniacaux partie intégrante de
l'exploitation dont il s'agit.

Notre première réponse est donc celle-ci : Cette usine a été dûment autorisée pour *l'établissement d'un dépotoir devant recevoir une grande partie des vidanges de la ville et pratiquer la transformation ou extraction des sels ammoniacaux, et cela,* après 3 enquêtes en 1875, (mai) et 1876 (août) à la demande d'un sieur Philippe, introducteur de la vidange inodore à Lyon et en 1878, (août) à la Compagnie actuelle ; ajoutons que ces deux opérations, réception fécale et fabrication saline, au profit des villes d'abord et de l'agriculture ensuite, sont partout connexes, à Paris et ailleurs, et que si la première pratiquée en grand est rangée dans la première classe, la deuxième dont on denande ici la supression, n'est placée que dans la seconde classe : Telle est notre troisième observation dont les demandeurs ne se sont pas rendu compte.

Lyon avait deux dépotoirs, celui de la société départementale et celui de la Mutuelle qui nous occupe, dépotoirs établis sur les bords du Rhône, à plusieurs kilomètres de la ville. Déjà depuis plusieurs années une ligue défensive s'est organisée contre eux et on l'a vue, tous les six mois pour ainsi dire, saisir tantôt la Préfecture, tantôt le Conseil Général, puis les tribunaux et la presse de ses plaintes souvent violentes, sans dicernement exact de ce qui provenait de ces usines et de ce qui était imputable à d'autres industries de cette même rive gauche séparée en définitive du bourg des plaignants par les deux largeurs à la fois du Rhône et de la Saône. Cette confusion a été signalée dans diverses enquêtes comme il sera dit plus loin. C'est là un quatrième point à retenir.

Un médecin de la localité, surtout par ses relations avec les journaux politiques n'a pas peu contribué à répandre l'inquiétude en y parlant de germes morbides et épidémiques devant émaner de ces usines ce qui est parfaitement contredit par la science.

L'exagération et l'erreur et, devrait-on ajouter aussi, l'intérêt des procès engagés en vue d'indemnités ont donc fait campagne depuis longtemps contre les dites installations, mais hâtons-nous de le dire, notre intention n'est point d'exonérer complètement les Compagnies des réprobations qu'elles n'ont que trop méritées, notre devoir est d'établir dabord que les plaintes de plus en plus vives ont été, il est vrai primitivement légitimes, mais depuis elles sont moins justifiées; notre droit aussi est de démontrer ensuite que s'il y avait beaucoup à faire, les descentes de lieux du conseil d'hygiène ont été fréquentes, ses commissions nombreuses, ses rapports étendus, et bien grande enfin la sollicitude de l'administration. Or pour éclairer ce débat dans son entier, nous allons voir qu'à la suite d'infractions très coupables et de prescriptious inobservées, des mesures sévères ont été réclamées par vos soins en même temps que des dispositions complémentaires ont été ordonnées. En effet, après les cinq rapports concernant les deux installations dont il s'agit, que constatons-nous dans le passé jusqu'à l'époque actuelle ?

En 1880 (21 janvier) rapport admettant une demande de canalisation qui a réalisé un grand progrès sur les transports par bateaux et par voitures ;

En 1880 encore, autre rapport repoussant une demande ayant le même but, mais dans des conditions inadmissibles ;

En 1880, deux dépotoirs-usines refusés dans la même région ;

En 1881, (juin et septembre), deux rapports donnant à la Préfecture des renseignements sur les deux dépotoirs défectueux, sur les progrès toutefois réalisés et enfin sur ces désidérata voulus, en réponse à une demande du Conseil Général.

Dès cette époque, soit au mois d'août, le dilemme était posé : ou suppression ou éloignement de ces usines, à moins de réaliser des perfectionnemens réellement protecteurs des intérêts de l'hygiène. Or, en tenant compte, d'une part, des exigences du service des vidanges de la ville et d'autre part, de l'urgence de conditions complémentaires c'est à cette dernière solution que le conseil d'hygiène s'est attaché. En conséquence, après avoir signalé et blâmé l'inobservation d'un certain nombre de prescriptions antérieures, le conseil statuait sur la nécessité de réglementer rigoureusement la marche de ces usines, sous des conditions bien stipulées en 15 articles et accordait un court délai qui ne s'est que trop prolongé pour leur mise en pratique. En même temps il réclamait la surveillance de l'administration pour assurer l'exécution de ces mesures et terminait en déclarant, qu'en cas de nouvelle résistance ou d'insuffisance des moyens, la question de l'éloignement serait alors posée d'urgence.

En 1882 (28 novembre), M. Massicault, préfet du Rhône, avisait la Compagnie de la Mutuelle qu'il ordonnait et la visite hebdomadaire de son usine par le commissaire de police du quartier et de nouvelles conditions d'exploitation imposées par le conseil d'hygiène.

De grandes améliorations furent en conséquence apportées à cet établissement quoique retardées par les crues du Rhône ; mais pendant ce temps la Compagnie rivale sans direction sérieuse, prête à sombrer restait dans le statu quo.

En 1883, (mars) nouvelle pétition réclamant encore l'active intervention du conseil et de là un nouveau rapport.

Ce rapport, vu l'exécution incomplète des mesures ordonnées, concluait à un nouveau mais dernier délai, sous la menace de l'éloignement forcé de ces usines, sans aucune indemnité.

En 1883 (juillet) encore une pétition suivie cette fois d'une grande enquête par les trois commissaires des quartiers intéressés : de ces trois dernières, celle du quartier de Saint-Louis était la plus judicieusement faite ; elle justifiait, avec preuves à l'appui, les assertions exprimées ailleurs, concernant l'existence de causes multiples de production de senteurs très incommodes, dont on rendait à tort les dépotoirs seuls responsables.

D'autre part, nous retrouvons dans les déclarations opposantes colportées des reproductions textuelles des plaintes antérieures les plus anciennes et ne s'appliquant qu'à un état déplorable, il est vrai, mais imputable dans sa teneur aux dépotoirs primitifs.

En ce qui regarde les faits, nous constations à nouveau la situation regrettable de la Départementale, justifiant bien des dires, et nous proposions de nouvelles améliorations à apporter à la combustion des gaz, question difficile, longuement étudiée et ne rencontrant chez l'ingénieur directeur qu'un accueil empressé.

Bientôt enfin, l'usine de la Départementale passait en d'autres mains et nous nous opposions à sa réouverture, avant l'exécution de tout aménagement nécessaire.

En 1884, se succèdent trois autres rapports du conseil sur le même sujet, le premier visant encore la Compagnie la Mutuelle en suite d'une enquête favorable du nouveau commissaire du quartier comportant des desiderata auxquels il est répondu.

Dans ces rapports sont consignés les dernières suggestions de la science, en ce qui regarde la meilleure répartition de l'acide carbonique produit inégalement, par moment en excès, la réfrigération préalable des gaz provenant de la sursaturation, pour en séparer des condensations nécessaires et la combustion finale de ces derniers, mieux assurée, et par une ventilation bien réglée et par la création d'un four à cinq voutes.

D'autres projets encore à l'étude par le directeur sont mis en avant; mais l'incertitude et plus encore les difficultés qui s'y rattachent, nous dispensèrent de les imposer, tout en exprimant le désir de voir promptement s'accomplir les nouvelles tentatives dont nous avons apprécié alors bien favorablement la valeur.

Les deux autres rapports de fin d'année ont trait à des demandes d'enlèvement de matières épaisses, prises au susdit dépotoir et transportées par le Rhône dans le Midi.

En 1885, dans notre précédente séance, le conseil a encore entendu un rapport au sujet des plaintes des agriculteurs pétitionnaires du département de l'Isère, plaintes englobant, il est vrai, dans un même réquisitoire toutes les usines de Saint-Fons. Si nous rappelons ici ce travail général sur les fabriques de ce quartier, c'est que les demandeurs du département voisin ont aussi sollicité l'éloignement de nos usines du sud, alors qu'à 4 kilomètres de là, ils n'ont vraiment pas à en redouter les effets et que si nous étions forcés d'éloigner ces derniers, ce ne serait qu'à la condition ou de les rapprocher ou de les faire rentrer en ville...

Mais espérons que nos dépotoirs considérés comme des amis dévoués à l'agriculture trouveront grâce devant les cultivateurs du Rhône et de l'Isère.

En outre de ces études successives, présentées sans lassitude et sans découragement, malgré les incessantes répétitions d'attaque, un grand travail resté inédit sur la question des vidanges à Lyon, provoqué par notre honoré vice-président, travail rédigé par l'un de nous (en 1883) et approuvé par le conseil, après avoir rempli deux séances, témoigne hautement de notre sollicitude pour la solution du problème non résolu ailleurs et dont les résultats heureux dans notre ville, ont été constatés par des rapports faits il y a deux ans par des délégués du ministre de l'agriculture.

Aujourd'hui, en présence des senteurs persistantes et jusque-là incoercibles, résultant encore de la combustion des gaz odorants dégagés pendant la sursaturation, poserons-nous à nouveau la question de savoir s'il ne convient pas d'en finir en proposant de traiter avec la Compagnie des vidanges, qui seule subsiste, la question du déplacement de son usine, ou pour tout autre combinaison suggérée par l'intérêt général.

Encore une fois, ces émanations désagréables ne sont qu'intermittentes, ne se manifestent en effet que sous la direction de certains vents et alors s'étendent à 1 et 2 kilomètres. La solution du problème par l'éloignement, déjà envisagée par nous, a fait ressortir que le service des vidanges de la ville ne saurait être interrompu, que d'autre part, l'éloignement de la fabrique rendrait les transports plus onéreux, la surveillance plus difficile, ne réaliserait en l'état qu'un déplacement d'inconvénients, aux dépens d'autres localités et que le choix de ces dernières serait bien limité par les confins du département.

Nous nous en tiendrons, Messieurs, à cette appréciation générale, en ajoutant qu'il ressort de la connaissance que nous avons du sujet et notamment de la dernière visite effectuée par votre commission, le 18 mars 1885 :

1° Que l'usine la Mutuelle a rempli les prescriptions ordonnées ;

2° Qu'elle est bien tenue ;

3° Que l'odorat n'est pas même sensiblement affecté pendant la circulation dans son intérieur, à travers les installations d'appareils fonctionnant régulièrement ;

4° Que le jour de notre visite, et le plus souvent sans doute, cette usine n'exhale pas et ne doit pas exhaler de mauvaise odeur dans son voisinage immédiat ;

5° Que le conseil n'a rien d'important à ajouter aux desiderata et aux considérants consignés dans ces présents rapports, notamment à ceux des dernières années ;

6° Que considérées dans leur ensemble, les plaintes réitérées de la ligue organisée contre les dépotoirs et finalement contre celui qui nous occupe, ligue qui n'a rien abandonné de ses prétentions exagérées ou reposant sur des allégations erronnées ont été de moins en moins justifiées ;

7° Que néanmoins il y a encore, sous l'influence des vents d'est, des émanations très incommodes, indestructibles jusqu'à présent et envoyées par la grande cheminée sur les coteaux de la rive droite opposée à l'usine ;

8° Que l'administration, en présence des intérêts respectables des plaignants et des intérêts autrement majeurs d'un service public, concernant la ville de Lyon toute entière, aurait, pour donner satisfaction aux premiers, à étudier les avantages plus restreints qu'on le suppose, du déplacement de cette usine et les difficultés et charges que comporterait cette solution du problème par l'éloignement.

Sous le titre *dépotoirs particuliers*, les signataires d'une pétition sollicitant l'autorisation de continuer dans les campagnes voisines de Lyon l'usage de leurs dépotoirs ont provoqué, de par le conseil une étude de cette question, importante dans notre contrée, tant au point de vue de la juridiction sévère qui les atteint qu'en ce qui regarde les coutumes locales. Le rapporteur

a établi d'abord les distinctions à faire par l'administration entre les citernes closes ou privées annexées à une
exploitation rurale pour le service de cette dernière, et
les dépotoirs d'approvisionnement pour la revente plus
ou moins régionale.

Il a spécifié ensuite les conditions d'existence et
d'usage de ces dépotoirs et fait entrevoir les services
qu'ils pourraient rendre s'ils étaient encouragés et
multipliés de manière à alléger le travail considérable
et les inconvénients inhérents à notre établissement
devenu unique et central, le dépotoir-usine de la Mouche.

Notre premier rapport général, sur les vidanges, à
embrassé avec l'historique de ce service public lentement
perfectionné une période de plus de 30 années consacrées
à la lutte contre la routine.

Notre deuxième rapport d'ensemble embrasse les
quatre dernières années employées tant à éclairer
l'administration sur les fautes commises, qu'à pousser
l'entreprise des vidanges dans la voie des améliorations
et finalement à combattre les exagérations des opposants, malgré les progrès réalisés, tout en leur faisant
reste de droit.

Mais ce labeur très étendu ne saurait en rester là,
alors qu'il s'agit d'une proposition nouvelle qui nous
paraît devoir couronner dignement l'œuvre accomplie à
ce jour en nous promettant une solution plus radicale.
Cette proposition en effet vise deux réalisations importantes que nous allons passer en revue sous ces deux
titres *désinfection* et *éloignement*.

De la désinfection par combustion.

Au cours de nos descentes de lieux, conversations et
rapports communiqués au conseil nous n'avons jamais
épargné nos critiques à la direction de l'usine, ni cessé

d'exprimer les désiderata que comportaient les procédés
mis en pratique pour obtenir la désinfection voulue :
Ex : état vésiculaire des gaz humides traversant les
foyers — insuffisance des premiers foyers — tirage
excessif et difficile à régler de la haute cheminée —
productions considérables et intermittentes de l'acide
carbonique éteignant les fours — dilution de ce dernier
dans une masse d'air trop considérable, non pour éviter
le défaut capital d'extinction, mais parce qu'elle n'est
pas efficacement surchauffée dans un temps donné et
trop court ; conseils divers enfin comportant trop d'aléa
pratiques pour être imposés, conseils de rechercher la
retenue de l'acide carbonique pour réduire de beaucoup
la proportion d'air infect à brûler plus sûrement, substitution de la phosphatisation des gaz ammoniacaux à la
sulfatisation qui exalte les senteurs, recherche d'une
combinaison avec le procédé Sidney etc. Tels sont les
désiderata exprimés par nous et toujours bien accueillis
de M. l'ingénieur directeur, M. Burelle, qui finalement
a reconnu le bien fondé de nos exigences et réalisé dans
son laboratoire et des recherches confirmatives et des
conséquences pratiques importantes.

La combustion du gaz, grande mais seule ressource
utilisée jusqu'ici semblait donc offrir en définitive des
difficultés insurmontables pour une solution complète
du problème. Ne voit-on pas une diminution de pression
barométrique de quelques millimètres de mercure
augmenter subitement le tirage au point d'accroître
de 1 à 3 et 5 m. c. le volume de gaz par seconde au
sommet de la cheminée. Cette vitesse ajoutée à un
passage régulier le plus souvent, mais déjà trop considérable de 5 à 6 c. m. à la minute rend donc illusoire la
perfection cherchée de ce côté? — N'observe-t-on pas
aussi que les matières organiques très odorantes que
l'on cherche ici à détruire par la combustion ne sont

souvent que transformées en d'autres senteurs empyreu-
matiques encore désagréables ! En définitive, la destruction des vapeurs, gaz et odeurs uniquement par le feu
pratiquée en grand et industriellement est donc ici, en
tant que destruction absolue du moins, un leurre auquel
il faut renoncer à croire.

Le feu offre toutefois un grand intérêt et une importante garantie, en ce qui concerne la destruction des
germes infectieux.

De la désinfection par dissolution et saturation

Des expériences faites publiquement aux Brotteaux à
l'aide d'appareil de Wolf muni de compartiments chargés, qui de soude caustique, d'acide sulfurique, qui de
désinfectants divers, à travers lesquels on fesait passer
sur place le gaz des tonneaux de vidanges pendant le
remplissage de ces derniers, n'avaient laissé dans notre
esprit que souvenir défavorable. Et cependant il s'agissait de plusieurs minutes, soit 4, pour le refoulement
de 2 m. c. d'air odorant, tandis que nous avons calculé
qu'un minimum de 2 tonnes de sulfate d'ammoniaque
produites journellement à l'usine correspondent à 500
m. c. d'acide carbonique éliminé du sesquicarbonate
d'ammoniaque décomposé en 24 heures, acide carbonique mêlé à 1,200 m. c. d'air.

M. Burelle, par des essais de laboratoire, a obtenu des
résultats et des conséquences pratiques que nous allons
formuler en quelques mots : « Les gaz solubles addi-
tionnés de senteurs susceptibles d'être retenues par l'eau
pure ou dissolutions saturantes se dissolvent d'autant
moins qu'ils sont mélangés à une plus grande quantité de
gaz fixe, soit d'air atmosphérique. » 1re Conséquence :
supprimer l'intervention de l'air dans les chambres à
sulfatisation; 2e conséquence : amener gaz divers et buées
odorantes en contact avec liquide approprié réalisant

dissolution, condensations, saturation et désinfection : ce liquide devant réunir aux qualités d'efficacité voulues celle de l'économie industrielle est l'eau de chaux distribuée en pluie dans des colonnes à coke ou en brique de grès.

L'on peut bien avancer, pensons-nous, que les gaz et puanteurs de la vidange susceptibles de contenir des germes ayant résisté à la putréfaction sont entièrement anéantis par leur passage dans l'acide sulfurique à 45° porté à plus de 100°, mais la pompe qui les aspirera pour les faire passer dans les colonnes de condensation, dissolution et saturation finale refoulera dans les fours ce qui aura pu échapper aux réactions et épurations appliquées ainsi qu'il vient d'être dit.

La quantité d'eau voulue pour dissoudre les 1,271 k. de chaux à $\frac{1.285}{1000}$ nécessaires à la saturation de l'acide carbonique comporteraient des cubes d'eaux par trop considérables car l'on n'a sûrement pas prévu qu'il en faudrait 980.883 m. c. à $\frac{1.285}{1000}$. Dores et déjà il conviendrait donc de remplacer cette dissolution par un lait de chaux (soit eau 50 fois le poids de la chaux, ci : 63 m. c. 550).

(Les eaux calciques après usage auraient le sort des résidus des chaudières et seraient envoyées froides et lentement dans le Rhône). Mais malgré l'efficacité attendue de cette nouvelle méthode, ce serait sûrement lui demander beaucoup que d'exiger d'elle tout le travail dont il s'agit. Aussi attachons-nous une importance d'autant plus grande au complément qui va suivre parce qu'il va tendre à diminuer la quantité de matière à transformer en sels ammoniacaux.

De l'éloignement : Sous ce titre est visée, ai-je dit plus haut, la seconde réalisation naguère refusée et présentement promise sous une autre forme, avec cette circons-

tance que sous peu de jours elle sera en voie d'exécution :
La question de l'éloignement sans être acceptée ni
acceptable a été posée souvent, par l'opposition surtout ;
elle va être résolue non point par l'expulsion de l'usine
qui reste indispensable, mais par l'envoi de son contenu,
c'est-à-dire, de la matière elle-même refoulée telle quelle
par canalisation, soit du dépotoir même, dans les directions les plus variées et les plus lointaines à 20 et 30
kilomètres.

En effet, à l'aide de colonnes ou châteaux d'eau riva-
lisant avec celui de Margnole, M. Burelle se propose
d'envoyer ou mieux par pompe refoulante et simples
canalisations dirigées qui de l'usine sur Vénissieux,
Parilly, St-Priest, Chassieux, Bron, Dessine, Vaulx-en-
Velin etc., qui du plateau de la Croix-Rousse sur
Caluire, Rillieux, Néron, Marillet etc., des quantités
considérables de matières avec branchements et stations,
soit d'emmagasinage, soit de distributions à la portée
des cultivateurs (1) ; l'idée sera féconde à tous les points
de vue et l'exécution facile ne comporte qu'une question
d'argent résolue déjà par la Compagnie qui n'aura pas
à contracter d'emprunt.

Sans nous laisser éblouir par la grandeur du projet,
nous avons eu le regret de lui trouver un point faible, à
savoir que la consommation agricole n'est pas constante, que précisément pendant les six mois d'été le
chômage de fertilisation des champs, déjà couverts de
récolte, se fera nécessairement sentir. Il nous a été
répondu par le recensement que les fosses anciennes pos-
sédées par les agriculteurs et les dépotoirs de distribution assureraient dans un avenir très prochain, pendant

---

(1) Cette pratique mieux comprise à divers points de vue
nous rappelle la proposition des wagons citernes de M.
Caillat.

cette partie de la saison, un allègement important du
stock de l'usine, soit finalement sur 300,000 m. c. de
production annuelle, 100,000 en hiver par la vente habi-
tuelle facilement doublée de 50,000 actuellement débités
et 50,000 en magasins représentant une diminution
presque immédiate de la moitié des vidanges présentement traitées à l'usine, sans compter ce que peut réserver
l'avenir de l'entreprise ouverte à de nouveaux débouchés sur les rives du Rhône appelées aussi à étendre
leurs cultures maraîchères.

Les dépotoirs regorgent, la population augmente et
la production des vidanges suit cette progression.

La transformation totale en sels ammoniacaux, même
avec l'amélioration que nous venons d'étudier, ne peut,
avec des accumulations croissantes, que préoccuper
pour l'avenir.

La campagne s'appauvrit, se décourage ; la grande
culture des céréales ne trouve pas de prix rémunéra-
teurs ; l'engrais est coûteux ; le cultivateur qui n'a pas
tenu ses tonneaux en état ou qui a vendu son cheval
vient de moins en moins à l'usine chercher la matière.
Le dépotoir ne peut la lui faire parvenir par ses voitures sans exiger un supplément de dépense tarifée par
collier et par kilomètre.

Le paysan enfin ne fait plus à la terre les avances
voulues.

Mais lorsque l'agent de fertilisation par excellence
sera tout apporté sans frais en pleine campagne, à pied
d'œuvre, pour ainsi dire, à prix trois et quatre fois
moindre et à l'état d'engrais riche, non inutilement sul-
faté, mais avec ses éléments organiques, ammoniacaux
et phosphatiques, l'agriculture sera prospère.

Les plaines du Dauphiné, celles du plateau de la
Bresse, les rives descendantes du Rhône auront créé
des débouchés nouveaux.

L'usine aura vu son travail de transformation réduit d'autant, ses opérations moins pressées, plus sûrement conduites.

La ville et surtout le voisinage du dépotoir auront beaucoup gagné en salubrité.

Lyon, enfin, qui le premier a réalisé de grands progrès par applications pneumatiques à son service de vidange fait exclusivement pendant le jour, par l'aspiration des matières à l'aide de canalisation s'étendant de la ville à l'usine (Berlier) (1), en réalisera un non moins grand par le refoulement du même engrais dans la campagne, par canalisation encore et à grandes distances, (Burelle); Lyon, dis-je, pourra se glorifier d'avoir fait faire pratiquement de plus grands pas à l'étude de cette triple question de l'agriculture suburbaine, du service des vidanges dans les villes et des remèdes ou allégements à apporter au fonctionnement, c'est-à-dire aux causes d'incommodités ou d'insalubrités des dépotoirs-usines.

Notre Conseil, Messieurs, après s'être associé à tous les efforts tentés jusqu'à ce jour me permettra de conclure, avec votre approbation, j'ose l'espérer;

1° Que mon premier rapport général a fait exactement connaître la marche progressive et finalement le plein succès pratique de l'enlèvement des vidanges de par la ville ;

(1) M. Berlier, initiateur à Lyon du procédé d'aspiration des matières de vidanges par canalisation de la ville jusqu'à l'usine, a réalisé, dans Paris même, un fonctionnement plus important encore puisque ses appareils vont par aspiration prendre la matière jusque dans les fosses particulières des maisons, vider ces fosses automatiquement et en transporter le contenu, toujours par conduite tubulaire, sur un parcours de 10 kilomètres de la place de la Concorde à Levallois-Perret en desservant sur son parcours la caserne de la Pépinière contenant 1,000 à 1,200 hommes restés indemnes de tout cas de typhoïde, pendant l'épidémie de 1882 et 1883.

2° Que le second a fait la part des plaintes légitimes et des plaintes souvent erronées et toujours exagérées ;

3° Que le troisième permet d'entrevoir sérieusement la solution du problème de l'utilisation de la matière aspirée à l'usine pour y recevoir diverses destinations ;

4° Que cette utilisation devenue partielle par transformation perfectionnée devra céder de plus en plus le pas au refoulement, par canalisation, du produit brut dans la campagne, pour assurer à la fois la fertilisation, l'assainissement et, en définitive, et l'un des plus impérieux services publics.

ET. FERRAND.

DOCUMENTS SUR LES VIDANGES A LYON

PROJET DE RÉGLEMENT DU SERVICE DES VIDANGES

Vu les lois des 14-22 décembre 1789, article 50; 16-24 août 1790; 19-22 juillet 1791;

Vu les lois des 19 juin 1851 et 4 avril 1873 sur l'organisation municipale de la ville de Lyon;

Vu l'arrêté préfectoral du 29 octobre 1876 sur la réorganisation du service des vidanges;

Vu le rapport de la Commission spéciale instituée pour l'examen de la question des vidanges;

Arrêtons :

Article premier. — Nul ne pourra opérer le curage des fosses d'aisance à Lyon sans au préalable justifier qu'il a été agréé par l'administration et qu'il satisfait aux conditions prescrites par l'arrêté précité du 19 octobre 1876;

Article 2. — Tout propriétaire doit faire procéder avant tout débordement à la vidange de ses fosses d'aisances.

Les matières provenant de cette vidange seront immédiatement transportées aux lieux autorisés pour leur dépôt ou sur les champs destinés à les recevoir.

Article 3. — En cas d'absence ou de négligence de la part du propriétaire ou son remplaçant, la vidange des fosses pleines sera exécutée d'office aux frais et risques du propriétaire par l'entrepreneur requis à cet effet après une simple sommation faite par un commissaire de police ou un inspecteur.

Article 4. — Aucune fosse ne pourra être vidée ou allégée sans notre autorisation préalable dont il devra être justifié à toute réquisition.

Cette autorisation ne sera accordée qu'aux conditions ci-après énoncées.

Article 5. — Avant de procéder à aucun travail de curage ou d'allège, le propriétaire ou son fondé de pouvoir sera tenu de faire une déclaration écrite dans le bureau chargé de ce service; cette déclaration énoncera le nom de la place, du quai ou de la rue, le numéro de la maison; le nombre des fosses à vider et la capacité en mètres cubes, de chaque fosse, le nom et demeure du propriétaire de la maison ou de son représentant.

Article 6. — L'entrepreneur est tenu de faire avertir tous les locataires de la maison la veille de l'ouverture de la fosse, et de prendre les précautions nécessaires pour prévenir tous accidents.

Article 7. — Les propriétaires ou locataires sont tenus de donner les facilités nécessaires pour le curage des fosses, ou pour le dégorgement des conduits des latrines et l'établissement de la ventilation.

Article 8. — Les entrepreneurs de vidanges qui recevront directement les déclarations des propriétaires devront leur en donner acte.

Ils sont tenus de commencer l'extraction assez tôt pour éviter tout débordement des fosses, et en tout cas dans un délai de dix jours, à partir du moment où la déclaration a été faite.

La vidange des fosses et le transport des matières pourront s'effectuer le jour, mais seulement dans les rues où ces opération ne seront pas une cause d'embarras pour la circulation ou d'incommodité pour les habitants.

Article 9. — L'extraction des matières devra, sauf des ordres contraires; se continuer consécutivement le jour ou la nuit, suivant la permission, jusqu'à son entier achèvement. Elle devra être poussée assez activement pour enlever au moins 50 mètres cubes de matières par jour, dans le même local.

Article 10. — Conformément à l'article 1er de l'arrêté du 19 octobre 1876, il ne sera fait usage que d'appareils disposés de manière à éviter tout dégagement d'odeur ou de gaz malsains. Toutefois, si, par exception et avec l'autorisation de l'administration, on était obligé d'employer d'autres appareils, les matières vidangées devraient être somises à une désinfection préalable, qui serait continuée pendant toute la durée de l'opération.

Dans tous les cas, les matières qui seraient mises en contact avec l'atmosphère extérieure ainsi que les tuyaux et appareils qui auront servi à l'extraction, devront être préalablement désinfectés de manière à éviter tout dégagement d'odeur.

Article 11. — Lorsque le curage sera effectué pendant la nuit on devra, avant tous travaux, dépôt d'appareils ou stationnement de voitures, placer une lanterne convenablement allumée, sur la voie publique, devant la porte de la maison où aura lieu la vidange; cette lanterne ne pourra être éteinte qu'après l'achèvement du travail.

Article 12. — Aussitôt que le travail aura cessé, lors même qu'il ne serait pas achevé, les bords de la fosse, les cours, les allées, escaliers, le devant de la maison et tous les emplacements qui auraient pu être salis pendant l'opération seront soigneusement nettoyés, balayés et lavés.

Si, par suite d'accident, des matières venaient à être répandues sur la voie publique, l'entrepreneur devrait faire procéder immédiatement à leur désinfection, à leur enlèvement et au lavage du sol.

Faute par lui de se conformer aux dispositions du présent article, il y sera pourvu d'office et à ses frais.

Article 13. — La fosse sera entièrement vidée, puis balayée et parfaitement nettoyée, la pierre qui ferme l'ouverture de la fosse ne pourra être replacée définitivement qu'après la déclation faite par les vidangeurs dans les bureaux où se délivrent les permissions, que le travail est terminé, afin que la fosse puisse être visitée; à cet effet, une échelle d'une longueur suffisante, restera déposée dans la maison, pour faciliter la visite.

La visite sera faite par un ou plusieurs préposés de l'administration, qui devront s'assurer si la vidange a été complète et constater si la fosse a besoin de réparations. Un rapport nous sera immédiatement adressé sur cette visite, pour être par nous ordonné ce qu'il appartiendra.

Article 14. — Il est défendu de laisser dans les maisons au-delà des heures fixées pour la vidange, des instruments ou appareils quelconques servant au curage des fosses; les objets de cette nature qui n'auraient pas été enlevés le seraient immédiatement par les soins de la police et au frais des entrepreneurs.

Article 15. — Pour éviter les encombrements de la voie publique, les voitures devront être placées d'un seul côté et sur une seule file. Il ne pourra jamais y avoir au-devant de la maison où s'opèrera le curage, plus de deux voitures, lorsque la rue n'aura qu'une largeur de cinq mètres ou au-dessous;

les autres devront stationner sur le quai ou sur la place la plus rapprochée, à moins d'une autorisation spéciale du commissaire de police ou d'un employé de la voirie.

Article 16. — Chaque voiture sera pourvue d'une plaque indicative portant le nom du propriétaire et un numéro d'ordre. Cette plaque devra être en tout temps parfaitement lisible et conforme d'ailleurs à la loi et aux réglements de police à ce sujet.

Sur les deux fonds du tonneau, on inscrira en outre en caractère de seize centimètres de hauteur peints en blanc sur fond brun et sur trois lignes, le numéro d'ordre du tonneau avec l'indication de la compagnie à laquelle il appartient et sa capacité en hectolitres. Les inscriptions devront toujours être lisibles et maintenues en parfait état; elles ne seront jamais masquées par des outils ou agrés.

L'entrée sera refusée à toutes les voitures qui ne sastisferont pas à ces conditions, et qui ne seraient pas parfaitement propres et désinfectées.

Article 17. — Uu bulletin sur papier de couleur, portant le numéro de la voiture et sa contenance, sera remis au bureau d'octroi par le conducteur de toute voiture de vidanges entrant en ville ; ces bulletins, dont la couleur sera fixée par l'administration, pour chaque compagnie, seront envoyés chaque jour au bureau central de l'octroi, et de là au bureau des vidanges.

Tout voiturier s'en retournant à vide devra le faire constater au bureau de l'octroi, où il sera fait un bulletin blanc spécial indiquant le numéro et la capacité des voitures renvoyées vides, afin qu'on puisse en faire la déduction.

Article 18. — En aucun temps et sous aucun prétexte, les voitures destinées à la vidange ne pourront entrer en ville, soit de jour soit de nuit, qu'aux heures fixées par la permission qui indiquera aussi l'heure de la sortie. Les voitures pourront être astreintes à suivre l'itinéraire que l'administration leur fixera.

Article 19. — Le matériel employé à l'extraction et au transport des matières sera soumis, au moins deux fois par an, à une visite minutieuse de la part des agents de l'administration; dans le cas où il laisserait à désirer, au point de vue de la conservation et de l'entretien, l'emploi de ce matériel pourrait être interdit immédiatement.

Article 20. — Il est interdit de vider les matières dans les rivières et sur leurs bords, dans les égouts et canaux, dans des bateaux citernes ou wagons de transport, ainsi que sur une partie quelconque de la voie publique, à moins d'une autorisation spéciale.

Article 21. — Pendant que durera l'opération du curage des fosses d'aisance, les ouvriers ou conducteurs ne pourront se livrer à aucun tapage ou claquement de fouet; les manœuvres du service seront commandées à l'aide d'un sifflet.

Article 22. — Il est défendu aux ouvriers de se présenter sur les chantiers en état d'ivresse. Ceux qui seront appelés à descendre dans les fosses devront être munis d'une brigade de sûreté.

Article 53. — Le curage des fosses d'aisance ne pourra avoir lieu les dimanches et jours de fêtes à moins d'une autorisation spéciale.

Article 24. — Dans les cas où en opérant le curage d'une fosse d'aisance, on viendrait, à y découvrir un cadavre, un fœtus, des ossements humains, des objets précieux, ou des objets et instruments pouvant indiquer ou faire soupçonner l'existence de quelque crime ou délit, il en sera donné connaissance au commissaire de police du quartier, sans préjudice des rapports qui devront être fournis le lendemain à qui de droit.

Article 25. — En se conformant aux prescriptions du présent réglement et de l'arrêté du 19 octobre 1876, les propriétaires pourront faire opérer le curage de leurs fosses d'aisance par leurs domestiques ou gens de service.

Article 26. — Les entrepreneurs de vidanges, ou les propriétaires, lorsqu'ils feront opérer l'extraction par leurs domestiques ou gens à gage, restent responsables civilement de tous les faits et dommages prévus et imprévus pouvant résulter du curage des fosses d'aisance.

Article 27 — L'administration se réserve le droit, si elle le juge convenable, d'interdire le curage à fond des fosses d'aisance pendant les mois de mai, de juin, de juillet, août et septembre, ou pendant les épidémies, et de ne délivrer que des permissions d'allège. Elle se réserve aussi le droit de prescrire d'office le curage des fosses lorsqu'elle le jugera nécessaire.

Article 28. — Le service des vidanges au moyen de tinettes mobiles fera l'objet d'un réglement spécial.

Article 29. — Les contraventions seront constatées par des rapports ou procès-verbaux dressés par les commissaires de police et les agents du service municipal, préposés à la surveillance des vidanges.

Il sera pris au sujet de ces contraventions, telles mesures de police qu'il appartiendra, sans préjudice des poursuites à exercer devant les tribunaux.

Article 30. — Les arrêtés préfectoraux du 21 décembre 1853, du 29 août 1854 sur les vidanges sont rapportés.

Article 31. — Le présent règlement ne deviendra exécutoire qu'à partir du 1er février 1877.

Article 32. — M. le Secrétaire Général pour la police et M. l'Ingénieur-Directeur du service municipal sont chargés de l'exécution du présent arrêté.

Ainsi fait et arrêté par la commission
des vidanges le 3 novembre 1876.

Evaluation approximative du volume des déjections alvines qui s'infiltrent annuellement sous le sol de la ville de Lyon.

Note de M. Domenget, ingénieur de la voirie.

Nos observations se rapportent aux années 1883 et 1884. Nous avons basé notre évaluation sur le chiffre de la population Lyonnaise d'après le dénombrement de 1881 et sur le volume des vidanges transportées aux dépotoirs de 1884.

Les fosses particulières, à part celles des immeubles des rues de la République et de la Bourse, au nombre de 378, qui étaient en communication, en 1881, avec les égouts, soit par fraude, soit en vertu d'autorisations plus ou moins régulières, étaient toutes isolées en 1884, à la suite d'injonctions adressées aux propriétaires en vertu de l'arrêté du 19 septembre 1871.

Par conséquent les diverses fosses restées en communication en 1884 étaient :

1° Celles des immeubles des rues de la République et de la Bourse qui jouissent de ce privilège en vertu du traité qui concéda l'ouverture de ces deux grandes artères à la Compagnie de la rue Impériale.

2° Celles des hospices civiles et de quelques bâtiments municipaux.

Les rues de la République et de la Bourse sont bordées de 115 immeubles contenant une population que nous évaluons, en nombre rond, à 12,000 habitants, en tenant compte des nombreux établissements industriels qui entretiennent une quantité considérable d'employés.

D'un autre côté, nous relevons dans le compte-rendu publié par l'administration des hospices civils que la population secourue et le personnel ont représenté dans l'année 1882 1,572,636 journées, ce qui implique une population moyenne journalière de $\frac{1.572.636}{365} = 4.300$.

Pour ce qui concerne les établissements municipaux, dont les fosses sont encore en communication avec les égouts, nous croyons exagérer en admettant qu'ils représentent un personnel de 1,000 individus attendu que tous les groupes scolaires récemment construits sont munis de fosses fermées.

Il y a donc, dans la ville de Lyon environ 17,300 personnes dont les déjections sont reçues dans les égouts mais ; pour tenir compte des erreurs inévitables dans une évaluation de cette nature, nous portons ce nombre à un chiffre de 20,000 personnes.

D'après le dénombrement de 1881, la population lyonnaise était, en nombre rond, de 377,000 habitants. Si nous défalquons les 20,000 habitants dont les déjections sont reçues par les égouts, nous arrivons à un nombre de 350,000 habitants dont les déjections plus ou moins diluées sont reçues dans des fosses isolées.

On admet généralement qu'une personne adulte rend journellement de 1,200 à 1,400 grammes de déjections liquides et de 240 à 300 grammes de matières solides (Rapport de M. Brouardel au nom de la commission de l'assainissement de Paris, nommée par arrêté de M. le Ministre de l'Agriculture et du Commerce, du 28 septembre 1880), en tout, de 1,440 à 1,700 grammes d'excréments de toute nature. Pour tenir compte des enfants, nous réduirons ces nombres de 1/6. (Rapport ci-dessus désigné) ce qui donne pour résultat de 1,200 à 1,400 grammes, soit une moyenne de 1,300 gr. ou à peu près de $1^l, 30$.

Les 350,000 habitants dont les fosses sont isolées des égouts produisent donc journellement 350,000 $\times 1^l,30 = 455,000$ litres ou 455 mètres cubes de déjections, tant liquides que solides.

On doit distraire de ce nombre les urines des passants envoyées dans les égouts par les urinoirs publics. Il y a à Lyon 438 stalles d'urinoirs qui peuvent recevoir chacune, en supposant qu'il n'y ait jamais d'interruption, 40 personnes par heure, soit 640 personnes dans la journée comptée pour 16 heures. Cependant, comme un bon nombre d'urinoirs sont peu fréquentés et qu'aucun ne fonctionne sans discontinuité, nous pouvons admettre le nombre de 200 personnes comme représentant une large moyenne de présentation. On peut également admettre qu'à chaque pose il se produit $0^l,30$ de déjections liquides et conclure, par conséquent que les urinoirs publics envoient journellement à l'égout 26,280 litres d'urine, soit, en nombre rond exagéré, 27 mètres cubes.

Les déjections alvines qui ne s'écoulent pas par l'égout peuvent donc représenter un volume de $455 - 27 = 428$ m. c. Pour toute l'année, le volume s'élève à $428 \times 365 = 156.220$ m. c.

Il nous reste à tenir compte de l'eau employée au maintien de la propreté des lieux d'aisance.

Dans le rapport qu'il a présenté à la commission d'assainissement, M. le Directeur des travaux de la Ville de Paris estime à 3 litres par 24 heures et par habitant la quantité d'eau nécessaire pour entretenir la propreté d'un cabinet d'aisance.

C'est, à mon avis, un minimum, car les cuvettes bien conditionnées reçoivent de 8 à 10 litres d'eau à chaque ouverture de leur soupape,

Nous l'admettrons cependant pour les cuvettes des immeubles desservis par la Compagnie Générale des eaux.

Ces immeubles contiennent environ une population de 60,000 habitants; elle résulte des abonnements souscrits à robinet libre. Ces 60,000 habitants envoient donc par jour dans les fosses au moins 180,000 litres ou 180 m. c. d'eau. Nous admettons, ce qui ne saurait être taxé d'exagération que les 317,000 habitants des immeubles sans abonnement pour les eaux emploient au maintien de la propreté des cabinets environ 1 litre par personne et par jour, soit 317 m. c. par 24 heures ou 115,705 m. c. par an.

Les déjections diluées qui ne vont pas directement à égout forment donc un total de 156,220 + 115,705 = 271.925 mètres cubes.

La Compagnie de vidange l'*Union mutuelle des propriétaires* a enlevé, en 1884, 195,000 m. c. de matières liquides ou solides et ce volume n'a pas été dépassé pendant les années précédentes; d'où la conclusion que chaque année le sous-sol de la ville de Lyon reçoit par infiltration 271,925 — 195,000 = 76,925 m. c. de matières alvines.

Ce nombre est évidemment un minimum et l'on serait plus près de la vérité en acceptant le chiffre de 100,000 mètres cubes. Ces infiltrations sont dues au défaut d'étanchéité de la plupart des fosses et au grand nombre de puisards absorbants qui reçoivent les excréments particulièrement dans les troisième et sixième arrondissements.

CIMETIÈRES

La ville de Lyon possède quatre cimetières : le cimetière de Loyasse, dont l'étendue est de 93,170 mètres
carrés ; celui de la Croix-Rousse qui a 29,000 mètres
carrés ; celui de la Nouvelle-Magdeleine qui a 24,000
mètres ; et celui de la Combe-Blanche, 113,600 mètres.
Au total, l'étendue des cimetières de Lyon est de
259,770 mètres carrés. On peut dire que sous ce
rapport, ils ne laissent, pour le moment, rien à désirer,
et qu'ils suffisent avec nos coutumes actuelles aux
besoins de la ville avec sa population d'environ 400,000
habitants.

On admet généralement qu'il faut pour un cimetière
une surface ~~mille~~ *huit* fois plus étendue que la place occupée
par les fosses. Celles-ci d'après la loi sur les sépultures, doivent avoir 2 mètres de longueur, et 80 centimètres de largeur, avec un intervalle de 50 centimètres
dans le sens de la longueur, et de 40 centimètres dans
le sens de la largeur. Il faut que le cimetière ait,
comme la loi l'exige, huit fois cette étendue pour permettre de ne rouvrir les fosses que tous les cinq ans ;
pour suffire aux demandes de concessions perpétuelles,
ou autres, et pour permettre de consacrer un espace
convenable aux allées et aux plantations d'arbres. Il en
résulte, que dans un cimetière, on peut faire de 500 à
600 inhumations annuelles, par hectare, mais pas
davantage. Or, dans une ville de 400,000 habitants,
avec 12,000 morts annuels, par exemple, un cimetière
de 20 hectares, à la rigueur, serait suffisant.

Les cimetières de Lyon, qui comprennent ensemble près de 26 hectares, ont donc toute l'étendue nécessaire à notre ville pour la population, qui au dernier recensement, était de 401,930 habitants avec huit ou neuf mille décès annuels.

Ce qui a longtemps manqué à Lyon, c'est une règlementation des sépultures qui n'aurait dû attribuer à chaque cimetière qu'une part d'inhumations en rapport avec son étendue, de manière à éviter l'encombrement du cimetière principal, ou du moins du plus ancien, nous voulons parler de Loyasse.

Le cimetière de Loyasse, en raison de cet encombrement a dû être plusieurs fois agrandi. En 1872, l'administration avait projeté de l'agrandir encore en allongeant le chemin désigné sous le nom de *Champ de manœuvre de la Sara*. Le Conseil d'hygiène, à la suite d'un rapport présenté par MM. Tisserand, Glénard et Rollet, avait émis un avis défavorable à ces agrandissements. Par un arrêté à la date du 29 août 1872, une Commission de vingt membres, médecins, chimistes, géologues ou ingénieurs fut chargée d'étudier d'une manière équitable la question des cimetières lyonnais. Parmi les membres de cette Commission un grand nombre faisaient partie du Conseil d'hygiène, et nous devons résumer ici les principaux faits qu'ils ont été appelés à constater. Ce travail est d'ailleurs tout fait et très bien exposé dans le rapport de M. Ferrand que nous publions *in extenso* en le faisant suivre d'une note de M. Falsan sur la constitution géologique et le régime des eaux de la colline de Fourvière.

Voici d'abord le rapport que M. Ferrand présenta à la commission des cimetières de Lyon dans la séance du 3 mars 1873.

« Après avoir, dans vos réunions précédentes, étudié et résolu les questions générales, relatives aux causes d'insalubrité des cimetières et au choix des conditions les plus propres à atténuer leurs inconvénients ou dangers, de manière à répondre aux questions de principes n° 1 et 2 du programme qui vous a été soumis, vous avez entendu dans votre dernière séance une monographie intéressante sur la constitution géologique du plateau de la Sara et abordé l'examen des questions n° 3 et n° 4 du même programme ou applications des notions précédemment acquises aux cimetières de Lyon.

Renseignements. — L'étude faite incidemment du triangle de la Sara a éclairé plusieurs points controversés et donné, pour ainsi dire, satisfaction aux idées contradictoires qui semblaient jusqu'à présent avoir partagé les opinions. Cette lecture a provoqué, toutefois, la demande d'un complément d'instruction relatif aux eaux de Montauban, et si en passant je m'arrête quelques minutes sur ce sujet, ce n'est que pour faire part d'un renseignement nouveau et d'une observation qui me servira de transition à l'examen sommaire qui m'a été plus spécialement confié. Or, en ce qui concerne le renseignement, j'ai appris que sur tout le versant qui, à Montauban, contourne le coteau depuis les clos Mastragny jusqu'au clos Bernard, en passant par les propriétés du Refuge, de MM. Franc, Faivre, Gignoux, etc., l'on ne rencontre aucun puits, mais des sources abondantes, à des hauteurs différentes, dont deux principales : les unes au niveau du premier gradin ou plate-forme, un peu au-dessus des murs du chemin, et les autres sises à environ 10 mètres plus haut.

Observation. — Mon observation a trait au désir de voir nos collègues de la section de géologie suivre l'exemple de M. Falsan pour ce qui regarde les terrains de Loyasse, de la Croix-Rousse et de ce que l'on a généralement confondu sous la dénomination de Plaine du Dauphiné, comprenant les cimetières de la Guillotière.

Et déjà ces notions, qu'il sera facile du reste à ces Messieurs de nous communiquer, peut-être séance tenante, auraient pu trouver place utile dans les études spéciales ou applications que nous allons aborder.

En m'invitant à présenter un rapport sur les deux questions n° 3 et n° 4, notre honoré Président, après les réserves que j'ai exprimées, a moins entendu, si je l'ai bien compris, me voir présenter des solutions motivées et complètes que trouver dans mon travail un exposé propre à servir de base à une discussion fructueuse, c'est-à-dire des considérants à développer au besoin et des faits à coordonner en vous laissant le soin de remplir les lacunes, le tout en vue de préparer des conclusions suffisamment justifiées.

Les questions posées sont celles-ci :

3° « A Lyon, quel est le délai minimum après lequel « les fosses peuvent être ouvertes sans danger pour la « salubrité ? »

4° « Les trois cimetières de Loyasse, de la Croix-« Rousse et de la Guillotière satisfont-ils aux conditions « énoncées précédemment ? »

Dans cette dernière question, l'énoncé spécial des trois cimetières, appelant notre attention sur chacun d'eux en particulier, nous permettra d'être plus bref en ce qui regarde la demande qui la précède, savoir :

« A Lyon, quel est le délai minimum après lequel les « fosses peuvent être rouvertes, etc., etc. ? »

Sans entrer ici dans les détails que nous aurons à rappeler ailleurs plus utilement, il pourrait nous suffire de faire appel à vos souvenirs confirmatifs de ce qui est, en principe et en fait, assez évident pour nous en tenir aux considérations qui vont suivre.

En effet, la diversité des lieux de sépulture au service de Lyon et de ses faubourgs, les différences d'exposition, qui sur des montagnes, qui dans la plaine, les dissemblances de terrains au niveau des fosses, les uns compactes, voire même étanches, les autres poreux, voire même de graviers blancs, l'usage presque récent des uns, très ancien des autres, tout devait concourir aux résultats les plus opposés et nous faire tenir compte des conséquences variables qui devaient en être la suite. — Précisons toutefois nos souvenirs : Ne vous a-t-il pas été dit que dans un même cimetière de notre ville il y avait deux parties à distinguer, l'une dans laquelle les cadavres, pour être fusés au même degré, exigeaient six mois de plus que dans l'autre, et cette différence, quoique légère et dans un milieu en apparence identique, était si sensible que ce semestre en plus de la période quinquennale devenait une circonstance fort embarrassante pour le présent et menaçante pour l'avenir ?

J'ai dit apparence identique, mais l'examen fait tenir compte, pour cette seconde partie du cimetière, et d'un peu de déclivité et d'exposition à l'ouest (Guillotière).

N'avez-vous pas vu ailleurs, toujours dans une même enceinte, des écarts autrement considérables entre la putréfaction normale et la destruction lente embrassant, pour ainsi dire, les périodes les plus étendues que nous ayons vu mettre en pratique dans les divers États de l'Europe, soit de cinq à trente ans ? Mais sans nous arrêter aux exceptions, ne vous a-t-il pas été démontré que, d'un cimetière à l'autre, la variété dans le degré de décomposition était telle que si une expectation de six années était suffisante pour celui-ci, il n'en était plus de même pour celui-là, qui, après douze ans, offrait encore des lambeaux de chair adhérents aux ossements, tel autre des transformations adipeuses conservant le cadavre dans son entier ? Et d'autre part, ajoutons que nous n'avons même pas la limite de destruction de ces sortes de momifications abandonnées dans le même sol qui a concouru à leur production.

En présence enfin de ces constatations multiples, ne sommes-nous pas convaincus qu'un terrain dans lequel vient de se fuser un cadavre, en prenant la limite la plus courte, n'est pas immédiatement propre à recevoir une nouvelle sépulture, à plus forte raison une troisième, une cinquième sépulture, si vous conservez le même intervalle minimum entre chaque inhumation ; or, dans ces conditions dont on paraît avoir si peu tenu compte jusqu'à ce jour, n'êtes-vous pas également convaincus qu'il doit arriver une époque, un moment, où les fosses ne peuvent plus, dans les mêmes délais minimum, être rouvertes sans danger pour la salubrité ?

En résumé, Messieurs, considérant :

1° Que pour les cimetières de Lyon, la diversité des causes de nature à influer notablement sur la marche de la décomposition et finalement de la destruction des cadavres nous paraît suffisamment établie ;

2° Que d'un cimetière à l'autre, la variété des effets ou conséquences de ces causes est pour vous démontrée ?

3° Qu'enfin, entre nos divers lieux de sépulture, il y a, en ce qui regarde les résultats obtenus, des écarts ou différences tels que le minimum de temps nécessaire à la décomposition complète ne saurait être inférieur à six ans pour certain, alors qu'une double période paraît être à peine suffisante pour tel autre et qu'il conviendrait peut-être de prendre un terme moyen pour le troisième.

Il devient donc évident, dans l'état actuel des choses :

1° Qu'il n'y a pas lieu de déterminer un délai minimum unique s'appliquant raisonnablement au renouvellement des sépultures dans tous les cimetières de Lyon ;

2° Que le délai minimum de cinq ans ne convient à aucun d'eux ;

3° Que s'il y a lieu de se prononcer pour chacun des trois cimetières, il conviendrait de stipuler six ans pour la Guillotière, huit ans pour la Croix-Rousse et de faire toute réserve en ce qui concerne Loyasse.

4ᵐᵉ QUESTION. — « Les trois cimetières de Loyasse, de la Croix-Rousse, de la Guillotière satisfont-ils aux conditions énoncées précédemment ? »

Déjà, Messieurs, en terminant le chapitre ci-dessus, les distinctions que nous venons d'établir entre les trois cimetières font pressentir les conclusions auxquelles nous allons être conduits :

Toutefois, ce n'est pas à dire qu'il s'agisse ici de justifier plus amplement les délais de renouvellement des sépultures, mais bien de savoir si les trois cimetières actuels satisfont aux conditions générales de salubrité que doivent présenter les lieux affectés aux inhumations, conditions que nous avons étudiées dans nos précédentes séances. A ce point de vue nos recherches collectives sur les causes d'insalubrité des cimetières, de leurs gaz et de leurs miasmes répandus dans l'atmosphère, de leurs sels et matières organiques dans leur rapports avec la migration des eaux souterraines, de leur altitude et de leur orientation, de la nature enfin plus ou moins compacte, perméable ou étanche, sèche ou humide, neuve ou déjà corrompue de leurs terrains, nous paraît assez complète

En est-il de même de nos investigations individuelles sur l'application de ces données générales aux cas spéciaux qu'il nous est donné d'étudier présentement (1) ?

(1) Pour ma part, j'éprouve le besoin de réclamer deux lignes de définition techniques pour chacun des cimetières, en ce qui concerne la couche de terrain superficielle et la couche sous-jacente qui comprend à mes yeux, celle au niveau du fond des fosses et celles au-dessous, dans une profondeur de 6 à 7 mètres.

En effet, en nous plaçant aux divers points de vue ci-dessus énoncés, il est certain que nous aurons raison de la valeur respective des trois cimetières en question, sous la condition toutefois de répondre au questionnaire avec la connaissance exacte des lieux.

Loyasse. — *Historique.* — Après de longues réclamations contre l'encombrement du cimetière de Saint-Just, ce cimetière fut fermé, et pour le remplacer, une acquisition importante était opérée sur le territoire de Loyasse, en 1807. — Depuis lors, la surface de ce terrain consacré aux sépultures générales, agrandie par sept ou huit acquisitions nouvelles et chaque fois reconnues indispensables, fut portée de 32,000 mètres à 93,170 mètres. La dernière acquisition qui remonte à 1853, obtint des clos Turge et Nachury environ 20,000 mètres. Le vieux cimetière regorgeait, le besoin de cette adjonction était pressant, et, aussitôt ouvert, il continuait de recevoir non-seulement les morts de la ville, mais on lui envoyait, par surcroît, ceux de la commune de Vaise dont la population de 40,000 habitants venait de clore son propre cimetière devenu impossible. — Il y a donc de cela vingt ans, et jamais plus longue période ne s'est écoulée sans la nécessité de recourir à un nouvel agrandissement.

Le sommet du plateau n'a pas suffi, l'on a envahi les versants côté Saint-Irénée, côté Gorge-de-Loup ; les pluies d'orage ont raviné les pentes trop raides et des fosses ont été mises à nu, notamment sur les terrains Lièvre : on a mis cadavre sur cadavre, on a enterré dans les fosses à peine fermées depuis cinq ans, et où les corps ne sont pas décomposés ; le sous-sol est souvent réfractaire à la pioche ; les caveaux abondent. Ce n'est là, Messieurs, qu'une entrée en matière et l'on nous demande si Loyasse satisfait aux bonnes conditions voulues.

Rappel des conditions. Je m'arrêterai peu au contrôle du choix primitif qui a été fait de l'emplacement de Loyasse, tant au point de vue des émanations que des infiltrations, car en raison de son altitude et du déversement de ses pentes du côté de la campagne et du sommet-abri placé entre lui et la ville, je n'aurais que des éloges à ajouter à ceux déjà exprimés.

Cependant, l'usage qui a été fait de sa surface a certainement altéré les conditions premières : n'oublions pas, en effet, que si les gaz dégagés perdent de leur action nuisible par leur diffusion dans l'air, les miasmes sont encore délétères, malgré leur extrême division et en raison directe de la richesse des surfaces dont ils émanent. Retenons aussi que nous nous sommes élevés contre les idées fausses ayant cours au sujet des caveaux (1) et des cercueils de plomb, et que dans le cimetière de Loyasse où ils abondent, ai-je dit plus haut, 36,000 mètres de terrain leur sont consacrés, alors que 26,600 mètres seulement sont réservés aux sépultures générales ; peut-être y a-t-il là, dira-t-on une certaine compensation ; pour moi, je ne vois pas bien à qui elle profite, et je m'obstine à considérer que ces vastes concessions aliénées en faveur de 1/5 des corps inhumés refoulent ici des masses considérables dans un espace bien moindre et très restreint.

En ce qui regarde la nature du sol, les études générales faites au sein de la Commission nous ont démontré que l'on devait s'attendre à trouver des terrains géologiques divers, désagrégés avec plus ou moins d'alluvion

---

(1) Ces caveaux sont tellement ouverts à l'issue des émanations gazeuses et miasmatiques, que dans leur milieu où la vie et la flamme s'éteignent en quelques instants, les eaux pénètrent au point de recouvrir ou de laisser flotter les cercueils, et plus d'une fois, il a fallu faire jouer des pompes pour y descendre de nouvelles sépultures.

à leur surface ; elles ont apprécié les influences de la compacité, de la profondeur, de l'humidité ; signalé des motifs d'exclusion, mais laissé quelque vague dans l'esprit en parlant des excès en plus ou en moins, du trop de ceci, du pas assez de cela. — Ce n'est pas une pensée critique que j'exprime, car je suis le premier à reconnaître qu'il était aussi impossible de déterminer par une formule des conditions des plus variables, qu'inutile d'insister sur ce sujet en présence de terrains que nous n'aurons pas à créer, mais entre lesquels nous aurons à choisir.

Or, si je parle des proportions peu arrêtées des éléments constitutifs des terrains pour cimetière, c'est que j'éprouve le besoin de préciser un peu ce qui peut l'être, surtout alors qu'il s'agit d'en faire une application directe à la question posée.

Ainsi, une certaine profondeur, une certaine compacité, un certain degré d'humidité sont favorables à la décomposition des corps, et un excès de chacune de ces conditions lui fait obstacle ; voilà la donnée générale qui me paraît ressortir de nos études préalables. Mais en quoi la compacité, en quoi la profondeur, toujours dans les limites convenues, sont-elles favorables ?

J'estime que ce ne doit être qu'en vue des émanations auxquelles il importe d'opposer obstacle, obstacle que l'on doit augmenter au besoin par le tassement. — Comment cette condition de compacité surtout devient-elle nuisible ? Je pense que c'est moins par son excès proprement dit dans la couche superficielle que par son existence dans le sous-sol au niveau de la fosse ; là, en effet, la porosité est plus nécessaire non-seulement pour la combustion continue, mais au point de vue de l'excès d'humidité, qui retenue, accumulée sous forme de cloaque par des fonds plus étanches, crée ces macérations funestes dont le gras du cadavre est la conséquence ; à la glaise, qui est le type de ces mauvais sols, il faut assimiler les terres chargées d'humus et de matières organiques en voie de décomposition ; nous les avons vues, en effet, retenir obstinément 70 pour 0/0 d'eau, et nous savons d'autre part combien elles sont favorables à la saponification des corps.

Application des conditions. — Eh bien, Messieurs, cela dit, le moment est venu de faire appel à vos souvenirs en ce qui concerne les terrains de Loyasse et l'état des cadavres après cinq ans et demi, après onze ans et au-delà : aspect de la terre noircie, dureté de la couche profonde, gore imperméable, disent les fossoyeurs, couches d'eau retenues alors au fond des fosses, putrilage, lambeaux de chair, transformation graisseuse, tous les témoignages enfin, toutes les conséquences aussi de la saturation s'y trouvent réunis.

Or, c'est, Messieurs, dans l'application de ce fait dominant de la *saturation* que notre rapporteur n'hésite pas à trouver le plus puissant argument que l'on ait à produire contre l'état actuel du cimetière de Loyasse. Mais aussi combien de corps enfouis dans ces 26,600 mètres abandonnés aux sépultures générales ? Combien de répétitions de périodes quinquennales dans les soixante-six années écoulées ?

Comptera-t-on moins de cent soixante-cinq mille corps dans ce cimetière et un nombre inférieur à douze ou treize cadavres plus ou moins décomposés et s'étant succédé, pour ainsi dire, dans la même fosse ? Et quand désormais viendraient à se produire les nouvelles et fréquentes inhumations que vous savez dans ce milieu saturé d'éléments putrides, ne s'exposerait-on pas à faire naître ces conditions redoutables des exhumations à époques rapprochées, rappelant les conséquences des autopsies tardives et les terribles leçons données par les épidémies produites par le remaniement des terrains de cimetière ?

1° Considérant qu'il y a lieu de tenir compte du très grand nombre de caveaux qu'il renferme, non sans inconvénients graves et multiples ;

2° Considérant que la saturation du sol s'oppose à la destruction normale des cadavres et ne peut plus se prêter à l'ouverture inoffensive de nouvelles fosses pour les sépultures générales ;

3° Considérant que Loyasse n'est plus qu'un vieux cimetière et qu'à ce titre il est doublement respectable, tant par lui-même que par les sentiments qui s'y rattachent ;

4° Considérant que l'administration ne peut souffrir qu'il devienne un objet d'horreur et un danger pour la santé publique ;

Conclusion. — En conséquence, Loyasse ne satisfait plus aux conditions voulues et énoncées dans nos études générales sur la question des cimetières.

Telle est la conclusion, Messieurs, que votre rapporteur a l'honneur de soumettre à votre discussion.

Observation. — Les conséquences à en tirer seront-elles aussi absolues ? Ce cimetière, par exemple, sera-t-il fermé ? Sur ce point, des réserves peuvent être faites, car j'estime que des propositions plus ou moins contraires pourraient être entendues, et pour ma part, ce que j'aurais à dire trouvera plus convenablement sa place dans la discussion relative à la distribution des cimetières à Lyon.

Croix-Rousse. — *Historique.* — Pour remplacer le cimetière de Cuire, qui après trente années ne pouvait plus recevoir de nouvelles sépultures, on créa, en 1823, le cimetière actuel, à l'extrémité nord du plateau de la

Croix-Rousse. 7,500 mètres de terrain furent acquis à
cette époque, mais successivement, le manque d'espace
fit recourir à divers agrandissements, dont un en 1854,
par voie d'expropriation forcée pour cause d'utilité
publique.

Rapprochements. — Une certaine analogie existe
entre ce cimetière et celui de Loyasse : comme exposition, l'emplacement est élevé, ses pentes sont à l'ouest,
mais moins prononcées ; son sol, formé de cailloux
argileux, de plus en plus compacte, nous a rappelé aussi
celui de Loyasse. Le terrain de surface, sur quelques
points du moins, m'a paru assez perméable, tandis que
le fond des fosses garde assez bien l'eau des pluies.
Cette pénétration facile se remarque non-seulement dans
les fosses, mais dans les cercueils dont le couvercle trop
léger se brise sous le poids de la terre, l'eau arrive alors
facilement dans la bière dont le fond est goudronné, y
séjourne et baigne le cadavre. Dans ce cimetière, enfin,
l'on trouve déjà de nombreux exemples de cette décomposition anormale ou solidification graisseuse saponi-
fère qui est un pronostic fâcheux pour l'avenir de ce
cimetière.

Cependant, ces conditions pour le présent sont moins
mauvaises que celles de Loyasse. Le chiffre de ces concessions égale à peine 15 pour 0/0 et celui des aliénations à perpétuité n'y est qu'en très faible minorité. Le
renouvellement des sépultures paraît y avoir été assez
fréquent ; la moyenne de ces dernières, à vérifier du
reste, pourrait bien être de huit à neuf ; mais si un
avenir semblable à celui de Loyasse paraît réservé au
cimetière de la Croix-Rousse, en ce qui regarde ce dernier, l'observation par laquelle je termine est de nature
à donner satisfaction au présent ; en effet, six fois
agrandie dans une période de cinquante ans, sa surface
actuelle de 29,000 mètres s'est vue accrue en 1872, c'est-

à-dire l'année dernière seulement, de 8,200 mètres, soit 28,6 pour 0/0.

Mais ce total de 29,000 mètres ne représente que 16,776 mètres affectés aux sépultures générales, et si ces dernières sont de un milier par an, l'on voit que, à raison de 1 mètre 70 par cadavre, le renouvellement par période quinquennale est à peine assuré. Or, s'il nous arrive de demander une extension de cette période comme c'est notre devoir en présence de terrains dans lesquels la décomposition tend à devenir de plus en plus lente, terrains dont la saturation semble s'accroître aussi et persiste plus qu'ailleurs, au lieu de suivre la marche progressive de la destruction normale du cadavre, oh! alors certainement l'espace fera encore défaut. Notons enfin que les 8,200 mètres du dernier lot ne figurent que pour 5,540 au service des sépultures générales.

Notre conclusion, nous semble donc devoir tenir compte de l'état actuel suffisant et de l'avenir prochain très menacé de ce cimetière. Ce dernier n'est-il pas en définitive la reproduction fidèle de ce qu'était le cimetière de Loyasse il y a 18 ans, c'est-à-dire avec des parties anciennes indiquant déjà la saturation de terrains prêts à être immédiatement abandonnés, si n'étaient venues des annexions indispensables, aujourd'hui absorbées et sans extension possible.

En conséquence, votre rapporteur proposerait de formuler ainsi ses conclusions, après les avoir fait précéder de considérants ou résumé exprimant que :

Vu l'analogie prononcée qui existe entre les deux cimetières de Loyasse et de la Croix-Rousse et semble devoir assurer à ce dernier un même sort à époque différente, mais facile à déterminer ;

Vu notamment les défauts communs à celui de la Croix-Rousse, en ce qui regarde et la compacité de son sol retenant les eaux pluviales, et l'état de saturation qui s'y manifeste déjà par ses conséquenses fâcheuses dans la moitié anciennement livrée aux sépultures générales, l'on est autorisé à conclure :

1° Le cimetière de la Croix-Rousse ne satisfait que partiellement aux conditions énoncées et voulues ;

2° Il ne donne plus actuellement cette satisfaction que dans les terrains neufs, c'est-à-dire récemment acquis ;

3° A partir des six premières années d'inhumation dans cette partie nouvelle, il sera nécessaire de reculer de deux ou trois ans, pour tout le cimetière, la période de renouvellement des sépultures et conséquemment de pourvoir à l'insuffisance de l'espace.

Telles sont, Messieurs, les conclusions pour ainsi dire conditionnelles que vous voudrez bien apprécier en ce qui touche le cimetière de la Croix-Rousse.

Cimetière de la Guillotière. — Si l'on jette un coup d'œil sur l'origine peu éloignée de nous des trois cimetières établis sur le territoire de la Guillotière, dits de la Motte, de la Madeleine et de la Combe-Blanche, on voit d'abord que la création du premier mit fin, en 1823, à celui devenu insuffisant de Notre-Dame-de-Grâce, situé près la place de la Croix ; ce cimetière dit de la Motte, subit la loi commune des accroissements périodiques et atteignait, en 1853, l'étendue de 24,496 mètres bientôt il devenait insuffisant ; sa translation était reconnue nécessaire en 1858, mais je vois qu'en 1859 on lui adjoignit une parcelle contiguë de Combe-Blanche, 2,693 mètres.

Les précédents de la Madeleine sont plus variés et plus instructifs : ils pourraient nous fournir des documents que l'on a trouvés rares en les cherchant au loin. Un premier lieu de sépulture établi près de la rue Grôlée

exhalait, dit-on, des miasmes si compromettants pour
la santé des malades et celle des personnes à leur service qu'on se hâta de transformer en lieu de sépulture
un jardin de l'Hôtel-Dieu, près la rue Bourgchanin ;
mais bientôt, craignant avec raison de voir se reproduire les mêmes effets que ceux auxquels on avait voulu
se soustraire, on fit choix d'un emplacement auprès de
la chapelle de la Madeleine, à la Guillotière, pour le
nouveau cimetière des pauvres.

Dès 1840, populations voisines, conseils municipaux
de la Guillotière et de Lyon en réclamaient la suppression ; l'urgence en était enfin reconnue dix ans plus
tard par le Conseil des hospices, qui jusqu'alors avait
résisté. Le cimetière de la Motte devenait insuffisant
lui-même et ce ne fut qu'en 1866 qu'il fut définitivement fermé par la prise de possession de 24,000 mètres
de terrains donnés par la Ville aux hospices en un point
joignant le nouveau cimetière de Combe-Blanche.

Assurément, si l'on avait à faire une enquête sur ce
qu'étaient devenues les eaux potables du voisinage en
1860, c'est à ce quartier de la Madeleine qu'il faudrait
s'adresser ; si l'on voulait étudier aussi ce que deviennent à la longue les gras de cadavre, c'est encore dans
ce vieux cimetière à moins qu'on y ait fait usage d'une
grande quantité de chaux, qu'il conviendrait de faire
ses prises d'essai.

Nous voilà donc amenés à n'avoir plus à étudier,
pour ainsi dire, qu'un seul espace réunissant tous les
cimetières de la Guillotière, sur le domaine de Combe-
Blanche.

Or, ce dernier cimetière, le plus vaste de Lyon, ne
mesure pas moins de 113,000 mètres, non compris les
24,000 affectés au service de la nouvelle *Madeleine*.

Situé à droite de l'avenue des Ponts, il est isolé entre
Montplaisir à l'est et la gare de la Mouche à l'ouest ;

séparé de l'extrémité du faubourg de la Guillotière,
c'est-à-dire au nord par le fort la Motte, il est placé sur
un point peu culminant, mais qui domine notamment
la plaine de Saint-Fons, se déroulant au sud dans une
grande étendue.

Les courants d'air de la vallée d'Heyrieux, et surtout
de la vallée du Rhône, y entretiennent une ventilation
assez prononcée ; son éloignement de la ville laisse peu
de chose à désirer, et ses eaux souterraines me paraissent devoir se diriger en éventail du côté des lieux dits :
Aux Rivières, en se mêlant à une nappe abondante pour
traverser de grands espaces sans atteindre, pour le
temps présent du moins, aucun centre de population.

Mais si je voyais la ville s'étendre dans l'intervalle,
je me montrerais plus soucieux de l'altération des eaux
souterraines, car dans tout ce littoral une eau de
vidange versée un peu abondante sur le sol a bientôt
contaminé le puits voisin. Cette ombre au tableau repas-
sera certainement devant nos yeux lorsqu'il s'agira
d'agrandissement.

Dans ce vaste bassin de terres plates que laisse le
Rhône, des îles de Rillieux au coude que forme le
fleuve près des usines Perret à Saint-Fons, la nappe
aqueuse circule librement dans le gravier blanc à peu
de profondeur : trois mètres dans les parties basses, dix
mètres dans les milieux qui nous occupent (Combe-
Blanche). Elle m'a paru avoir baissé d'au moins 1 mètre
depuis les travaux d'endiguement qui, en ville ont restreint le lit du Rhône.

Ici le terrain est uniforme, à peine est-il modifié par
un peu de déclivité au sud-ouest, déclivité qui influe
moins sur sa nature que sur ses effets. Sa couche superficielle est meuble, elle est argileuse, mais divisée par
du gravier, d'où il ressort qu'elle n'est ni peu ni trop
perméable. Son épaisseur, à un mètre près, ne doit pas

dépasser le fond des fosses, et au-dessous se présente le terrain très perméable de la contrée, terrain de sable et de gravier surtout ; nulle part on voit le sol imprégné d'humus.

En attendant la définition géologique à laquelle je réserve une place votre rapporteur croit pouvoir dire que pour lui c'est là, en trois mots, un terrain sec avec perméabilité croissante.

Et déjà ces considérants peuvent être ainsi formulés :

Avec un tel sous-sol à l'abri des inondations, pas d'eau pluviales retenues, pas de macérations des corps ; avec un tel sous-sol, circulation d'air et d'air humide, à une température tiède et constante ; diffusion plus assurée de la matière organique après dislocation du cercueil et moins prompte saturation du sol par plus larges surfaces d'oxydations et, finalement, destruction plus complète ; corps fusés très régulièrement à dates précises, pour ainsi dire, car pour une moitié du cimetière il faut cinq ans et demie, pour l'autre cinq ans suffisent ; éloignement de la ville laissant peu à désirer présentement, exposition convenable, étendue suffisante.

Voilà certainement un ensemble de conditions favorables que nous n'avons pas rencontrées ailleurs et qui se rapprochent beaucoup de celles que l'on est satisfait de trouver réunies dans les terrains que l'on destine aux sépultures. C'est en y songeant que dans la dernière séance j'abordais en passant l'idée de les reproduire et de les compléter par des moyens artificiels que je crois praticables dans l'avenir.

Un mot encore avant de finir.

Déjà depuis l'ouverture de ce vaste cimetière (1859), soit depuis quatorze ans, l'on constate que plus du tiers de l'espace est occupé par des concessions, de telle sorte que sur les 87,100, mètres, déduction faite des allées, il ne reste que 53,000 mètres pour les sépultures générales. Or, avec une mortalité annuelle de trois mille individus et 1 mètre 60 par corps, on a, pour une période de six ans, dix-huit mille morts, 27,000 mètres, et pour deux périodes de roulement, trente-deux mille corps, 54,000 mètres, d'où il ressort que pour trouver les 53,400 mètres, il faut que la somme de ses terrains concédés ne varie pas et que le chiffre de sa population demeure stationnaire.

Quoi qu'il en soit de cette question d'avenir, votre rapporteur est d'avis qu'il y a lieu de répondre que présentement :

« Les cimetières de la Guillotière satisfont convenablement aux conditions nécessaires.

En définitive, trois réponses, notes ou conclusions différentes pour les trois nécropoles de Lyon :

1° Le cimetière de Loyasse ne satisfait plus aux conditions voulues ;

2° Celui de la Croix-Rousse ne répond que partiellement aux *desiderata* énoncés ;

3° Celui de la Guillotière réunit une somme suffisante de bonnes conditions.

Une constation intéressante à faire au point de vue de l'étude comparée de l'action ou influence de deux terrains dissemblables, terrain du cimetière de la Croix-Rousse et terrain du cimetière de la Guillotière, consisterait à vérifier ce que sont devenus, dans l'un et dans l'autre, les cadavres qu'on y a enterrés sans cercueils, c'est-à-dire dans les conditions les plus favorables, il y a trois ans, à l'époque de l'épidémie des petites véroles. »

MORGUE ET OBITOIRE

Ce mémoire fut adressé au Conseil municipal de Lyon pour démontrer la nécessité de la création d'un établissement public consacré aux morts. De semblables questions ont été l'objet de graves discussions au sein des municipalités des villes les plus importantes d'Europe et tout récemment, le 11 novembre 1880, après la lecture d'un savant rapport d'un de ses membres, M. Lamouroux, le Conseil municipal de Paris discutait et votait la création de maisons mortuaires à Paris.

Les raisons qui ont décidé la municipalité de Paris sont de celles qui tiennent aussi à cœur à l'édilité lyonnaise. On peut même dire que ces raisons ont peut-être ici plus d'importance que dans le milieu parisien, à cause de la proportion relativement élevée de la population laborieuse. Lyon est surtout une ville d'industrie et de labeur, les ouvriers y sont en grand nombre, et toute mesure capable d'augmenter l'hygiène ou le bien-être du travailleur ne peut être indifférente aux conseillers municipaux de la cité.

Dans toutes les grandes villes, en France comme à l'étranger, les médecins, les philanthropes, tous ceux enfin qui voient de près les ménages ouvriers ont été émus de la situation affreuse qui leur est faite lorsque la maladie et la mort viennent les frapper. Fréquemment le logis ne se compose que d'une pièce habitée parfois par cinq ou six personnes, et lorsqu'il survient un décès, la famille est obligée de cohabiter avec le mort, souvent pendant plus de cinquante heures. N'y a-t-il pas un danger réel pour les survivants, pour les autres locataires de la maison, pour tous, quand le décédé a succombé à une maladie contagieuse ! Et ne savons-nous pas que c'est dans les classes pauvres qu'une épidémie quelconque trouve toujours les éléments les plus certains de sa propagation ou de sa durée !

Il y a un remède possible à apporter à cet état de choses. Nous indiquerons plus loin ce qu'il faut faire. C'est le premier côté de la question que nous voulons traiter. Le second est le besoin urgent de reconstruire la Morgue, ou mieux de l'installer dans un local plus approprié à son but et à son utilité.

On peut le dire sans crainte de blesser aucune susceptibilité, l'aménagement de la Morgue actuelle est une tache dans l'organisation administrative de notre cité. C'est un bateau-lavoir grossièrement adapté à cet usage et qui certainement dans l'esprit de ses créateurs ne devait remplir cet emploi que momentanément. Mais comme le provisoire devient souvent le définitif, cette installation dure depuis 28 ans.

Je donnerai dans la suite de ce travail la statistique de la Morgue pendant ce long espace de temps et je suis convaincu qu'on ne tardera pas à comprendre l'absolue nécessité de créer une installation convenable à un établissement nécessaire et qui rend les plus grands services. L'administration de la justice est intéressée à son bon fonctionnement. C'est là que sont pratiquées les autopsies médico-légales qui éclairent les magistrats instructeurs et mettent parfois sur la voie de la vérité.

A l'heure actuelle, l'organisation est aussi primitive que possible, on peut même dire qu'elle n'existe pas, et la bonne volonté ou la science des médecins-experts ne suppléeront jamais à l'insuffisance des locaux ou à l'absence des instruments absolument indispensables.

Ce n'est pas tout. Rien n'a été prévu pour la conservation des corps, et tout le monde sait de quelle importance pour la constitution des actes de l'état civil est la
connaissance absolue et certaine des individus qui ayant
succombé accidentellement ou subitement dans la rue
sont déposés à la Morgue. Des questions de filiation, de
succession, d'héritage, etc., se présentent après la constatation officielle d'un décès : que d'intérêts en souf-
france, si le mort n'ayant pas été reconnu, il faut
attendre le temps légal pour faire une déclaration
d'absence!

Ce travail a pour but de montrer qu'il est possible de
réaliser, économiquement et d'après les progrès de la
science moderne, l'installation d'un établissement si
utile.

J'exposerai d'abord, dans un premier chapitre, les
arguments qui militent en faveur de la création d'un
obitoire ou maison pour les morts. Je dirai ensuite
comment devra être installée la Morgue. Un troisième
chapitre sera consacré au choix de l'emplacement qui
convient à un établissement consacré aux morts.

Dans cette étude, tout en tenant compte des données
scientifiques et théoriques qui interviennent dans cette
question, je m'efforcerai surtout de rester sur le terrain
pratique immédiatement réalisable. Je n'ai qu'un désir,
c'est de mettre le résultat de mes études spéciales au
service des véritables gardiens des intérêts moraux et
matériels de la cité.

I

DE L'OBITOIRE OU MAISON MORTUAIRE.

Il y a bien longtemps qu'on s'est préoccupé, chez tous
les peuples, de la constatation de la mort réelle et des
soins pieux à rendre aux morts. C'est, il faut le recon-

naître, comme la manifestation d'un instinct. Aussi chaque race a montré en cette circonstance ses sentiments personnels, et on peut dire qu'à ce point de vue sa conduite a été caractéristique de ses tendances les plus naturelles.

Dans la race germanique a dominé la crainte d'être enterré vivant, ainsi que le prouvent le nombre et l'installation des maisons mortuaires que possèdent la plupart des villes d'Allemagne.

Chez nous, au contraire, la manifestation instinctive a été plus généreuse et a donné lieu, spontanément, à l'essor de nos sentiments sociaux. En 1785, Thierry, dans un livre sur la vie de l'homme respectée à ses derniers moments, s'exprime ainsi : « J'ai imaginé dans ce but des *lieux de dépôt ;* on en sent la nécessité pour nombre de familles pauvres, nombreuses, resserrées dans d'étroits logements. »

Mais, ainsi qu'on l'a dit bien souvent et avec raison, si nous sommes très avancés en théorie, nous sommes presque toujours conservateurs ou routiniers en pratique, et rien ne nous trouble comme un changement dans nos habitudes. L'idée toute française de Thierry germa en Allemagne, et en 1791 Hufeland fit établir à Weimar un obitoire, au fronton duquel il mit l'inscription significative : *Dubiæ vitæ asylum.*

Cet exemple fut bientôt suivi par d'autres villes, on construisit de ces Leichenhaus ou maisons mortuaires à Berlin en 1797, à Mayence en 1803, à Munich en 1818, à Francfort en 1823, puis à Nuremberg, à Augsbourg, à Wurtzbourg et dans une grande partie de l'Allemagne.

De 1860 à 1870, sous l'influence des idées scientifiques et des progrès de l'hygiène publique, le mouvement se répandit dans les pays voisins.

En Norwége, à Christiana, il existe trois maisons

mortuaires : une en maçonnerie construite en 1863 et agrandie en 1879, et deux en bois, datant de 1869 et de 1878 (1).

En Hollande, à Amsterdam, en 1870, deux *Lijken-huison* gratuits ont été établis.

En Belgique, pendant l'année 1870, lorsqu'on créa le cimetière de Sain-Josse Ten-Voode, on y établit un dépositoire. Depuis, par les soins de notre savant ami le docteur Janssens, directeur du Bureau d'hygiène à Bruxelles, un dépôt mortuaire a été établi à l'intérieur de la ville, dans la sacristie de l'ancienne église Sainte-Catherine.

En Galicie, à Lemberg ou Léopal, un dépositorium a été reconstruit en 1872.

En Espagne, la question est à l'étude. Ainsi à Madrid en 1877, l'*ayuntamenta* a mis au concours la création de *depositos*.

En Italie et en Suisse, les Conseils municipaux s'en sont occupés, et déjà dans quelques grandes villes certaines améliorations ont été introduites. A Milan il y a des chambres mortuaires dans le nouveau cimetière, à Lucques, il y a un dépôt pour les morts douteux ou pour les morts de maladies infectieuses ; à Venise un dépôt mortuaire est en construction ; à Naples il y a deux chambres mortuaires ; à Rome il existe deux chambres mortuaires dans chaque paroisse, mais dont on ne se sert que lorsque les circonstances exigent un prompt enlèvement des corps.

Disons qu'au Congrès médical de Gênes, le 16 septem-

---

(1) Nous empruntons la plupart de ces renseignements aux enquêtes faites par M. le Préfet de la Seine ou par notre ami le docteur Du Mesnil, et dont les résultats sont consignés dans le rapport de M. Lamouroux ou dans le compte rendu de la Société de médecine publique. (*Revue d'hygiène*, 1880, p. 38).

bre 1880, sur un ordre du jour présenté par MM. Toscani, Zucchi, etc., le Congrès a adopté la motion suivante : La section fait des vœux pour que les municipalités pourvoient à la constatation rapide et sûre des décès, en même temps qu'à la création de chambres mortuaires, destinées surtout à éloigner promptement les cadavres des familles pauvres. »

A Genève, le Conseil municipal s'est occupé des maisons mortuaires, dans ses séances du 11 février 1876 et du 9 octobre 1877, et leur établissement fut voté en principe. Dans un voyage tout récent que nous avons fait à Genève, nous avons pu étudier ce dépositorium dont nous demandons l'installation sur des bases à peu près semblables dans notre ville.

En Russie, à Saint-Pétersbourg, une chambre mortuaire va être prochainement installée dans l'ancien cimetière.

En Angleterre, les maisons mortuaires ont fait leur apparition à Dublin en 1871, et depuis l'usage se répand sur tout le territoire de la Grande-Bretagne. On compte au moins 21 *mortuaries* dans les districts de la métropole. Quelques-uns sont adjoints aux hôpitaux, d'autres sont dans des cimetières.

Il y en a dans les provinces, ainsi à Birmingham, à Bristol, à Darlington, à Derby, à Liverpool, à Manchester, à Sunderland, à Wigan.

Il est curieux de voir qu'en France l'institution des chambres mortuaires n'a pu se naturaliser. Cependant l'opinion publique se forme peu à peu. Des pétitions furent adressées au Sénat le 2 mai 1863, le 6 mars 1865, le 29 février 1866, le 29 janvier 1869 pour demander l'établissement de maisons mortuaires. Le Sénat discuta cette question et le Conseil ds salubrité de la Seine fut consulté. Il semble résulter de ces débats que si les maisons mortuaires ne sont pas d'une grande utilité pour s'opposer aux inhumations précipitées quand le service de la constatation des décès est bien organisé, elles peuvent cependant rendre des services comme dépôt pour les morts.

La plupart des médecins, et surtout des médecins légistes, tels que Chaussier, Tardieu, notre savant maître M. Tourdes, se sont prononcés pour les maisons mortuaires.

Voici les avantages que leur reconnaît le doyen de la Faculté de médecine de Nancy : Lieu de dépôt pour les morts, utile à la population pauvre, accumulée dans les logements étroits ; inhumations précipitées devenues impossibles, certitude de la vérification des décès et faculté d'attendre sans inconvénient le développement de la putréfaction ; possibilité pendant une épidémie d'enlever rapidement les corps et de prévenir le danger d'infection ou de contagion, tout en conservant la garantie du délai légal et même au-delà ; constatation plus sûre des crimes, facilités données aux recherches scientifiques médico-légales.

La Société de médecine publique et d'hygiène professionnelle de Paris a discuté, l'an dernier, les conclusions d'un intéressant mémoire d'un de ses membres, le docteur Du Mesnil. Un rapport fut fait au nom d'une Commission composée de MM. Bouley, Du Mesnil, Trélat, Vidal, Brouardel, par MM. Lafollye et Napias, rapporteurs. Après une discussion approfondie, elle adopta les conclusions suivantes qui furent acceptées et présentées par M. Lamouroux, dans son rapport au Conseil municipal de Paris.

Le conseil municipal,

Vu la proposition de M. Georges Martin ;

Vu le rapport de sa 7e commission ;

Délibère :

M. le Préfet est invité :

1° A faire étudier immédiatement la création de maisons mortuaires, à titre d'essai, dans deux ou trois quartiers de Paris;

2° Ces maisons seront installées de préférence dans un bâtiment municipal approprié à cet effet;

3° On se conformera autant que possible aux conditions consignées dans le présent rapport et déterminées ainsi qu'il suit par la Société de médecine publique de Paris :

1° Que le dépôt mortuaire soit établi sur un point aussi rapproché que possible du quartier qu'il doit desservir;

2° Que le dépôt mortuaire soit un *depositorium,* simplement et décemment aménagé, distribué en cellules complétement isolées, où chaque famille puisse venir veiller jusqu'au dernier moment sur ceux qu'elle à perdus;

3° Que les corps y soient transportés aussitôt après la visite du médecin de l'état civil, et sur son indication, par les soins de l'administration municipale;

4° Que, dans chaque dépôt mortuaire, on aménage un local spécialement réservé pour recevoir les individus ayant succombé à des maladies épidémiques ou contagieuses, sous la condition formelle que l'on s'entoure de toutes garanties d'isolement pour empêcher la création de foyers épidémiques;

5° Le transport au dépôt mortuaire sera facultatif, excepté pour les cas de décès par suite d'affections épidémiques ou contagieuses, où il pourra devenir obligatoire;

6° A chaque dépôt mortuaire sera annexé un appareil de désinfection à air chaud où seront apportés les vêtements et les objets de literie des décédés. Ils y seront immédiatement assainis.

D'après l'historique que nous venons de faire, la question, il nous semble, a été étudiée à trois points de vue bien distincts : c'est un moyen de donner la certitude de la mort, c'est une nécessité d'hygiène générale, c'est une mesure d'administration municipale.

Nous allons étudier successivement chaque côté de la question.

1° Des maisons mortuaires ou obitoires considérées comme moyen de donner la certitude de la mort.

Les limites de ce mémoire ne me permettent pas de reproduire les preuves données en un autre travail (1) de la manière dont les anciens traitaient leurs morts. Il est facile de montrer qu'aux soins pieux dont ils les entouraient, les anciens unissaient une série de pratiques qui avaient pour but de donner la certitude de la cessation de la vie. Je crois plus intéressant de rappeler l'histoire ou plutôt les légendes qui ont été faites sur la mort apparente.

Ces observations lugubres et parfois fantaisistes nous viennent du passé et n'ont pas une grande valeur scientifique. Toutefois elles signalent les inquiétudes du peuple, montrent le mal et obligent les médecins et l'administration à prévenir ces accidents. Les ouvrages de Winslow en 1740 et de Bruher en 1742 renferment tous les faits et anecdotes alors connus et dont le récit était capable de frapper l'esprit du public. L'on frissonne à l'idée de ces malheureux qui, comme l'empereur Zénon, se réveillaient dans leurs tombeaux ou que le scalpel de l'anatomiste animait brusquement (ainsi qu'il arriva, dit-on à Vésale). Tous les auteurs citent un certain gentilhomme normand du temps de Charles IX, François Civilis, qui semble avoir eu la triste spécialité des tribulations posthumes. Mis au monde par l'opération césarienne, pratiquée sur sa mère exhumée, il fut

---

(1) *Diction. encyclopédique des sciences médicales,* article *Crémation,* en collaboration avec le docteur Dubuisson. — Voir aussi *Précis de médecine judiciaire,* p. 181

deux fois, après des combats, placé parmi les morts. Il s'intitulait dans tous ses actes : trois fois morts, trois fois enterré et trois fois ressuscité par la grâce de Dieu.

Notre grand Molière a bien traduit les préocupations de son époque dans l'*Étourdi* :

> Qui tôt enseveli, bien souvent assassine,
> Et tel est cru défunt qui n'en a que la mine.

Puis on citait l'histoire de Mazarin et de l'abbé Prévost. Dans la troisième partie de son livre fort intéressant, M. Bouchut a réuni soixante-dix-huit observations anciennes, plus extraordinaires les unes que les autres : « elles resteront toujours dans le sujet qui nous occupe, ne fût-ce que pour témoigner de la faiblesse de l'esprit humain quand il est aux prises avec l'ignorance, la crainte et la superstition. » Si la superstition s'affaiblit et si l'ignorance diminue, la crainte persiste toujours à notre époque : les quatre discussions au Sénat, les prix fondés par quelques philanthropes (prix Manin, prix d'Ourches, prix Dugaste), les nombreuses publications sur ce sujet montrent qu'il préoccupe toujours l'esprit public.

Devergie a pu dire avec raison : « La constatation du décès ne saurait être confiée qu'à un médecin, la science médicale possédant seule des moyens certains de reconnaître l'état de mort apparente. » Aussi, à cause de la difficulté de ce diagnostic, il n'est pas douteux que dans certains cas on a délaissé ou abandonné des individus supposés morts, que dans d'autres cas l'ensevelissement ou le dépôt de la bière ont été trop précipités. Ce n'est que trop vrai, des individus ont été enterrés vivants. D'après M. Tourdes, en évaluant à 208 ou 220 décimètres cubes la capacité du cercueil, dont il faut retrancher 80 décimètres pour le volume du corps, il reste une provision de 120 litres d'air qui peut servir à l'entretien de la vie pendant une durée possible de 20 à

trente minutes, qui peuvent bien compter pour un siècle.
Hebenstreit, calculant les dimensions du cercueil, pense
que l'on peut y vivre d'une demi-heure à une heure.
« On se demande, dit Schrœder, combien peut durer
l'effroyable situation de l'homme qui se réveille dans la
tombe ? Il est vraisemblable que cette vie peut se prolonger pendant quarante minutes, une heure et même
au-delà. » L'observation de M. Roger indique une durée
plus longue, celle de trois heures.

Tous ces faits ont été repris, il y a quelques années,
en Allemagne dans un ouvrage de Frédéric Kempner
(de Breslau), qui a fait assez de bruit. Il n'est pas douteux
que la crainte d'être enterrés vivants préoccupe beaucoup
nos voisins. C'est certainement sous cette influence qu'ils
ont établi un grand nombre de maisons mortuaires, et
M. le docteur Josat n'exagère pas en prétendant que
l'absence de cette mesure de prévoyance empêche beaucoup d'étrangers anglais et allemands de venir dans
notre pays.

En effet, le seul signe vrai de la mort étant la putréfaction, il faut, quand il n'y a pas une organisation de
médecins vérificateurs de décès, attendre cette putréfaction pour permettre l'inhumation. Alors commencent
les lenteurs administratives ou autres, le temps passe,
et la famille, la maison, le quartier sont exposés aux
émanations du cadavre. La santé publique est ainsi
compromise. Voilà ce qui se passe habituellement.

Mais quand il y a une épidémie ! Alors le pauvre, l'ouvrier malheureux ont une bien cruelle démonstration
de leur infériorité sociale. La mort frappe vite, à coups
redoublés : il faut, dans ces circonstances, qu'on soit
bien certain d'éviter toute précipitation dangereuse et
qu'un établissement fondé par une municipalité prévoyante donne aux familles nécessiteuses, qui ne peuvent
sans danger conserver leurs morts, la garantie certaine
et absolue de tout décès.

2° Des maisons mortuaires au point de vue de l'hygiène
générale.

Quelques esprits, certainement bien intentionnés, se préoccupent surtout des soins médicaux à donner aux classes pauvres. Beaucoup pensent que les secours à domicile seraient un perfectionnement désirable. Ces esprits font preuve de plus de sentiment que de connaissances hygiéniques. Il ne s'agit pas de soigner ou de guérir ; le remède souvent ne fait rien quand le mal est trop enraciné. Le mieux est de le prévenir. Or, le mal réel est dans la mauvaise installation de l'habitation. Modifiez les conditions du logement de l'ouvrier, évitez l'encombrement des garnis et chambres où viennent s'entasser de plus en plus nombreux de jeunes campagnards, comme une proie toujours préparée et constamment renouvelée pour l'infection ou la contagion, surveillez ces logis ordinairement insalubres, et vous aurez fait beaucoup pour les classes laborieuses.

Que dès qu'un cas de variole ou de maladie contagieuse se montre, le logeur soit tenu d'en faire la déclaration et d'assainir son local dans les conditions fixées par l'administration !

Nous en avons assez dit sur les conditions d'un semblable milieu, et il nous paraît inutile d'insister sur les services réels que peuvent rendre les maisons mortuaires. Finissons par ce poignant récit de M. Kœchlin-Schwartz, le maire du 8° arrondissement. « Dans une pièce exiguë habitée par un ménage d'ouvriers, le père, atteint de variole noire, râlait sur le lit unique, et, autour de lui, sa femme et ses cinq enfants, sans feu ni pain, attendaient, désespérés, que leur tour soit venu d'être frappés par la maladie ! En attendant que la législation rende obligatoire, dans de tels cas, le transport du malade à l'hôpital ou de faire l'isolement réellement effectif à domicile, ce n'est pas se montrer trop exigeant sans doute, que de demander que les morts ne tuent pas les vivants. »

3° *Des maisons mortuaires considérées comme mesure d'administration municipale.*

La loi des 16 et 24 août 1790, titre xi, confie à la vigilance et à l'autorité des corps municipaux « le soin de prévenir, par les précautions convenables, et celui de faire cesser les accidents et fléaux calamiteux, tels que... les épidémies... » Les municipalités ont de graves responsabilités et elles ne peuvent être à la hauteur de leur mission qu'en organisant l'hygiène de la cité au moyen d'un service administratif compétent. Dans le cas contraire, la santé des populations est abandonnée au hasard des événements, aux fluctuations de toute sorte, parfois même aux changements de personnes.

Dans les grandes villes, les municipalités ont à se préoccuper des dangers créés par les ravages d'une épidémie dans les centres populeux, et on a adopté alors une jurisprudence que permettait, d'ailleurs, l'article 77 du code civil.

C'est ainsi qu'à Paris, dans une étude sur les garnis insalubres, on a trouvé que la dernière classe de ces garnis, la cinquième, ne comprenait pas moins de 7,244 de ces refuges avec près de 100,000 locataires. C'est dans ceux-là qu'il existe les pièces en commun dites *chambrées*, et on comprend les inconvénients de toute sorte qui résultent de la présence d'un cadavre dans de pareils endroits. Il serait intéressant de faire une statistique semblable pour Lyon.

L'article 77 du code civil, disions-nous, contient une restriction qui permet d'inhumer un corps avant le délai légal. C'est ce qu'a formellement expliqué une circulaire du préfet de la Seine en date du 30 octobre 1865, relative à l'urgence en certains cas de la mise en bière et de l'inhumation des décédés :

« Je sais que les médecins vérificateurs, ne signalent pas toujours avec soin, à la mairie, les cas où la mise en bière et l'inhumation sont rendues urgentes, non seulement par l'état du cadavre, mais encore par l'exiguité des logements et le danger de l'infection cadavérique dans la famille du décédé. » C'est, d'ailleurs, ce qu'avait dit à propos de la variole et des maladies contagieuses une circulaire antérieure du 1er juillet 1836, et ce que vint rappeler encore une nouvelle circulaire préfectorale en date du 24 juillet 1866.

Donc, si on peut discuter l'utilité de l'obitoire au point de vue des maladies contagieuses, il n'en est plus de même dans d'autres circonstances, dans les cas de morts subites sur la voie publique, d'accidents, dont la fréquence est grande à Lyon, comme le montre notre statistique.

Ces victimes d'accidents, — et c'est ce qui arrive le plus souvent, — sont des ouvriers travaillant dans des chantiers. Ils habitent les logements ou garnis dont nous parlions plus haut, et fréquemment les logeurs refusent le corps ou montrent toujours une grande répugnance à l'accepter. C'est si vrai que, le 12 juillet 1876, le préfet de la Seine prescrivit, par une circulaire, dans le cas de mort violente par accident, la réintégration d'office du cadavre dans le domicile dont le décédé avait fait choix en dernier lieu. Que se passait-il avant cette décision ? Le corps était transporté à la Morgue. C'est horriblement pénible pour la famille et les amis du défunt, et puisque l'identité de la victime est reconnue, ne convient-il pas de lui donner une place convenable dans un dépôt mortuaire mieux aménagé ?

De même, et ceci n'est pas rare dans une ville

d'affaires comme Lyon, un étranger, un voyageur meurt sur la voie publique, à la gare, ou tombe malade à l'hôtel, s'y suicide.

Que se passe-t-il alors ? Les registres que nous avons compulsés en font foi : le corps est porté à la Morgue. A Paris, il en est ainsi, ou même quelquefois le cadavre est provisoirement déposé dans les sous-sol des églises, ainsi transformés en caveaux mortuaires, ce qui peut présenter de graves inconvénients.

En résumé, de la discussion à laquelle nous venons de nous livrer, des faits que nous venons de rapporter, il nous paraît résulter d'une façon certaine la nécessité de créer à Lyon une maison mortuaire ou obitoire.

Cette coutume, adoptée par toutes les grandes cités d'Europe, acceptée par Paris, s'impose aussi à la municipalité lyonnaise : ce sera une des mesures d'hygiène les plus importantes de son administration. Comme nous avons cherché à le prouver, si les maisons mortuaires peuvent donner toute assurance aux personnes (plus nombreuses qu'on ne se l'imagine) qui craignent une inhumation précipitée, leur but véritable est de débarrasser les vivants des morts.

II

DE L'INSTALLATION D'UNE NOUVELLE MORGUE

C'est le second côté de la question que je traite en ce mémoire. Je l'ai déjà dit et je veux le répéter encore, afin qu'il n'y ait aucune confusion possible : la maison mortuaire et la Morgue doivent être deux établissements distincts et ne peuvent jamais être confondus. S'ils ont entre eux un rapport de voisinage, il est nécessaire, surtout avec la susceptibilité fort légitime du public français, qu'ils soient par leur séparation bien nette, leur distribution intérieure, leur aménagement général, aussi distincts que leur but est différent.

La Morgue ne sert pas seulement à la tenue exacte des registres de l'état civil, elle est encore utilisée par la justice et pour l'enseignement de la médecine légale. Les médecins experts y pratiquent les autopsies judiciaires et y font toutes recherches pour arriver à la connaissance de la vérité.

Dans l'obitoire, véritable maison commune des morts, nous ne voulons rien de semblable, ni tables de dissection, ni cabinets de recherches. C'est un asile sacré, et si la science en franchit le seuil, ce n'est que pour constater le décès et ordonner une inhumation devenue nécessaire.

Les Morgues ont un tout autre but, et nous sommes bien encore forcé de faire remarquer la différence qui sur ce point, existe entre nous et les pays voisins.

Vers le xi° siècle, les personnes noyées, mortes ou tuées dans les rues étaient placées sous la protection de sainte Catherine, et quand les corps n'étaient pas immédiatement réclamés par la famille ou recueillis par des personnes charitables, on les transportait le plus souvent dans les hôpitaux.

Dès 1688, il y avait à Paris, au Grand-Châtelet, une salle basse, humide et infecte, où les cadavres des personnes inconnues étaient apportés. C'étaient la *basse-geôle*. En 1804, on construisit une Morgue dans un bâtiment spécial sur le Marché neuf. Elle fut démolie avec les vieilles maisons du quai de la Cité, quand on construisit la préfecture de police et la caserne de la garde républicaine, et en 1864, elle fut installée dans un bâtiment spécial, derrière l'église Notre-Dame (1).

----

(1) V. *La Morgue de Paris*, etc., par Devergie, 1878, *Ann., d'hyg.*, p. 49.

C'est à peu près l'histoire des Morgues dans la plupart des grandes villes de France. Les corps furent d'abord portés dans les hôpitaux, puis, devant le refus des administrations hospitalières, les municipalités furent obligées de créer un local particulier.

Les Morgues sont des établissements tout à fait français. Si dans notre pays, il n'y a pas de maisons mortuaires, comme à l'étranger, les Allemands n'ont pas encore de Morgues, et les Anglais n'en possèdent que depuis quelques années. A Londres, il y a à peine trois ou quatre ans, quand un cadavre était trouvé sur la voie publique on l'apportait dans la première maison qui voulait le recevoir, le plus souvent c'était dans le cabaret voisin. Là se faisait l'enquête, les constatations légales, l'autopsie.

En Allemagne et en Autriche, la justice emprunte les les locaux des universités, et les autopsies se font dans les instituts anatomiques par le soin d'experts pris alors dans le personnel enseignant. Cette façon de procéder présente de graves inconvénients : certaines opérations peuvent échapper au contrôle direct de l'administration de la justice, ce qui est absolument contraire à la véritable pratique de la médecine légale. Les médecins légistes de ces pays l'ont parfaitement compris et ils ont présenté à leurs gouvernements des projets dans lesquels ils demandent l'institution des Morgues.

Voyons maintenant ce qui s'est fait à Lyon.

Dans son *Aperçu général et observations pratiques sur la médecine légale* (Lyon 1810), le docteur Biessy, médecin assermenté pour les rapports près les cours et tribunaux de Lyon, parle des « autopsies de corps qui avaient été apportés au dépôt des morts. »

Il y avait deux de ces dépôts en 1845, d'après ce que disent Monfalcon et Polinière dans leur *Traité de la salubrité*, p. 419 : « On peut considérer comme des cimetières provisoires les dépôts de morts ; il n'y a pas en notre ville de Morgue proprement dite, car on ne saurait donner ce nom au dépôt qui existe dans le quartier Saint-Paul. » Et plus loin : « On conduit nombre de cadavres, trouvés sur la grève de nos rivières ou sur la voie publique, au dépôt de l'Hôtel-Dieu, qui est disposé avec intelligence pour sa destination. » Pointe, dans son *Histoire de l'Hôtel-Dieu de Lyon*, p. 156, en fait une description qui rappelle tout à fait la basse geôle : « Les cadavres étaient entassés pêle-mêle les uns sur les autres, et lorsqu'on avait une nécropsie à faire, il était assez difficile de trouver le corps dont on avait besoin. »

C'est le 3 octobre 1853 que la Morgue fut installée sur une *plate* ou bateau-lavoir grossièrement aménagé pour la circonstance. Elle fonctionna à peu près comme nous la voyons encore aujourd'hui, sur le Rhône, à côté du pont de l'Hôtel-Dieu.

D'une manière générale, cette habitation lacustre est insuffisante, et son installation des plus primitives n'est pas de notre époque. Les abords en sont difficiles, non sans dangers, exposés d'ailleurs aux fluctuations nombreuses et variées du fleuve (1). L'aménagement intérieur est des plus simples, à gauche, le logement du gardien ; à droite, la salle d'exposition dans laquelle se trouvent quatre tables. Cet espace de quelques mètres carrés sert encore de vestiaire et de dépôts de cercueils. A côté, un cabinet pour les autopsies : une table en zinc, une armoire vide et d'instruments et de balances et de réactifs. Ce cabinet a cinq mètres de long sur deux de large, avec un plafond constitué en partie par un vitrage. En hiver, il y fait un froid glacial, et quand on allume le poêle, la chaleur devient tellement pénible, qu'il faut

(1) En 1856, la Morgue flottante fut emportée par une crue subite et il fallut en reconstruire une nouvelle, celle qui existe actuellement.

ouvrir la porte donnant sur l'arrière du balcon. L'on se trouve exposé alors aux regards des passants ou des laveuses du bateau voisin. En été, les inconvénients sont encore plus nombreux et plus pénibles, et la conservation d'un corps devient presque impossible. Nous n'hésitons pas à dire que cette insuffisance des moyens mis à la disposition des experts peut compromettre leur réputation et blesser les intérêts de la justice.

Ce qui nous paraît surtout fâcheux est l'état déplorable dans lequel se trouvent les archives de la Morgue. Ce sont quatre cahiers qui ont été tenus au courant par les gardiens de l'établissement. Les gardiens ont sans doute beaucoup de bonne volonté, mais leur instruction première est incomplète, et c'est s'exposer certainement à des résultats imparfaits ou inutiles que de leur livrer la tenue des cahiers sur lesquels on leur a recommandé d'écrire tous les renseignements concernant les cadavres apportés. Il aurait été si facile de se servir de registres spéciaux, imprimés spécialement pour ce but, semblables à ceux que possèdent les Morgues de Paris et de Genève.

A Paris, tous les dix ans, il est publié par les soins du médecin-inspecteur de la Morgue une statistique de cet établissement. On se rend compte de ce qui s'est fait et on voit les améliorations qu'il faut introduire. — Nous aurions voulu, dans notre mémoire, faire une étude statistique complète de la Morgue de Lyon. Il aurait été intéressant, pendant ces vingt-huit dernières années, de connaître le nombre des avortements, des infanticides, des suicides, des submersions, des accidents, des morts subites, des homicides constatés; on aurait eu dans ce tableau des indications précieuses sur la fréquence et la cause des accidents dans la ville, sur la marche ou les formes de la criminalité. Ce sont là de précieux documents et qui sont fertiles en applications pratiques.

Quoi qu'il en soit, la lecture de ces registres, pénibles parfois à déchiffrer comme des hiéroglyphes, toujours tristement lugubres dans leur description, nous fournira cependant quelques remarques utiles.

Voici d'abord un tableau qui indique, par années, le nombre de corps déposés à la Morgue. Je n'ai pas tenu compte dans mes calculs des trois derniers mois de l'année 1853, pendant lesquels dix cadavres furent apportés à la Morgue :

Tableau indiquant le nombre des cadavres déposés à la Morgue de 1854-1880.

1854...	75	1863...	67	1872...	89
1855...	72	1864...	88	1873...	83
1856...	82	1865...	74	1874...	63
1857...	82	1866...	81	1875...	68
1858...	80	1867...	73	1876...	59
1859...	93	1868...	78	1877...	69
1860...	76	1869...	83	1878...	68
1861...	65	1870...	84	1879...	93
1862...	62	1871...	116	1880...	76
	687		744		668

C'est un total de 2.099 cadavres en vingt-sept années, soit une moyenne annuelle de 77. C'est en 1871 que s'est présenté le maximum avec 116 ; le minimum en 1862 avec 62.

En comparant ces trois périodes de neuf années, on voit que c'est celle de 1863 à 1871 qui présente le total le plus élevé, mais il faut tenir compte des conditions exceptionnelles de la guerre. Ces chiffres auraient d'ailleurs une autre valeur si on les comparait à la population lyonnaise à ces différentes époques. Toutefois, en rapprochant ces résultats de ceux qui ont été relevés à Paris, nous pensons que s'il paraît y avoir une diminution dans le nombre des réceptions, cette diminution est tout à fait insignifiante et peut n'être que momentannée.

Nous avons cherché à étudier l'influence des saisons. Les mois les plus chauds, on le sait, sont ceux qui voient se commettre le plus de suicides et de crimes contre les personnes.

Le tableau suivant indique le nombre de cadavres par mois de 1854 à 1881, classés par ordre de fréquence.

Juillet............	280	Septembre.....	156
Juin.............	223	Janvier........	145
Août	209	Décembre......	136
Mars.............	201	Octobre	129
Mai	192	Février	123
Avril............	190	Novembre	115

Ce qui donne par saison :

En automne..............	400
En hiver	404
Au printemps	583
En été..................	712

Il nous a paru intéressant de rapprocher de notre tableau celui qui a été donné par M. Foley, des réceptions à la Morgue de Paris, de 1851 à 1879.

Tableau des mois par ordre de fréquence des réceptions à la Morgue de Paris de 1851 à 1879.

Juillet	Août	Février
Mai	Mars	Septembre
Juin	Janvier	Décembre
Avril	Octobre	Novembre

Sans entrer dans des détails sur le rapprochement de ces deux tableaux, nous ne pouvons cependant nous empêcher de remarquer combien les influences climatériques agissent d'une manière plus sensible à Lyon qu'à Paris. Dans notre ville les mois chauds sont en tête de la liste, les mois froids la terminent. A Lyon, comme à Paris, les suicides fournissent le plus grand nombre d'entrées à la Morgue ; on voit dans les deux tableaux leur influence spéciale bien marquée dans les mois où ils ont une influence caractéristique, en juillet, en janvier, en novembre, qui sur les deux tableaux occupent en effet la même place.

Nous allons donner un tableau résumant les documents que nous avons trouvés dans des archives de la Morgue. Bien qu'imparfaits, ils ont une grande valeur.

MORGUE	CAD. RETIRÉS					SUICIDES											TOTAUX
	du Rhône	de la Saône	des fossés d'enceinte	Morts subites	Accidents	Pendaison	Précipitation d'un lieu élevé	Procédé non désigné	Couteau, poignard	Armes à feu	Asphyxie	Écrasement volontaire	Poison	Brûlés	Assassinés	
Hommes	470	281	54	365	155	64	23	23	5	24	10	2	1	2	20	1499
Femmes	63	36	10	94	15	3	11	1		9			1		20	266
Fœtus et nouveaux-nés...	46	25		260												331
Débris humains	3															2099

Etudions successivement les particularités de ce tableau.

Débris humains. — Ils ont consisté en un pied, des os humains, un squelette de fœtus. Nous ignorons le résultat de l'enquête qui a suivi la découverte de ces débris humains et leur transport à la Morgue.

Nouveaux-nés et fœtus. — Il est à remarquer que, comme à Paris, le nombre des nouveaux nés et fœtus va en augmentant. C'est, d'ailleurs, ce que prouve encore la statistique criminelle de France, qui montre que depuis 1825 le chiffre annuel du crime d'infanticide a suivi une ascension constante. Nous ne pouvons d'après les archives de la Morgue, dans ce total de 331 faire la part des fœtus ou des enfants nouveaux-nés.

Quoi qu'il en soit, voici ce que nous apprennent encore ces documents. L'année 1858 fut particulièrement remarquable par le nombre de fœtus apportés à la Morgue : c'était une époque voisine de la suppression des tours.

En général, les fœtus sont ramassés au coin des rues, dans les égouts, dans une allée de maison. Nous avons été frappé du grand nombre trouvé dans les églises, sous les chaises, et particulièrement dans l'église Saint-Nizier. Onze figurent avec l'indication d'une semblable provenance.

Le plus souvent, les petits cadavres sont retirés du Rhône (46) ou de la Saône (25) : c'est comme on le voit, presque deux fois plus souvent du fleuve que de la rivière.

Des cadavres retirés des cours d'eaux. — Nous sommes bien obligé, faute de renseignements suffisants, de grouper sous ce titre les cadavres retirés du Rhône, de la Saône, des fossés d'enceinte. Rien n'indique la cause de la mort, si celle-ci est la conséquence d'un accident, d'un suicide, d'un homicide. Sans doute, il est fort probable que la plus grande partie appartient à des suicides; mais nous ne pouvons que regretter encore l'insuffisance des archives.

Elles nous montrent cependant que l'on a retiré des eaux et apporté à la Morgue 998 cadavres, ce qui n'est

pas la moitié du chiffre total et prouve bien, contraire-
ment à ce que croient beaucoup de personnes, que la
Morgue n'est pas faite exclusivement pour les noyés.

Notons encore que les cadavres d'hommes ont été
sept fois plus nombreux que ceux de femmes.

La submersion, on le sait, est adoptée également par
les deux sexes comme procédé de suicide. Mais si on
tient compte que les suicides d'hommes sont trois ou
quatre fois plus fréquents que ceux de femmes, et que
les accidents sont nécessairement plus nombreux chez
les premiers, le chiffre de sept indiqué plus haut paraît
encore trop élevé. Nous verrons plus loin que les suicides d'hommes sont à Lyon beaucoup plus nombreux
que ceux de femmes.

Quant au nombre des corps retirés des deux cours
d'eaux, le Rhône en fournit presque deux fois plus que
la Saône. Dans le fleuve, les cadavres d'hommes sont
dans la proportion de 31 °/₀ ; ceux de femmes, dans la
proportion de 24 °/₀. Dans la Saône, les cadavres
d'hommes sont dans la proportion de 18 °/₀, ceux de
femmes, dans la proportion de 13 °/₀. Ces résultats
imparfaits montrent l'influence du Rhône et prouvent
bien qu'il est particulièrement adopté par les suicidés
des deux sexes. Il nous a semblé, cependant, à ce
dernier point de vue, que les hommes vigoureux, à
la fleur de l'âge, choisissaient le Rhône ; les jeunes gens,
les vieillards préfèrent la Saône.

Les cadavres retirés des fossés d'enceinte ont été au
nombre de 64, et cinq fois plus d'hommes que de femmes.
Un certain nombre figurent comme ayant été retirés des
fossés des forts de Villeurbanne.

Des morts subites. — Elles ont été nombreuses. Sur un
total de 459, il y a 365 hommes et à peu près quatre fois
moins de femmes (94). C'est la proportion trouvée à
Paris. Le plus souvent, ce sont des vieillards. Il faut

dire, d'ailleurs, que j'ai fait figurer dans ces chiffres des individus dont la cause de la mort est restée inconnue ou n'a pas été spécifiée.

Les mois de décembre et de janvier nous ont paru être les mois qui présentent le plus de morts subites ; mais j'avoue que ce résultat demande de nouvelles recherches établies sur des bases plus solides.

Les cahiers relèvent parfois la cause de la mort : c'est ordinairement « l'apoplexie ». En général, ces morts subites ont eu lieu dans la rue, au restaurant, à l'hôtel, dans les établissements de bains. Assez souvent, dans les voitures qui transportaient le malade à l'hôpital. Je relève plusieurs cas à la gare et un dans un bal public.

Il est très fâcheux que l'âge et la profession des individus n'aient pas été relevés. Il y a sur ces deux points de bien rares indications. Notons, cependant, puisqu'elles ont été signalées et que c'est une preuve nouvelle que tout les rangs de la société peuvent figurer à la Morgue : des ouvriers, des soldats, des propriétaires, des rentiers, plusieurs officiers, un prêtre, un commissaire de police.

Des accidents. — 170 cadavres de personnes ayant succombé aux suites d'un accident ont été apportés à la Morgue. Les hommes ont été dix fois plus nombreux que les femmes.

Le plus grand nombre des accidents est causé par la submersion, les chutes de lieux élevés, les voitures, l'asphyxie dans les fosses d'aisances.

Le 10 juillet 1864, 13 cadavres (6 hommes et 7 femmes, victimes de l'accident arrivé sur la Saône), furent apportés à la Morgue. Les accidents sont d'ailleurs, beaucoup plus fréquents sur la Saône que sur le Rhône.

Le 28 novembre 1858, une maison s'écroula aux Brotteaux, et les cadavres de plusieurs ouvriers furent reçus à la Morgue. Les chutes d'échafaudage dans des maisons en construction sont consignées assez souvent.

Les accidents par les voitures qui, dans la statistique de la Morgue de Paris passent avant les chutes de lieux élevés ne viennent ici qu'après et sont relativement rares. Ce qui nous a paru trop fréquent, c'est l'asphyxie d'ouvriers vidangeurs par le méphitisme des fosses d'aisances. Il y aurait à s'assurer de la complète exécution des règlements de police municipale.

Je relève aussi un homme « ivre-mort de froid » en février 1862, un autre mort du « choléra » en juillet 1854, « une « domestique morte de petite vérole et envoyée par ses maîtres ». Il est aussi essentiel de faire remarquer que, plusieurs fois, des cadavres ont été apportés des communes voisines, soit pour les autopsies judiciaires, soit parce que leur identité ne pouvait être établie.

Des suicides. — Ce que nous venons de dire et le tableau que nous avons à présenter des suicides confirme l'observation qu'un statisticien allemand du dix-huitième siècle faisait en ces termes : « Nous sortons de cette vie par trois portes : l'une, immense, aux proportions colossales, sous laquelle passe une foule de plus en plus considérable ; c'est la porte des *maladies* et des *accidents* ; — la seconde, d'une moindre grandeur et qui semble se rétrécir graduellement, c'est la *vieillesse ;* — la troisième, étroite, sombre, d'apparence lugubre, toute maculée de sang, et qui s'élargit chaque jour ; c'est la porte du *suicide.* »

Ce n'est que trop vrai, le suicide a pris, non-seulement en France, mais dans tous les pays des proportions effrayantes. A Lyon, il est devenu plus fréquent dans ces dernières années, et c'est par une analyse exacte et méthodique des circonstances et du milieu dans lequel le suicide se produit que l'on peut espérer connaître ce que l'on a appelé sa physiologie. L'enquête faite dans les archives de la Morgue ne nous donne malheureusement pas beaucoup de renseignements.

Voici quelques détails sur les modes de suicide :

En ne tenant pas compte des submersions, nous trouvons 176 suicidés : 152 hommes et 24 femmes. Ce serait donc une proportion six fois plus élevée chez les hommes. Une pareille différence dans le nombre des suicides des deux sexes, si elle est réelle, est fort curieuse et il serait nécessaire d'en rechercher les causes. En France, les suicides d'hommes sont seulement trois fois plus nombreux, et à la Morgue de Paris, MM. Devergie, Folley, ont trouvé que le chiffre des femmes était le quart de celui des hommes.

Les sexes se différencient encore par le mode de suicide. En France, les deux tiers des suicidés ont recours à la submersion ou à la pendaison ; puis les hommes choisissent encore les armes à feu, l'asphyxie par le charbon, la précipitation d'un lieu élevé. Les femmes, au contraire, semblent préférer d'abord l'asphyxie par le charbon, la chute volontaire d'un lieu élevé ensuite.

Nous relevons sur les registres de nombreux suicides par précipitation du quatrième ou du cinquième étage, deux chutes volontaires du haut de la cathédrale de Saint-Jean. Puis nous trouvons deux écrasements volontaires par un train de chemin de fer, douze suicides dans des hôtels ou maisons meublées, plusieurs dans des établissements de bains, un dans l'église de la Charité. Les suicides ne sont pas rares dans les prisons : on compte six pendus dans les postes de police, et la Morgue a reçu les corps de cinq individus morts dans les prisons et un à la chambre de sûreté du Palais de Justice.

Nous n'avons rien de spécial à dire sur les *brûlés :* c'étaient des victimes d'un accident. Faisons remarquer que quarante cadavres de personnes assassinées ont été apportées à la Morgue : les deux sexes y figurent dans une même proportion.

Au total, 2,099 inscriptions sur le registre de la Morgue. Nous avons relevé des causes de mort fort diverses et dans toutes les classes de la société.

Les détails dans lesquels nous venons d'entrer ont servi à démontrer, ce qui ne peut être nié par personne, l'installation insuffisante de notre Morgue, mais ils avaient aussi pour but de faire voir que si cet établissement sert à la société et à la justice, il est nécessaire d'avoir des experts médico-légaux à la compétence spéciale desquels s'adressent le législateur et le magistrat.

La médecine légale est enseignée dans toutes les Facultés de médecine, et c'est parce que le Conseil municipal a une action directe et effective sur notre Faculté que je crois nécessaire de lui montrer, à ce point de vue spécial, la nécessité de créer une Morgue qui sera aussi une Morgue d'enseignement. L'enseignement de la médecine ne se compose pas seulement des cours théoriques. Il y a surtout, et ce sont les plus essentiels, les cours pratiques d'enseignement clinique, c'est-dire au lit du malade et dans les hôpitaux. Qui voudrait se confier au médecin, même le plus érudit, s'il était certain que ce médecin n'a jamais vu de malades ? Il en est de même en médecine légale : il ne suffit pas de montrer le but qui est tout à fait en dehors de la médecine, il faut encore faire voir les procédés employés et la marche à suivre qui constituent une façon de faire toute spéciale. Et, je le demande aux esprits les moins prévenus, croit-on que la société et la justice ont beaucoup de sécurité lorsqu'un magistrat fait appel à un docteur en médecine dans une affaire criminelle, si cet expert n'a jamais vu pratiquer d'autopsies médico-légales ? Que d'erreurs involontaires, mais irréparables, si ce médecin ne fait connaissance avec les difficultés de l'expertise que lorsqu'il est expert lui-même ! Tous ceux qui ont charge et souci d'organiser l'enseignement supérieur doivent donc favoriser les études pratiques de médecine légale.

Nous nous empressons de le dire, nous ne demandons aucune innovation et ne faisons que suivre les traditions de cette Ecole. Cet enseignement fut organisé ici par MM. les professeurs Gromier et Français. M. le professeur agrégé Clément, dans un livre qui laissera une trace durable de son enseignement, s'exprime ainsi : « Notoirement défectueuse et insuffisante pour le service ordinaire des expertises, l'installation de la Morgue devient dérisoire quand il s'agit de l'utiliser pour les besoins même les plus rudimentaires de l'enseignement. L'espace et l'éclairage convenable font défaut, les siéges n'existent pas et ne pourraient d'ailleurs trouver place ; c'est debout, entassés les uns sur les autres, que professeurs et élèves doivent séjourner pendant le temps nécessaire à la démonstration dans une atmosphère aussi malsaine. »

L'enseignement médico-légal fut organisé à Paris, en 1834, par M. Devergie ; en 1833 à Vienne par Bernt, et à Berlin par Wagner.

Pendant plus de 15 ans, dans notre chère Faculté de Strasbourg, notre vénéré et savant maître M. Tourdes avait créé une clinique médico-légale où se sont formées de nombreuses générations de médecins experts. Grâce à la bienveillance et à la condescendance de magistrats éclairés, le professeur de médecine légale examinait devant les élèves, et quand il était nécessaire procédait à l'autopsie des cadavres provenant de morts violentes, subites, suspectes, des suicides. Les élèves de quatrième année, ceux qui dans quelques mois vont être docteurs, assistent seuls à ces leçons. Le maître dictait le protocole du rapport, indiquait la manière d'opérer, les procédés employés, et au cours de l'expertise il faisait ressortir les particularités qui pouvaient éclairer le diagnostic. Qui ne comprend que, dans des conditions semblales, les élèves formés à cette école devenaient plus tard des experts capables d'inspirer toute confiance aux magistrats instructeurs !

Les objections que l'on a faites pour l'examen des cadavres ont été présentées autrefois pour l'enseignement clinique des maladies vénériennes, de l'accouchement, des maladies mentales. On avait prévu des scènes scandaleuses : en autorisant l'entrée des étudiants dans les salles de femmes, on croyait à des indiscrétions ou à des désordres par suite de l'admission des élèves dans les Maternités ou dans les Asiles. Une sage administration n'a pas tenu compte de ces admonestations, rien ne s'est produit, pas un abus n'a été signalé et de nombreux matériaux scientifiques ont été mis à la disposition du public médical. La science et la société en ont profité : car les progrès de l'une deviennent bientôt des acquisitions pour l'autre.

Certainement tous les cas ne peuvent être livrés à une expertise publique, et les magistrats, fidèles exécuteurs de la loi, sauront bien toujours quels crimes ou quels délits nécessitent une instruction plus secrète. Mais, sauf quelques cas exceptionnels, n'y aurait-il pas un progrès réel de la part de l'accusation à rendre plus évidentes les preuves qu'elle accumule ? Ne serait-ce pas un effort vers l'instruction publique et contradictoire que tant de bons esprits demandent en France ? A l'hôpital, comme l'a très bien dit M. le professeur Lasègue, les élèves sont la sauvegarde du malade. Tel praticien occupé examine les malades qu'il trouve dans les salles avec une attention et une minutie qu'il n'apporterait pas s'il ne se sentait sous l'œil scrutateur de l'élève qui, somme toute, apprécie la méthode employée pour l'instruire et reste souvent le meilleur juge des efforts du maître.

A la Morgue il en sera ainsi. Les magistrats, la défense pourront avoir une bien plus grande confiance dans les examens faits devant tous, exposés au contrôle de confrères expérimentés que ces recherches intéressent, ou aux objections des élèves qui donnent souvent lieu à des discussions approfondies. Les étudiants en droit eux-mêmes, ceux qui à la fin de leur scolarité se destinent à la magistrature ou au barreau ne tireraient-ils pas quelque bénéfice d'un pareil enseignement ?

Aussi nous ne croyons pas qu'il y ait inconvénient à procéder dans ces conditions aux expertises des cas simples, tels que la constatation de coups et blessures, les morts subites sur la voie publique et qui peuvent donner lieu à des soupçons, les morts accidentelles survenues dans des conditions semblables et qui sont l'objet d'un rapport qui pourra être un jour la base des réclamations d'une famille demandant des dommages-intérêts, enfin la plus grande partie des suicides. Je comprends une certaine réserve pour ceux qui se passent dans l'intérieur des maisons, presque au coin du foyer domestique ; mais pour ceux qui se sont produits au grand jour, sur la voie publique, il ne saurait en être ainsi. Il est évident que des individus, essentiellement vaniteux, cherchent encore dans la mort un motif d'étalage et d'ostentation. D'ailleurs le diagnostic est parfois très-difficile entre l'homicide et le suicide, et dans les cas suspects l'autopsie s'impose.

III

DU CHOIX DE L'EMPLACEMENT D'UNE MORGUE ET D'UN DÉPOT POUR LES MORTS. — DE LEUR INSTALLATION ET DE LEUR AMÉNAGEMENT INTÉRIEUR.

Il nous reste dans cette troisième partie de notre mémoire 1° à déterminer l'emplacement qui nous

semble le plus convenable pour installer une Morgue et
un obitoire ; 2° à indiquer l'aménagement intérieur de
cet établissement, en insistant sur les points qui sont
seuls de notre compétence, c'est-à-dire les dispositions
les plus conformes à l'hygiène et aux recherches scientifiques.

Disons d'abord qu'une Morgue installée convenablement pour rendre des services à la justice et à l'enseignement médico-légal demande des frais d'aménagement général, d'instruments et de collections qui, sans
être considérables, viendraient cependant augmenter le
budget de la Ville, qui fait déjà tant de sacrifices pour
l'instruction publique.

C'est ainsi qu'à Paris, après les rapports de M. Brouardel et celui de M. Masse, le Conseil a voté pour les
modifications à apporter aux dispositions intérieures de
la Morgue (1), la somme de 140,000 fr. Il est nécessaire
d'ajouter que ces travaux intéressant à la fois le ministère de la justice et celui de l'instruction publique, on a
demandé à ces différentes administrations de participer
pour moitié dans cette dépense.

A Lyon, les dépenses seront moins considérables si
on place la Morgue dans le voisinage de la Faculté de
médecine. On profitera, en effet, de l'installation du
laboratoire de médecine légale. Il serait contraire à
toute sage économie que les collections, instruments et
livres qui ont été achetés à grands frais, que les dépenses
qui ont été faites pour ce laboratoire soient répétées
une seconde fois pour la Morgue. Tous ces achats de-

(1) Ces modifications comprennent : 1° le nouvel aménagement de la salle d'autopsie et l'application du système frigo-
rifique à la conservation des corps ; 2° la création de labora-
toires d'histologie, de chimie et de moulage ; 3° la formation
d'une bibliothèque, d'une collection de pièces anatomiques et
d'un herbier ; 4° l'établissement d'un chenil et d'une grenouil-
lère.

viennent inutiles si les deux établissements sont rapprochés, comme on l'a fait à Genève, et les dépenses ne consistent plus alors qu'en constructions proprement dites, le matériel scientifique pouvant être commun aux deux établissements,

D'autres raisons militent, d'ailleurs, en faveur de l'installation de la Morgue dans le voisinage de la Faculté de médecine.

En arrière de celle-ci, dans un îlot de terrain, limité par la rue de la Vitriolerie au nord, la rue de Marseille à l'est, la rue du Prado au sud et la rue de Béarn à l'ouest, se trouve un espace assez grand et de tout point convenable pour l'établissement à créer.

Dans peu de temps, la construction d'un pont en face de la Faculté mettra ce quartier en communication directe avec le centre de la ville, et la Morgue se trouvera ainsi dans un endroit assez passager. J'ajoute, comme hygiéniste, que l'on ne saurait lui trouver un emplacement plus favorable. Son voisinage de la Faculté de médecine évite la création d'un nouveau dépôt de cadavres en un autre point de la cité. D'ailleurs une administration prévoyante ne permettra jamais la construction de maisons d'habitation dans un périmètre trop rapproché de l'École et préférera acheter un terrain déprécié par ce voisinage et qu'il sera facile, au profit de tous, de transformer en promenade ou en jardins.

Une dernière considération qui a bien son importance. Avec l'emplacement que je propose, la nouvelle Morgue serait, ainsi qu'il est nécessaire pour les permis d'inhumer et la rédaction des actes de l'état civil, rapprochée de la mairie du 3e arrondissement. Je dirai aussi, pour ne négliger aucun côté de la question, qu'elle serait non loin de l'église Saint-André.

L'emplacement étant fixé, nous allons indiquer l'aménagement intérieur de cet établissement destiné aux morts et qui comprendrait, comme nous l'avons dit, une Morgue et un Obitoire.

D'après nous, cet établissement devrait avoir une forme spéciale, celle par exemple, de deux parrallèles reliées par une perpendiculaire ou une oblique, à peu près comme dans la lettre Z. La Morgue et l'Obitoire seraient tout à fait distincts ; ils seraient parallèles, ayant chacun leur entrée spéciale, mais reliés par un corps de bâtiment où serait installé le personnel administratif commun aux deux établissements.

Voici les dispositions intérieures dont l'architecte devrait avoir à tenir compte pour l'aménagement intérieur de la Morgue :

1° La Morgue doit contenir au moins une salle d'exposition, une salle d'autopsie, une salle de morts qui peut être dans le sous-sol, un magasin pour le linge et vêtements, un lavoir sous hangar couvert, un cabinet pour le greffe, une salle de veille pour le gardien de service.

2° La salle d'exposition est au centre. Elle s'ouvre directement sur la rue, et, comme à Paris, l'entrée de la Morgue peut être disposée de telle façon que les passants ne voient pas ce qui se passe à l'intérieur, bien que la porte reste ouverte.

La salle d'exposition est carrée ; aux quatre angles des tuyaux d'appel qui établissent une ventilation convenable au moyen de becs de gaz.

L'espace occupé par les corps est vitré en avant. Sur le vitrage, des rideaux que l'on peut tirer à volonté. Il y a six tables de marbre sur deux rangs. Chaque table légèrement inclinée vers l'extrémité inférieure est à ce niveau percée d'un trou qui aboutit à un tuyau établissant la jonction avec un caniveau sous dalle allant au Rhône.

Au-dessus des tables, et à une hauteur convenable, une tige de fer transversale servira à exposer les vête-

25

ments. Si on n'adopte pas le système de conservation
de corps proposé plus loin, ces barres de fer transver-
sales donneront appui aux tuyaux avec robinets en
arrosoir qui permettront, en été, de faire une irrigation
continue sur le corps des noyés.

Les tables sont sur un truc ou un ascenseur qui permet, le soir, sans avoir à toucher le cadavre, de le
descendre dans le sous-sol où se trouvent les glacières.
La partie de la salle où les corps sont exposés pourrait
être vitrée de toutes parts. La ventilation de cet espace
se ferait par appel d'air froid ayant passé au-dessus des
glacières et s'infiltrant à travers le plancher où seraient
ménagées des ouvertures. L'air appelé se rendrait ensuite en arrière dans une cheminée où il serait brûlé.

En arrière de la salle d'exposition serait un couloir
assez large pour le service des wagonnets. L'emploi des
brancards présente de graves inconvénients.

3° Dans la salle d'autopsie une ou deux tables suffisent.
La table d'autopsie doit être mobile autour de son axe
principal et inclinable à volonté. Sa surface légèrement convexe facilite l'écoulement des liquides vers
la périphérie creusée en rigole. Il est facile d'adapter à
cette table un système d'équerres mobile, le long d'une
règle graduée, ce qui permet d'obtenir immédiatement
la longueur du sujet ou d'une des parties du corps. Le
poids du cadavre serait aussi donné par le système de
bascule spécial que nous voyons employer dans les gares
de chemin de fer.

Au-dessus de chaque table des becs de gaz en nombre
suffisant et des tubes en caoutchouc, à robinets métalliques, donnant de l'eau sous une certaine pression et
permettant de diriger le jet dans différents sens.

La partie occupée par les élèves doit être séparée de
l'opérateur et de ses aides par une balustrade à hauteur
d'appui. D'ailleurs, la disposition en amphithéâtre permet

de voir de tous les points de la salle ce qui se passe sur la table. Celle-ci est située en face d'une large fenêtre qui se continue avec le vitrage du toit, de manière à donner autant de lumière que possible. Les auditeurs, au nombre maximum de 15 à 20, se trouvent sur les côtés. Aux quatre coins de la salle, des tuyaux d'appel pour la ventilation.

A côté de la salle d'autopsie, un cabinet pour le magistrat instructeur.

4° En arrière de la salle d'exposition, une salle ou mieux un pavillon couvert où peut circuler une voiture attelée d'un cheval. C'est là que les corps sont apportés et descendus de la charrette loin des regards du public. Là le sol est bitumé, le corps est déshabillé, lavé à terre : il y a un robinet avec douches d'eau en jet.

En cet endroit on peut installer le lavoir, un fourneau avec chaudière pour avoir de l'eau chaude en hiver.

5° Un magasin pour le linge et vêtements que l'on doit conserver au moins six mois.

6° Le sous-sol sert de salle de morts. Nous avons parlé de glacières, disposées d'une manière spéciale, et surtout parfaitement étanches afin d'éviter les infiltrations si fréquentes dans ce terrain. Cette installation serait peu coûteuse, mais il y aurait lieu cependant de se préoccuper du système d'appareils frigorifiques adoptés pour la Morgue de Paris. Sans entrer dans de longs détails sur ce sujet (1) nous croyons cependant nécessaire de dire que la Commission a adopté le procédé de de MM. Giffard, et Berger, qui est basé sur ce principe : de l'air comprimé à deux ou trois atmosphères, en reprenant son volume primitif, subit un refroidissement

(1) Voir le rapport de M. Brouardel fait au nom d'une Commission nommée et présidée par le préfet de la Seine. (*Ann. d'hygiène*, 1880, page 69.)

considérable qui peu être porté jusqu'à — 50° conti-
grades. Cet air, en circulant dans une double paroi,
qui enveloppe la chambre de refroidissement, abaisse
la température de celle-ci à — 20°. Les cadavres, ayant
été congelés rapidement, seraient placés dans la salle
d'exposition où la température serait maintenue facilement à — 3° ce qui assurerait leur conservation presque indéfinie. La Commission évalue les frais d'installation à 60,000 francs. La dépense d'entretien calculée par
une marche de la machine de dix heures par jour serait
de 34 fr., soit 12,500 fr. pour un an. Mais il faut faire
remarquer que le terrain sur lequel est située la Morgue
de Paris se prête difficilement à l'installation d'une machine à vapeur, et MM. Giffard et Berger n'estimaient la
dépense annuelle d'entretien qu'à 9,000 fr. A Lyon et
avec les conditions plus modestes que nous devons donner à notre Morgue, nous estimons que les dépenses
seraient bien moins considérables. Elles atteindraient
à peine le tiers des chiffres précédemment fixés, si on
utilisait la force motrice de la machine à vapeur qui
sera installée au pavillon C, dans le laboratoire de
médecine expérimentale.

7° M. Devergie, par d'excellentes raisons, s'oppose
aux logements fixes pour les employés. Il y a la nuit
un garçon de service. A Lyon, pour le service de garde
et celui de l'entretien du matériel, des garçons seraient
nécessaires.

8° Nous insistons encore une fois sur la nécessité de
registres qui permettent d'établir tous les dix ans une
statistique. Celle-ci est surveillée et publiée par l'inspecteur de la Morgue, qui à Paris a toujours été un
médecin ; M. Brouardel a succédé à M. Devergie.

Chaque corps apporté à la Morgue prend le numéro
matricule du cahier d'entrée. A Paris, après un certain
temps, les corps non reconnus sont enterrés. Au-dessus

de la fosse on inscrit sur une croix ce numéro matricule, ce qui permet à la famille ou au parquet de procéder à une exhumation. D'ailleurs, tous les corps non reconnus sont photographiés.

9° Je n'insiste pas sur le local consacré à l'administration commune à la Morgue et à l'Obitoire. Je préfère donner quelques renseignements sur l'installation de celui-ci.

A Berlin, à Ulm, à Carlsruhe, il y a des salles communes plus ou moins vastes avec des cellules isolées payantes. A Cologne, à Hambourg, à Mayence, à Francfort le transport et la garde à l'Obitoire sont gratuits. A Stuttgard, le droit est de 2 fr. 50, à Weimar de 4, 50 pour un adulte et de 0,30 pour un enfant, à Munich et dans d'autres villes, il varie selon les classes d'enterrement, de 0,90 de 22 fr. 50.

Les dépenses d'installation et d'aménagement de ces dépositoires sont très variables. A Munich, le total a été de 201,480 fr. ; à Berlin, la dépense a oscillé entre 16,000 fr. et 37,400 fr.; à Christiania entre 23,000 et 35,000 fr. à Mayence elle a été de 100,000 fr. ; à Ulm seulement de 25,000.

Pour nous, qui n'admettons que les cellules isolées et gratuites, nous croyons que quatre, six au plus seraient nécessaires pour une ville comme Lyon. Pour la disposition intérieure on consulte avec profit les plans et dessins publiés par la Société de médecine publique de Paris (1). Dans le projet de maisons mortuaires dû à M. Gaston Trélat les dépenses de constructions s'élèvent 25,000 fr. Le projet de M. Lafollye serait un peu plus coûteux, mais ne dépasserait pas de beaucoup celui de M. Bonnamaux qui est estimé à 35,000 fr.

Tout projet devrait nécessairement tenir compte des

(1) Voyez *Revue d'hygiène*, p. 46, 48, 238.

sages dispositions hygiéniques votées par la Société de médecine publique de Paris.

Les conclusions de ce mémoire se résument dans les proportions suivantes ;

1° La construction d'une Morgue est urgente et nécessaire.

2° La création d'une maison mortuaire ou obitoire utile à tous citoyens est indispensable pour les classes laborieuses et nécessiteuses.

Il sera facultatif à toute famille de faire transporter à l'Obitoire les corps de personnes dont le décès est probable, mais n'est pas encore absolument certain.

Le transport se fait avec les mêmes précautions que *s'il s'agissait de personnes malades*..

3° On peut aussi transporter à l'Obitoire les corps des personnes dont le décès a été officiellement constaté et l'identité reconnue.

4° Le transport à l'Obitoire est fait par les soins de l'Administration. Le transport et le séjour à l'Obitoire sont absolument gratuits.

6° Une Commission médicale, spécialement nommée à ce sujet, fixera les conditions d'hygiène et de salubrité que devra présenter cet Obitoire.

6° L'Obitoire, tout en étant absolument distinct et séparé de la Morgue qu'il y a lieu de construire, sera dans le voisinage de celle-ci, afin qu'une même administration soit commune aux mêmes établissements.

7° Cet édifice consacré aux morts sera créé sur les terrains qui se trouvent en arrière du pavillon C de la Faculté de médecine.

CHAPITRE VI

COUP D'ŒIL SUR L'ÉTAT MÉDICAL RÉGNANT

ET LES ÉPIDÉMIES

DANS L'ARRONDISSEMENT DE LYON

PENDANT CES VINGT-CINQ DERNIÈRES ANNÉES

Parmi les principales maladies qui peuvent servir à caractériser l'*État-médical* de notre arrondissement pendant le quart de siècle qui vient de s'écouler de 1860 à 1885, les unes paraissent manifestement dominées par l'influence saisonnière, au point de diminuer et même de disparaître quelquefois complètement et régulièrement pendant certaines saisons pour réapparaître à d'autres moments de l'année, comme le font chaque année les dysentéries et les cholérines sporadiques. — D'autres comme la variole, la scarlatine, la rougeole etc., persistent d'une manière endémique, n'occasionnant habituellement qu'un petit nombre de décès, mais prenant de temps à autre une intensité inaccoutumée de manière à constituer des épidémies souvent redoutables sans que l'influence saisonnière puisse toujours être, manifestement démontrée. — D'autres affections enfin comme le choléra indien, sont complètement étrangères à la morbidité de notre pays et y font des apparitions lointaines et tout à fait accidentelles.

Ce sont ces trois groupes morbides dont nous allons

rapidement esquisser les allures et la physionomie dans l'arrondissement de Lyon pendant ces 25 dernières années.

1° DES AFFECTIONS MANIFESTEMENT SOUMISES AUX INFLUENCES SAISONNIÈRES OU ÉPIDÉMIES SAISONNIÈRES

Chaque année nous voyons se répéter à Lyon le même cycle morbide en rapport avec l'ensemble des modifications que subit notre milieu pendant l'évolution et la succession des diverses saisons; en même temps que la température, la pression atmosphérique, l'humidité, la radiation solaire, la nappe souterraine etc., etc., se modifient, on voit chaque année, à chaque renouvellement de saison, se modifier aussi l'état médical régnant.

Pendant l'hiver, parallèlement à l'abaissement de la température et à l'humidité atmosphérique, nous voyons augmenter les bronchites et les broncho-pneumonies, pendant que la diarrhée, les embarras gastriques, les catarrhes des voies biliaires, les dysentéries et les cholérines diminuent considérablement et disparaissent même complètement.

Au printemps la scène change, la morbidité déjà très forte pendant l'hiver augmente très sensiblement et la mortalité diminue peu. Sur 9,000 décès que notre ville compte environ par an, le chiffre des décès qui est de 2,500 environ en hiver tombe seulement à 2,200 au printemps ; les bronchites sont moins nombreuses, mais les pneumonies, les rhumatismes articulaires aigüs, les grippes, caractérisent l'état médical régnant et les phtisiques plus éprouvés que pendant l'hiver paraissent avoir au printemps leur mortalité la plus forte.

L'été n'amène pas de diminution dans le chiffre des décès; celui-ci oscille environ autour de 2,300, mais la mortalité s'est déplacée, les catarrhes de l'estomac, des intestins et des voies biliaires presque nuls auparavant font leur apparition et les diarrhées, la dysentérie et les cholérines entrent pour une large part dans le bilan de la mortalité.

C'est à ce moment que la fièvre typhoïde exerce ses ravages. Quoique endémique à Lyon où elle fait quelques victimes clair semées pendant les mois d'hiver et de printemps, cette affection prend régulièrement chaque année vers la même époque une intensité nouvelle. C'est dans le courant du mois de juillet que la courbe de mortalité commence à s'élever pour atteindre son maximum en août ou en septembre et revenir à son niveau normal en octobre ou en novembre.

L'automne est de toutes les saisons la plus favorisée. La morbidité y est peu élevée et le total des décès oscille chaque année autour du chiffre 1,900, inférieur de plusieurs centaines à celui de la mortalité des autres saisons.

Quelques détails sur quelques-unes de nos principales maladies saisonnières compléteront le rapide aperçu que nous venons de donner de *l'état médical* de notre ville pendant les diverses saisons de l'année.

Phtisie pulmonaire. — Si nous rangeons cette affection parmi les maladies saisonnières, ce n'est certes pas parce qu'elle ne sévit dans notre ville que pendant une saison de l'année, car ses ravages sont permanents à Lyon comme dans les autres grandes villes, elle figure au nombre des maladies les plus meurtrières, mais sa mortalité s'élève si sensiblement pendant le printemps et les malades sont si éprouvés pendant cette période de l'année que la phtisie mérite d'être classée à côté de la pneumonie fibrineuse dont la courbe de mortalité est très sensiblement parallèle à la sienne.

A Lyon, la phtisie pulmonaire figure pour un sixième dans le chiffre annuel de la mortalité : sur 9,000 décès de causes diverses, elle en produit 1,500 environ. Ce

qui permet de porter le total des décès par tuberculose
de toutes localisations au quart environ des décès
annuels.

Nous disions que c'est pendant les mois de printemps
(mars, avril et mai), que cette terrible affection fait
dans notre région le plus de ravages. L'hiver est ensuite
la saison la plus éprouvée, tandis qu'en automne la
mortalité est de ce chef d'un tiers environ moins élevée.
C'est la courbe disions-nous de la pneumonie, peut-être
faut-il attribuer ce parallélisme des deux courbes à ce
que la pneumonie et la broncho-pneumonie figurent
parmi les causes de mort les plus fréquentes des phtisiques.

Toutes les professions sont éprouvées par ce terrible
fléau ; mais la phtisie des dévideuses et celle des mariniers ayant provoqué plus spécialement l'attention
des médecins lyonnais, je dois jeter sur elles un rapide
coup d'œil.

C'est au docteur Chatin que revient le mérite d'avoir
signalé la fréquence et la gravité de la *phtisie des dévideuses* à Lyon (1866).

Arrachées, souvent dès l'âge de 12 ans, à la campagne
et à l'air pur et vivifiant des champs, ces malheureuses
jeunes filles échangeaient brusquement l'air salutaire
des montagnes de la Savoie contre la vie renfermée et
sédentaire de leur atelier. Confinées dans des atmosphères trop restreintes, peu nourries pour la plupart,
et assujetties à un travail qui parfois ne laissait qu'un
temps de sommeil insuffisant, ces pauvres misérables ne
tardaient pas à perdre la forte et belle santé qu'elles
apportaient des champs, et la phtisie pulmonaire faisait
chez elles des ravages considérables.

La phtisie des mariniers attira l'attention (1876)
moins par sa fréquence que par sa pathogénie. Frappant
des hommes vigoureux et fortement constitués, elle

avait pour cause manifeste un traumatisme habituel et
répété, une sorte de traumatisme chronique, sur le haut
du thorax, par l'extrémité de la perche dont le marinier
se servait pour faire avancer son bateau et le diriger le
long des rives : la navigation à vapeur en tuant l'industrie des *Modères* ou des bateliers, dans la traversée
de Lyon, a fait disparaître la phtisie des mariniers en
même temps que la profession qui en était la cause.

Quant à la phtisie des dévideuses, si elle est loin
d'avoir disparu de notre ville, elle paraît moins fréquente
que vers l'année 1866, époque où parut le travail de
Chatin, en raison des meilleures conditions hygiéniques
auxquelles les ouvrières sont soumises, du moindre
surmenage auxquelles elles sont condamnées et surtout
en raison de la crise que subit depuis plusieurs années
la fabrique lyonnaise, qui est obligée de quitter la ville
pour émigrer à la campagne. La maladie s'est raréfiée
en même temps que la profession qui tend à disparaître
ou tout au moins à se déplacer en se modifiant quelque
peu.

Fièvres intermittentes. — Ces fièvres figurent dans
tous les rapports sur les maladies régnantes de notre ville
pendant la première moitié de la période 1860 - 1886.
C'est surtout pendant l'été et pendant l'automne que l'on
constatait le plus manifestement leur funeste influence.
Deux causes ont contribué alors à les maintenir dans
notre cité à l'état endémique: les remaniements de terre
que l'on exécuta alors, en divers points dans nos principales rues pour l'édification des égouts, et la présence
des fossés des fortifications où séjournait une eau croupissante sans écoulement possible.

Des fièvres intermittentes bien caractérisées se montrèrent alors, ainsi que nombre d'accidents mal dessi-
nés, arrivant d'une manière capricieuse sous forme
d'accès irrégulièrement intermittents, à symptomato-

logie variable, mais tous justiciables de la quinine et dont la véritable nature était explicitement dévoilée par les heureux effets de la médication quinique.

Apparaissant, momentanément, dans le centre de la ville, dans le voisinage des travaux de terrassement exécutés pour les égouts, ces accidents paludéens se localisèrent surtout sur la rive gauche du Rhône, dans le voisinage des fossés des forts, où la cause persistant d'une manière permanente, la maladie se maintint à l'état d'endémie, avec redoublement à l'automne et vers la fin de l'été.

Ces causes ont aujourd'hui en grande partie disparu : le réseau de nos égouts est à peu près terminé dans ses parties principales et les fossés des forts ont été supprimés depuis peu dans plusieurs points. L'élement paludéen disparaît de plus en plus de notre pathologie, il s'est réfugié dans le quartier de la Mouche qui conserve encore, à la fois, son ancienne insalubrité et la même morbidité.

Fièvre typhoïde. — Cette pyrexie est une de celles qui subissent le plus manifestement les influences saisonnières. Il sera facile de s'en convaincre par l'examen du tableau suivant où sont groupés, mois par mois, les décès occasionnés à Lyon par la fièvre typhoïde pendant ces dix dernières années.

On peut voir par les chiffres ci-après que, à peu près régulièrement, chaque année la courbe des décès par fièvre typhoïde s'élève en juillet pour atteindre son maximum en août ou en septembre et s'abaisser dans le courant d'octobre pour descendre à la normale. En dehors de ces quatre mois, le taux de la mortalité mensuelle oscille autour de 10 décès environ, mais la maladie ne sommeille pas, elle persiste à l'état véritablement endémique occasionnant chaque année une mortalité moyenne de 100 à 150 décès pour l'agglomération lyonnaise.

Décès mensuels par fièvre typhoïde à Lyon pendant les dix dernières années.

TABLEAU 1.

MOIS	1876	1877	1878	1879	1880	1881	1882	1883	1884	1885	TOTAL PAR MOIS
Janvier....	3	8	14	10	8	16	12	19	8	4	102
Février....	6	9	5	4	8	10	15	14	4	10	85
Mars	8	11	17	9	13	12	10	8	8	9	105
Avril......	12	17	7	9	14	16	9	5	8	6	103
Mai	13	5	14	8	9	11	7	9	10	8	94
Juin	14	27	10	8	1	6	4	11	3	6	90
Juillet.... .	9	33	19	11	15	36	9	10	10	12	134
Août	31	37	27	7	43	66	30	24	35	42	342
Septembre .	36	54	50	26	1	78	29	25	30	26	365
Octobre....	26	12	48	17	0	44	29	0	14	14	204
Novembre..	15	11	17	10	1	23	20	9	12	13	131
Décembre..	5	11	10	13	2	9	17	5	6	10	88
TOTAL...	178	235	232	132	115	327	193	150	148	160	

Deux causes surtout tendent à perpétuer le contage et à le répandre dans la population :

1° Les égouts;

2° La nappe souterraine dont les effets se manifestent principalement sur la rive gauche du Rhône.

Dans certains quartiers où le *tout à l'égout* est pratiqué les égouts reçoivent à Lyon à la fois et les eaux ménagères et les produits des lieux d'aisance. La plupart ayant une pente peu marquée et la quantité d'eau qui les parcourt étant insuffisante, il arrive, surtout pendant les périodes de chaleur et de sécheresse, que les matières s'écoulent difficilement deviennent pour le bacille de la fièvre typhoïde un excellent milieu de culture et infectent le voisinage.

C'est surtout par les bouches d'égouts et les gueulards que se fait cette infection ; c'est aussi par les tuyaux des éviers qui dans un grand nombre de quartiers mettent

les cuisines et les appartements en communication
directe avec l'égoût : de sorte que sous l'influence des
différences de température qui existent entre l'atmosphère intérieure et l'extérieur il se fait entre ces deux
atmosphères des échanges dangereux et continuels.

Quant à la nappe souterraine, son influence se fait
sentir dans les parties basses de notre ville qui reposent sur un sol caillouteux très perméable formé en
grande partie de sables et de graviers puisés dans nos
rivières. Ce terrain est parcouru à quelques mètres de
sa superficie par une vaste nappe d'eau qui s'étend des
collines de la Croix-Rousse et de Fourvière, jusqu'aux
Balmes Viennoises et qui forme un immense fleuve souterrain alimenté en partie par les eaux de la Saône,
mais surtout par les eaux qui, abandonnant, le cours du
Rhône vers Vaux et Jouage vont le rejoindre vers
St-Fons après avoir parcouru tout le sous-sol de la
vaste plaine sur laquelle les Brotteaux et la Guillotière
sont construits.

Il résulte de cette disposition que, suivant que les
eaux de nos rivières s'abaissent ou s'élèvent, les eaux
souterraines obéissant à ce mouvement, laissent à sec
des espaces plus ou moins considérables pour les
inonder de nouveau et les balayer à la prochaine crue.
Dans cette sorte de flux et de reflux, les germes se multiplient et se diffusent, et le danger est d'autant plus
grand que sur la rive gauche du Rhône un nombre considérable de fosses d'aisance ne sont pas étanches et
qu'il s'établit à chaque alternative de hausse et de baisse
de la nappe souterraine, des infiltrations dangereuses qui
contaminent l'eau des puits où s'abreuve presque exclusivement la population de ces quartiers excentriques.

Telles sont les principales causes qui dominent l'étiologie de toutes les épidémies de fièvres typhoïdes dont
notre ville a eu à souffrir ; à cela on peut ajouter l'in-

fluence pernicieuse de quelques foyers plus particulièrement dangereux qui dans un certain nombre d'épidémies
ont paru être le point de départ du fléau. Parmi ces
foyers il faut citer en première ligne la grande caserne
de la Part-Dieu, une de celles dont la morbidité est le
plus considérable dans notre ville, ainsi que le Lycée
qui a été le siège de plusieurs épidémies. Dans les cours
de ce dernier établissement une enquête minutieuse
nécessitée par la répétition de ces épidémies a fait
découvrir de vieilles fosses d'aisance oubliées avec leur
contenu depuis des temps indéterminés et que l'on s'est
hâté de curer. Depuis plusieurs années que ces travaux
ont été menés à bien, l'état sanitaire de la jeune population de notre premier établissement d'instruction
secondaire s'est maintenu très satisfaisant.

Si sortant de ces considérations générales nous jetons
un coup d'œil sur les principales épidémies de fièvre
typhoïde qui ont ravagé notre ville nous constaterons
qu'elles semblent se reproduire à Lyon comme M. Bes-
nier l'a constaté pour Paris d'une manière irrégulièrement périodique. Tous les trois ou quatre ans le chiffre
de la mortalité augmente avec cette sorte de régularité
que l'on constate dans le retour périodique de certains
phénomènes atmosphériques ou de certains faits de végétation.

En effet, si nous nous limitons à l'étude de ces dernières années, sur lesquelles nous possédons des données
numériques certaines, nous voyons succéder à l'épidémie
de 1874 qui a laissé des souvenirs si vivaces dans notre
population une sorte d'accalmie qui dure une année ou
deux, puis une nouvelle ascension se manifester en 1877
et en 1878 dans la courbe des décès par fièvre typhoïde
et une autre se produire en 1881.

Le chiffre des décès redescend ensuite à 150 par an
environ, ce qui est à peu près le taux normal de la mortalité par fièvre typhoïde chez nous.

L'épidémie de 1874 est une de celles qui ont été le mieux étudiées : M. le professeur Rollet qui en a écrit l'histoire a montré qu'elle avait été caractérisée moins par la gravité des cas que par la soudaineté de son invasion et par le nombre des sujets atteints ; il y eut 262 décès ce qui donna une mortalité générale de 8,26 0/0. La morbidité a pu être établie sur le chiffre des malades du Lycée, des hôpitaux civils et militaires, des prisons et de la clientèle de 60 médecins qui répondant à l'appel que le Conseil d'hygiène de notre arrondissement avait fait au corps médical, lui ont envoyé les résultats de leur pratique privée.

Les hommes furent un peu plus gravement atteints que les femmes, leur mortalité fut de 9, 22 0/0 tandis que celle des femmes atteignit seulement 5,94 0/0.

C'est la partie basse de Lyon qui a été la plus éprouvée ; M. Rollet put constater la présence d'un grand nombre de cas échelonnés sur le trajet des égouts principaux de la ville. La Croix-Rousse fut relativement épargnée.

Les causes de cette épidémie sont multiples ; cependant on peut dire que la contagion paraît avoir eu peu d'influence. Il est vrai que 130 malades furent fournis par 55 familles seulement, mais ce qui prouve que la contagion n'eut ici qu'un rôle contestable c'est que l'envoi de malades et de familles à la campagne non plus que la dissémination de la population du Lycée n'ont répandu nulle part le contage.

M. Rollet range les principales causes que l'on peut incriminer sous les trois chefs suivants.

1° Les causes telluriques constituées par l'abaissement de la nappe souterraine et des cours d'eau amenant la mise à nu de vases et de détritus organiques dans les fleuves, les égouts, le lac de la Tête d'Or, la Rize, et créant une sorte de malaria urbaine.

2° Les phénomènes météorologiques : élévation brusque de la chaleur en avril, puis abaissement de la colonne barométrique.

3° Le lavage insuffisant des égouts, la communication de certaines fosses d'aisance avec les égouts, les infiltrations fournies par d'autres fosses et les infiltrations des puits perdus.

Ces mêmes causes se répètent dans l'étiologie des autres épidémies de fièvres typhoïdes que nous avons eu à traverser à Lyon. En 1877-1878 et en 1881 la maladie s'est manifestée après des sécheresses prolongées auxquelles succédèrent des périodes de pluie et par suite de pernicieuses oscillations du niveau de la nappe souterraine et de dangereux échanges entre l'eau des puits et les contenus des fosses d'aisances. Dans ces cas aussi on signala les puantes émanations des égouts, soit sur la voie publique par l'intermédiaire des gueulards et des bouches d'aération, soit dans les appartements eux-mêmes par les conduits dépourvus de fermeture des éviers.

Dans les communes rurales de l'arrondissement de Lyon, la fièvre typhoïde se manifeste assez souvent par épidémies plus ou moins étendues.

Dans le plus grand nombre des cas c'est un malade qui apporte le contage de la ville voisine. Un ou deux membres de la famille habitant la même ferme sont frappés peu après lui, et cette petite épidémie s'éteint sur place. Presque toujours le médecin constate alors que le puits de la maison a été contaminé, par les déjections morbides imprudemment déversées dans le voisinage. Si ce puits sert à l'alimentation des seuls habitants de la ferme, la petite épidémie y reste confinée ; mais si une population plus ou moins dense vient s'abreuver à la source empoisonnée, l'épidémie s'étend et peut envahir tout un village.

26

Cette étiologie a été relevée dans plusieurs épidémies qui ont sévi sur des communes rurales de notre arrondissement, notamment dans celle qui éprouva le petit village de Saint-Germain au Mont-d'Or en 1883 et dans celle beaucoup plus importante qui frappa en 1885, la petite ville de Neuville-sur-Saône.

L'épidémie de 1883 régna du mois de juin au mois d'octobre inclusivement, elle frappa 40 personnes dont l'âge varia entre 8 et 45 ans ; elle fut peu grave puisque le docteur Rondet qui l'a étudiée n'a eu à déplorer aucun décès, malgré la gravité de quelques cas. Ce qui fait l'intérêt de cette épidémie, au moins au point de vue étiologique, c'est que la maladie n'atteignit que ceux des habitants du village qui faisaient usage des eaux d'une fontaine mal captée. Ces eaux avant de se rendre dans le bassin où elles étaient directement puisées avec les instruments de ménage, circulaient dans une canalisation vicieuse et à une profondeur insuffisante pour être à l'abri des déjections éparses sur le sol et des infiltrations provenant des fumiers du voisinage.

Des modifications apportées à cet état de choses firent cesser le fléau.

L'épidémie de Neuville-sur-Saône commença le 2 mai 1885 et ne s'éteignit qu'au milieu du mois d'octobre de la même année. Elle frappa 140 personnes sur une population de 3,414 habitants et occasionna 6 décès.

Elle ne peut être attribuée qu'à la contamination d'une partie des eaux potables de la ville.

Neuville en effet, est abreuvée par des puits particuliers et par les eaux de deux sources captées au haut du village et qui alimentent cinq fontaines placées dans différents quartiers où les habitants viennent puiser.

Les puits particuliers ne peuvent être incriminés car, peu nombreux d'ailleurs, ils siègent dans les parties basses de la ville près de la Saône, dans des quartiers que l'épidémie a respectés.

Il n'en est pas de même des sources qui alimentent les fontaines publiques ; un examen minutieux permit de constater que les tabourets qui servent à capter ces sources sont placés dans un lieu infect, rempli d'eau croupissante et de détritus divers en putréfaction.

Enfin l'une de ces sources est placée dans un pré que l'on arrose tous les dimanches avec l'eau d'un canal qui pendant la semaine sert à faire marcher des usines, et qui reçoit en amont de Neuville les immondices de diverses habitations et de plusieurs ménages. C'est là notamment que venait déverser ses eaux sales une blanchisseuse, qui a été frappée au début de l'épidémie et qui en a marqué le commencement.

Ces dispositions si dangereuses expliquaient suffisamment l'origine de l'épidémie, d'autant plus que les divers cas de fièvre se groupaient autour des fontaines incriminées, ainsi que le montra d'une manière très évidente le pointage que M. le Dr Rondet fit minutieusement sur les calques du plan de la ville.

L'épidémie s'arrêta rapidement aussitôt que les habitants avertis cessèrent de faire usage de l'eau des deux sources, ou ne l'employèrent qu'après l'avoir fait bouillir.

II. — MALADIES A RECRUDESCENCE ÉPIDÉMIQUE NON SAISONNIÈRE.

Les maladies dont nous allons nous occuper maintenant sont endémiques dans notre ville, mais paraissent dans leur retour épidémique beaucoup moins soumises aux influences saisonnières que les maladies qui ont fait le sujet du chapitre précédent. Comme la fièvre typhoïde cependant, elles présentent habituellement des recrudescences irrégulièrement intermittentes à quelques années d'intervalle.

La variole, la scarlatine, la rougeole, la diphtérie sont les principaux types de ce groupe dont nous allons

rapidement esquisser la physionomie pendant ces dernières années.

Variole. — C'est une de nos principales affections
épidémiques. Les victimes qu'elle fait habituellement
chaque année dans notre ville sont un peu moindres
que précédemment, depuis surtout que l'administration
hospitalière isole les varioleux dans nos hôpitaux et
que les écoles sont soumises à de sérieuses inspections
médicales ; néanmoins la mortalité annuelle ne s'est
jamais abaissée jusqu'à 0. L'année 1885 qui compte le
moins de décès par variole en a cependant enregistré
encore 7, qui se sont répartis entre les quatre saisons ; en
général le chiffre annuel de la mortalité oscille de 30 à
50 en dehors des années éprouvées par des épidémies.

Le tableau suivant où figurent les décès mensuels par
variole pendant les dix dernières années permet de vérifier nos assertions.

**Décès mensuels par variole à Lyon pendant les dix
dernières années**

MOIS	1875	1876	1877	1878	1879	1880	1881	1882	1883	1884	1885	TOTAL PAR MOIS
Janvier . .	0	24	18	5	1	40	47	0	0	45	0	180
Février ...	0	25	18	6	3	46	50	7	0	39	0	194
Mars	0	19	24	16	2	27	76	2	0	46	0	212
Avril......	0	51	18	12	4	30	50	6	1	39	1	212
Mai	4	60	11	2	4	41	27	9	2	41	0	201
Juin	6	36	7	1	2	32	24	5	1	21	1	136
Juillet.....	6	23	5	0	0	50	10	2	4	11	1	112
Août......	5	22	5	0	0	33	3	1	9	5	2	85
Septembre	4	18	3	1	0	25	0	1	10	1	1	64
Octobre ...	7	13	2	1	0	23	4	1	23	0	0	74
Novembre .	22	18	1	1	1	21	2	0	15	0	0	81
Décembre .	14	5	0	1	2	32	4	0	29	1	1	89
TOTAL.. .	68	314	112	46	19	400	297	34	94	249	7	

On peut voir par la lecture du tableau précédent que le nombre des décès par variole augmente sensiblement pendant les trois mois de printemps (mars, avril, mai) et qu'il arrive à son minimum pendant les trois mois d'automne. La variole semble donc faire transition entre les maladies de notre premier et celles de notre second groupe, mais bien différente des premières, elle présente des recrudescences épidémiques qui ne coïncident pas avec le retour régulier des saisons.

Ainsi, pendant ces dix dernières années nous assistons à trois épidémies varioliques dans notre ville, séparées chacune par des accalmies de deux ans et demi de durée.

La première de ces épidémies commence en novembre 1875 pour cesser en mai 1877. La seconde débute en janvier 1880 pour finir en juin 1881 et la troisième qui commence à s'accentuer en août 1883 finit en juillet 1884,

On voit par cet énoncé que le retour des saisons paraît exercer peu d'influence dans l'étiologie de l'affection, ici la contagion semble être la cause maîtresse. C'est du reste ce que montre l'analyse minutieuse de chaque épidémie.

L'hôpital militaire des Collinettes où sont soignés les varioleux de la garnison, est un des principaux foyers de contagion ; plusieurs épidémies, notamment celle de 1884 comptèrent leurs premiers malades dans les rues voisines de cet hôpital, soit que le contage ait été transporté par l'atmosphère, soit, ce qui est plus probable, qu'il ait été transporté dans les environs par les communications qui ont lieu entre l'intérieur et l'extérieur de l'hôpital.

Presque dans chaque épidémie on a signalé les dangers que fait courir à un voisinage souvent éloigné la liberté que chacun a dans notre ville de soigner chez

soi ses malades atteints de variole. Les exemples ne
sont pas rares de ces boutiques dans l'arrière fond desquelles une ou plusieurs varioles poursuivent leur cours,
et où les gens du quartier viennent s'approvisionner et
s'infecter en même temps, pour diffuser la maladie et
souvent la transporter au loin.

Les exemples non plus ne sont pas rares de contagion
effectuée par l'intermédiaire de voitures publiques livrées
au premier venu immédiatement après avoir servi à
transporter des varioleux.

L'école aussi est signalée dans quelques épidémies
comme cause de propagation du mal, lorsque des enfants
non encore complètement dépouillés des croutes d'une
variole récente sont admis à se mêler à leurs petits ca-
marades.

Il nous paraît inutile de citer toutes les circonstances
qui ont pu favoriser la contagion dans les épidémies
varioliques qui ont sévi dans notre ville depuis 1860,
ainsi que d'insister sur la physionomie peu variée de
chaque épidémie, nous dirons seulement qu'il résulte
du dépouillement des documents que nous avons entre
les mains que la mortalité s'est élevée presque toujours
à 1 sur 3 pour les sujets non vaccinés et à 1 sur 8 pour
les vaccinés.

Parmi les progrès qui ont été réalisés pendant ces
dernières années en vue de prévenir la contagion de la
variole et le retour des épidémies, nous devons signaler
les mesures suivantes : l'isolement des malades dans les
hôpitaux civils et militaires, l'affectation par l'administration hospitalière d'une voiture spéciale au transport
des varioleux, l'organisation d'inspections médicales
sérieuses dans les écoles municipales, l'organisation
d'un service municipal de conservation du vaccin où le
virus peut être indéfiniment multiplié par l'inoculation
sur les animaux.

Ces mesures ont déjà donné les meilleurs résultats. Il est vivement à désirer que la municipalité installe dans le plus bref délai dans chaque arrondissement de notre ville des étuves de désinfection où les vêtements et les objets de literie contaminés pourraient à peu de frais être sérieusement épurés. Nous savons que l'administration hospitalière installe actuellement dans chacun de ses hôpitaux un appareil de ce genre.

Dans les communes rurales de l'arrondissement de Lyon, la variole sévit souvent sous forme épidémique, et là comme dans notre ville la contagion résume à peu près toute l'étiologie. Elle est plus facile même à constater que dans les grands centres de population. C'est un nourrisson qui est emporté à la campagne en état d'incubation variolique, et qui après variole confirmée infecte sa nourrice et est le point de départ d'une épidémie comme on l'a vu à Oullins lors de l'épidémie de 1883. C'est encore un malade qui, à peine guéri, sort de l'hôpital malgré les remontrances qu'on peut lui faire, et infecte son village. C'est encore dans une autre épidémie un parent ou un ami qui va voir un des siens en traitement dans un service de varioleux et en rapporte la maladie.

Ces exemples abondent et remplissent les rapports des médecins attachés dans chaque canton rural au service des épidémies.

Parmi les causes de contagion, nous devons citer particulièrement la suivante, qui presque chaque année fait quelques victimes dans la petite commune de Craponne et dans quelques autres communes voisines de l'Yzeron, où demeurent presque toutes les blanchisseuses qui reçoivent le linge sale de notre ville. Nous voulons parler des linges qui ont servi aux varioleux et qui sont transportés tout maculés de pus et imprégnés de produits varioliques desséchés. Les poussières qui se dégagent de ces effets pendant leur maniement constituent, comme bien l'on pense, un danger permanent pour les personnes qui les respirent et c'est ainsi que chaque année le docteur Pitre de Craponne peut nous signaler dans sa circonscription médicale des cas de variole, qui pour lui ne reconnaissent pas d'autres causes.

La commission de vaccine avait conseillé il y a quelques années de ne manier et de ne transporter ces linges qu'après les avoir humidifiés dans de l'eau aiguisée d'acide phénique afin d'éviter la formation des poussières si facile à l'état sec ; la création d'étuves municipales de désinfection rendrait cette précaution inutile.

Scarlatine. — La scarlatine, sans être rare dans notre ville, est loin de présenter la fréquence qu'elle montre dans des régions plus septentrionales, en Angleterre, par exemple. Pendant ces 25 dernières années, le chiffre habituel des décès qu'elle occasionna à Lyon, fut chaque année de dix environ, rarement ce chiffre dépassa la centaine, si ce n'est pendant l'épidémie qui sévit dans notre région pendant les années 1880-1882.

Le tableau ci-après qui résume la distribution par mois de la mortalité pendant les dix dernières années donne un aperçu des allures de la maladie dans notre ville.

On peut voir par les chiffres ci-après que les saisons ont peu d'influence sur la production des épidémies de scarlatine.

Les mois d'été paraissent plus chargés que les autres certaines années ; mais cette particularité est loin d'être constante et nous voyons les maxima se déplacer sans respect pour les influences saisonnières. C'est qu'en effet, il en est chez nous de la scarlatine comme de la variole ; la contagion domine toute l'étiologie et les conditions météorologiques ne jouent qu'un rôle très secondaire et quelque peu problématique.

Décès mensuels par scarlatine à Lyon pendant les
dix dernières années

MOIS	1876	1877	1878	1879	1880	1881	1882	1883	1884	1885	TOTAUX PAR MOIS
Janvier.....	2	0	0	1	4	7	15	4	2	1	36
Février	0	1	0	1	7	4	14	0	0	1	28
Mars	1	0	1	0	2	6	30	2	4	2	48
Avril. ...	2	2	2	2	6	8	45	3	1	1	72
Mai	1	0	0	3	7	10	33	3	7	0	64
Juin	0	1	0	1	5	12	40	2	1	3	62
Juillet.....	0	0	2	2	10	27	32	2	1	3	79
Août	0	1	0	2	11	14	24	1	2	0	55
Septembre .	1	2	1	1	3	10	4	1	1	1	25
Octobre ...	1	0	0	0	1	7	2	0	1	4	16
Novembre .	0	0	0	2	2	7	1	1	0	8	21
Décembre..	0	0	0	5	5	13	2	0	1	9	35
TOTAL.....	8	7	6	20	63	125	242	19	21	33	

L'épidémie de 1880-82 se développa progressivement
sans début bien tapageur. Déjà en 1879 le nombre des
cas avait sensiblement augmenté : de 6 ou 8 le total des
décès annuels était monté à 20 ; en 1880, les choses
empirèrent peu à peu, les décès atteignirent un total
annuel de 63 ; mais c'est en 1881 et surtout en 1882 que
la maladie fit le plus de ravages, les décès arrivèrent à
125 en 1881 et atteignirent 242 l'année suivante. La
période la plus désastreuse de l'épidémie s'étendit du
mois de mars au mois d'août 1882 ; il y eut 204 décès
pendant ces six mois néfastes, et ce chiffre est inférieur
à la réalité, car un certain nombre de malades notés
guéris moururent quelques mois plus tard, de néphrite
et d'autres accidents d'origine incontestablement scarlatineuse, et ne figurent pas dans la statistique précédente.

Le plus grand nombre des cas se produisit sur les

enfants ; les adultes cependant payèrent un sensible
tribut à la maladie, sans qu'il soit possible cependant
d'exprimer par des chiffres certains le rapport de la
mortalité à la morbidité suivant les âges et les diverses
autres circonstances.

Les communes rurales de l'arrondissement ne res-
tèrent pas indemnes ; depuis cinq ou six ans, nos
confrères de la campagne signalent chaque année de
petites épidémies localisées dans une commune ou dans
une autre, presque toujours la contagion vient de Lyon
et peut être retrouvée et suivie. Il nous paraît inutile
d'entrer dans de longs détails sur chacune de ces petites
épidémies qui paraissent toutes calquées sur le même
patron.

Diphtérie. — La diphtérie a sensiblement augmenté
à Lyon depuis une trentaine d'années. Sans être aussi
fréquente qu'à Paris, elle occasionne chaque année dans
notre ville un nombre important de décès, qui presque
toujours dépasse la centaine.

Le tableau ci-dessous où les décès sont groupés mois
par mois pendant ces dix dernières années, est instruc-
tif à plusieurs points de vue.

On voit par les chiffres ci-contre que la diphthérie
paraît obéir jusqu'à un certain point aux influences saisonnières, car les mois de printemps sont notablement
plus chargés en décès que les autres, surtout que ceux
d'août, septembre et octobre. Cependant, cette étiologie
est moins évidente que pour les maladies franchement
saisonnières. On peut voir aussi que les années de mortalité la plus grande, 1880 à 1882, sont précisément celles
pendant lesquelles régna la notable épidémie de scarlatine que nous avons signalée plus haut. Les deux courbes cependant ne se superposent pas exactement ; en
effet, c'est en 1880 que tombe le maximum des décès
par diphtérie, tandis que la mortalité maxima par

scarlatine s'est manifestée en 1882. Ne sait-on pas d'ailleurs que la diphtérie scarlatineuse ne se comporte pas comme la diphtérie vraie, qu'elle descend rarement dans le larynx et qu'elle cause moins fréquemment la mort que sa congénère ?

Décès mensuels par diphtérie à Lyon pendant les dix dernières années

MOIS	1876	1877	1878	1879	1880	1881	1882	1883	1884	1385	TOTAL PAR MOIS
Janvier . .	11	10	8	11	9	13	19	16	13	6	116
Février ...	10	6	6	13	14	12	11	11	18	4	105
Mars	12	6	12	16	22	18	25	17	6	7	141
Avril......	18	11	10	10	15	21	14	11	11	8	129
Mai	12	6	17	8	24	18	10	21	12	13	141
Juin	6	1	12	16	18	13	23	15	11	4	119
Juillet.....	10	6	12	13	18	10	4	5	5	7	90
Août......	13	4	8	7	12	6	8	10	5	6	79
Septembre .	3	6	3	9	9	6	3	5	7	4	55
Octobre ...	10	9	10	12	9	13	7	5	3	5	83
Novembre .	8	4	15	6	23	7	11	8	5	12	104
Décembre .	9	7	11	11	13	22	13	7	4	16	113
TOTAL.. .	112	76	124	132	186	159	151	131	100	72	

La grande majorité des cas de diphtérie a été observée sur des enfants et plus des deux tiers de la mortalité portent sur la diphtérie laryngée ; c'est le croup qui fournit la plus grande partie des 100 décès que la diphtérie occasionne environ chaque année dans notre ville.

Dans la partie rurale de l'arrondissement, la diphtérie occasionne parfois quelques épidémies restreintes ; le plus souvent c'est l'école qui est la cause de la contagion. C'est ce que l'on a pu voir en 1884 à Lentilly, dans une petite épidémie où l'on put constater que le plus grand nombre des enfants atteints fréquentaient la même

école où ils étaient assis sur le même banc. L'école fut
évacuée et l'épidémie s'arrêta.

Rougeole. — Cette maladie règne endémiquement dans
notre ville où chaque année elle tue par ses complications
une moyenne de 30 à 40 enfants. Le chiffre des décès
annuels est du reste assez variable ainsi que le démontre
le tableau suivant.

**Décès mensuels par rougeole à Lyon pendant les
dix dernières années**

MOIS	1876	1877	1878	1879	1880	1881	1882	1883	1884	1885	TOTAL PAR MOIS
Janvier....	7	0	18	0	3	2	9	1	8	1	49
Février....	6	3	21	0	9	1	19	1	8	0	68
Mars	3	0	25	0	2	1	47	2	10	0	90
Avril......	4	1	18	4	2	2	116	4	5	0	156
Mai	3	4	14	1	11	0	62	8	15	0	118
Juin	2	11	4	0	7	2	40	3	10	0	79
Juillet....	5	4	2	2	15	1	5	5	11	1	51
Août	0	5	3	2	9	1	4	4	12	0	40
Septembre .	3	10	1	1	6	0	1	2	3	0	27
Octobre....	0	2	2	2	1	2	7	4	3	10	33
Novembre..	1	0	1	8	0	0	2	1	0	11	24
Décembre..	1	11	0	8	0	0	2	2	1	44	69
TOTAL...	35	51	109	28	65	12	314	37	86	67	

Les chiffres précédents démontrent que la rougeole a
une certaine tendance à augmenter de fréquence et
peut-être de gravité pendant les trois mois de printemps
sans que cela soit toujours constant, ainsi qu'il
ressort avec évidence de l'étude des années 1877, 1879,
1885, etc. Dans cette affection en effet, comme dans les
précédentes, la contagion l'emporte dans l'étiologie sur
les influences saisonnières, et comme le contage est des
plus diffusibles et qu'il se répand à une période précoce

de la maladie, avant que le diagnostic puisse être fait avec certitude et par conséquent avant que l'on ait pu songer à prendre les mesures d'isolement nécessaires, la maladie se multiplie avec une facilité extrême dans les milieux contaminés, et chaque épidémie porte presque sur la totalité des enfants d'un même lieu en âge de contracter l'affection.

Si d'un autre côté on pense que la rougeole est rarement mortelle par elle-même et qu'elle ne tue en général que par ses complications on comprendra que les chiffres précédents sont infiniment inférieurs à ceux des malades et qu'ils ne peuvent donner qu'une idée approximative de la morbidité.

Pendant ces dix dernières années la maladie éclata trois fois épidémiquement; la première de ces épidémies régna pendant les cinq premiers mois de l'année 1878 ; la seconde qui fut aussi la plus considérable par le nombre des sujets atteints et par le chiffre des décès éclata en 1882, au mois de février, et ne s'éteignit qu'au mois de juin suivant ; enfin la troisième, la plus légère des trois, sévit en 1884 de mars en août de cette même année.

Dans l'intervalle de ces recrudescences morbides sur la durée et l'intensité desquelles le tableau précédent fixera quelques données, la maladie n'a pas disparu de notre ville, mais le nombre des sujets affectés a considérablement diminué, comme le prouve le très notable abaissement du chiffre des décès.

Dans les campagnes, les rapports des médecins cantonaux des épidémies signalent chaque année des épidémies de rougeole dans quelques-unes des communes de l'arrondissement. L'école le plus souvent est le lieu où s'effectue la contagion et en raison de la facilité de la transmission, la maladie une fois déclarée dans un village se répand rapidement sur la population enfantine de l'endroit et ainsi se produisent des épidémies qui se répètent presque toujours partout avec les mêmes allures les mêmes caractères et la même étiologie.

III. — MALADIES ÉTRANGÈRES A LA MORBIDITÉ DE NOTRE VILLE ET Y ÉCLATANT SOUS FORME ÉPIDÉMIQUE A DES INTERVALLES INDÉTERMINÉS.

Le choléra est la seule affection que nous ayons à ranger dans ce troisième et dernier groupe morbide. Pendant ces vingt-cinq années, il a fait une apparition dans notre ville en 1884, quelques temps après son introduction dans le midi de la France et à Paris.

Il était presque impossible que notre ville, qui forme l'une des principales étapes entre Marseille et Paris ne se ressentît pas un peu de cette situation entre deux foyers inégalement intenses de choléra ; aussi a-t-elle eu à enregistrer quelques décès causés par cette terrible affection. On en compte 13 en tout : 1 pendant le mois de juillet 10 pendant le mois d'août et 2 pendant le mois de septembre.

Ces treize malades se montrèrent disséminés dans les différents quartiers de la ville, sans que l'on pût constater de véritables centres d'épidémie. — Tous, plus ou moins misérables, vivaient dans les conditions hygiéniques les plus défavorables, confinés dans des réduits obscurs, mal aérés et malpropres. Chez aucun d'eux on ne peut trouver de preuve certaine de transmission par contagion.

Si l'on a le chiffre certain de la mortalité par choléra dans notre ville, il n'en est pas de même de celui de la morbidité, cependant comme la plupart des cas suspects a été conduit dans les salles d'isolement installées dans les hôpitaux à l'occasion de l'épidémie, on peut avoir quelques données au moins approximatives sur le nombre des sujets atteints. Or le mouvement des entrées dans les salles d'isolement se décompose ainsi : 32 entrées ayant donné 24 guérisons et 8 décès, ce qui représente pour la morbidité un chiffre quatre fois plus élevé que celui de la mortalité. C'est une proportion qui témoigne de la bénignité des cas que nous avons eu à enregistrer à Lyon.

A côté de ces 32 cas assez bien caractérisés pour mériter le diagnostic de *choléra*, il est juste de compter un certain nombre d'autres cas d'une symptomatologie moins complète qui figurent dans la statistique, sous le nom de *cholérines* et qui peut être devraient en partie au moins y figurer sous le nom de *choléras atténués*.

Ce qui nous porterait à faire cette restriction c'est le nombre exceptionnellement élevé des cholérines qui se manifestèrent dans notre ville, précisément pendant les mois de juillet, d'août et de septembre, c'est-à-dire à l'époque précise où se faisait sentir l'influence cholérique.

En effet, pendant les cinq premiers mois de l'année, aucun décès par cholérine n'est signalé à Lyon ; dans le mois de juin on en enregistre deux, puis brusquement le chiffre s'en élève à 38 en juillet, 54 en août et 20 pendant le mois de septembre, pour retomber à 1 en octobre et à 0 pendant les mois suivants. Cette mortalité, bien différente de celle que nous observons habituellement dans notre région, donne à penser qu'un certain nombre de ces cholérines, cachent de véritables choléras frustes et que le chiffre de la mortalité que nous avons donné plus haut n'est qu'un minimum.

Quoi qu'il en soit de cette hypothèse, ces cholérines pas plus que les choléras véritables n'ont présenté de tendances à se diffuser par contagion. Dans tous les cas la maladie est morte sur place, sans créer de foyers d'infection.

Il est probable que cet heureux résultat est dû en

grande partie aux mesures hygiéniques édictées par la municipalité lyonnaise sur les conseils de son Comité consultatif d'hygiène. — Aussitôt qu'un cas suspect se produisait, le médecin traitant était tenu d'en avertir d'urgence l'Administration, et aussitôt un médecin spécialement désigné à cet effet, dans chaque quartier, décidait, conjointement avec son confrère, des mesures à prendre, mesures que les agents de la municipalité exécutaient immédiatement telles que désinfection des locaux et des lieux d'aisance, isolement des malades etc., etc.

Les communes rurales de l'arrondissement ont été complètement épargnées ; non seulement aucun cas de choléra n'y a été signalé, mais encore plusieurs médecins insistent sur ce fait que le nombre des cholérines et des diarrhées estivales habituelles pendant les chaleurs dans leur canton, paraît avoir été très sensiblement inférieur cette année à celui des années précédentes.

Dr PERROUD,

Médecin des Epidémies.

VACCINATION

Les différents services qui rentrent dans la police municipale ont été installés en 1882 dans le local de la rue Bât-d'Argent. Le service public de la vaccination a commencé en janvier 1883.

Dès la première année le service a pu faire face à un grand nombre de demandes tant pour les vaccinations, 1345, que pour les délivrances de vaccin qui ont été faites à près de 4,000 personnes.

En 1884 le chiffre total des vaccinations faites avec les tubes et les plaques s'élève à 2729.

Voici un rapport sur l'installation de ce service que nous empruntons aux documents municipaux de 1886.

Mode de production, de récolte et de conservation du Cow-Pox

Le service municipal de vaccination existe depuis le mois de janvier 1883. A cette date, en France, trois villes seulement étaient pourvues de services de vaccination animale ; un seul, à Bordeaux, fonctionnait comme service public ; les deux autres, à Paris et à Montpellier, étaient entretenus par des particuliers, et dans ces trois établissements on pratiquait presque

exclusivement la vaccination directe, c'est-à-dire de
veau à bras. Le service de Lyon, au contraire, à
l'exemple des instituts vaccinaux de Milan et de
Bruxelles, emploie, à peu d'exception près, le vaccin de
conserve, d'où il suit qu'il produit, qu'il utilise et qu'il
tient en réserve de très grandes quantités de vaccin,
obtenues dans les plus strictes conditions d'économie.

Les résultats acquis par la création du service de vaccination peuvent être appréciés à l'examen des tableaux
de la mortalité pour 1884. La variole, qui sévissait
à Lyon depuis 1875, a disparu presque complètement
aujourd'hui. C'est là, évidemment, la conséquence
certaine des nombreuses revaccinations pratiquées
depuis deux ans par le service et par le corps
médical sur le public, les enfants des écoles, les militaires, etc., etc.

Un pareil fait donne un certain intérêt à la description suivante, relative à l'organisation du service.

Le personnel du service municipal de vaccination est
composé d'un médecin, d'un vétérinaire et d'un
employé de bureau. Le médecin a pour attributions la
vaccination des personnes, la distribution du cow-pox
aux médecins et aux sages-femmes, et la délivrance des
certificats de vaccination.

Le vétérinaire est chargé de la production du cow-pox,
de sa récolte et de sa conservation ; il a naturellement
pour mission de veiller à l'hygiène des animaux et de
pratiquer les autopsies.

Les opérations du service sont consignées sur des registres qui permettent de dresser des statistiques
exactes.

Le personnel relève de la municipalité. En outre, le
département contribuant, au moyen d'une subvention
votée par le Conseil général, aux dépenses de cette
organisation, le Préfet du Rhône exerce son droit de

contrôle au moyen d'une commission départementale qui se réunit une fois par mois.

Le siège du service se trouve à l'hôtel municipal, rue du Bât-d'Argent, 21. Le public est admis à s'y faire vacciner gratuitement, et les médecins et les sages-femmes de Lyon et du département du Rhône peuvent s'y faire délivrer gratuitement du vaccin (1).

Hygiène du vaccinifère. — Les veaux qui servent à produire le cow-pox sont fournis au service vaccinal par l'administration des Hospices.

Le boucher qui en fait l'acquisition les expédie le jour même à l'hôtel de la rue du Bât-d'Argent. L'étable qui leur est affectée est une pièce vaste et bien aérée, que l'on maintient à une température de 20 degrés, au moyen d'un poêle ou de la ventilation, suivant la saison. Cette prescription est d'une importance majeure.

Ordinairement, à leur arrivée du marché, les veaux sont dans un état de fatigue excessive.

Quelquefois même, par suite de la coutume blâmable que suivent certains marchands ou toucheurs de bestiaux, ils ont été gorgés d'eau avant la vente, afin de leur donner plus de poids : on s'aperçoit alors qu'ils sont ballonnés et couverts de sueur. Dans ces conditions, il convient d'attendre un, deux ou trois jours, leur complet rétablissement, avant de les inoculer. L'inoculation immédiate produirait un vaccin hâtif, des pustules avortées passant rapidement à l'état purulent,

(1) Le cow-pox a été délivré, jusqu'à ce jour, non seulement aux catégories de personnes du département ci-dessus désignées, mais à tous les médecins de France et de l'étranger qui en ont fait la demande. Citons, entre autres fournitures à destination éloignée, la mission Brazza, à laquelle il a été adressé du vaccin pour cinq cents personnes environ

un vaccin, en un mot, peu abondant et qui n'aurait pas
une innocuité complète.

En général, il faut soumettre chaque sujet à un
régime hygiénique et thérapeutique spécial. Si le veau
a été gorgé d'eau, on lui fera prendre un breuvage exci-
tant : l'alcool en solution réussit très bien dans ce cas.
On administrera, dans une infusion de thé de foin, de
thé ordinaire ou de café, dix grammes d'alcool absolu
associés à dix grammes de sel de nitre ; on donnera
ensuite, au bout de trois à quatre heures, un repas léger,
et on laissera l'animal bien couvert, sur une litière
sèche et dans un repos absolu.

La nourriture doit être choisie d'excellente qualité ;
elle se compose de lait, d'échaudés et de farine lactée.

Lorsque le veau est en bonne santé, trois litres de
lait (1) et 500 grammes de farine lactée, distribués en
trois repas par jour, suffisent à son entretien. Si, pendant la fièvre de vaccination, le sujet prend la diarrhée,
il faut chercher à la couper sans délai : l'addition
d'échaudés au lait (un, deux ou trois par repas) suffit
souvent ; sinon, il faut recourir aux médicaments pré-
conisés en pareil cas : l'addition de quelques gouttes
de laudanum, ou mieux de jaunes d'œuf dans le lait,
constitue un moyen curatif excellent.

En résumé, l'hygiène du veau vaccinifère doit être
l'objet d'une attention minutieuse, la qualité et la
quantité du vaccin, aussi bien que la qualité et la quantité de la viande, étant sous la dépendance directe de
l'état de santé qu'on aura su conserver à l'animal.

Inoculation du veau. — Le choix du veau a aussi son
importance. Il est indispensable de choisir un veau

---

(1) Afin d'éviter tout danger de transmission de la tuberculose par l'alimentation, le lait doit être bouilli avant de
l'employer.

robuste, ayant, au minimum, de deux à trois mois et pesant de 80 à 120 kilogrammes. Un veau mâle résiste mieux qu'une génisse. Un sujet à peau blanche et fine est préférable ; il donne des pustules plus larges et mieux dessinées, et une matière vaccinale de plus belle apparence.

La région choisie (1) pour l'inoculation comprend tout un côté de la poitrine. Cette vaste surface est préalablement tondue ; puis l'animal est couché et fixé sur une table à bascule (modèle Chambon). Toute la partie tondue est alors savonnée à l'eau tiède et soigneusement rasée.

On sèche la peau avec un linge très propre, et on procède à l'inoculation. Ces diverses opérations doivent être faites avec rapidité, en évitant tout bruit, tout mouvement brusque de nature à impressionner le sujet.

L'inoculation se fait avec la lancette à grain d'orge. La matière inoculée est l'électuaire vaccinal dont la fabrication est indiquée plus loin. Cet électuaire est déposé par points et en lignes parallèles, écartés d'un centimètre les uns des autres ; il s'en suit un dessin semblable au tracé d'un feu en pointes. Au centre de chaque point, on pratique une scarification d'un centimètre de longueur, en intéressant, avec la pointe de l'instrument, toute l'épaisseur de l'épiderme jusqu'à la couche papillaire. De la sorte on évite les hémorragies ; c'est à peine si le fond du sillon laisse sourdre quelques fines gouttelettes de sang. Aussitôt après la dernière scarification, l'animal est relevé, remis en place, musclé avec un panier qu'on lui conserve jusqu'après la récolte du vaccin, et laissé sans couverture

(1) Cette région est à l'abri de la langue de l'animal et des impuretés de la litière ; son étendue permet d'y semer de nombreuses pustules, et sa situation facilite la cueillette du vaccin, à laquelle on procède sans toucher de nouveau le vaccinifère.

pendant dix minutes, afin d'assurer l'absorption du vaccin.

Le nombre des scarifications ainsi faites peut varier, suivant la taille des sujets, entre 150 et 180, et jamais nous n'avons observé une seule scarification qui n'ait pas donné lieu à l'évolution ultérieure de la pustule de cow-pox.

Cueillette du vaccin. — Il faut attendre le quatrième jour après l'inoculation avant de récolter le vaccin.

Dès le lendemain de l'inoculation, ou au plus tard, deux jours après, la température de la surface d'insertion s'élève et devient sensible au toucher ; quelquefois une véritable fièvre vaccinale se manifeste. Au troisième jour, l'éruption se dessine ; on voit et on sent des élevures à chaque point d'insertion du vaccin. Certains auteurs prétendent qu'il faut recueillir le vaccin à cette période ; mais la quantité qu'on en recueille alors ne saurait suffire aux besoins d'un service public, et il est à présumer que le vaccin du troisième jour n'est pas suffisamment actif.

Il faut donc attendre le quatrième jour pour commencer la cueillette. A cette date, sur les veaux à peau dépourvue de pigment, la pustule est visiblement formée ; elle apparaît plate et entourée d'un liseré argenté, avec ses caractères classiques. En général, ce sont les pustules des rangées inférieures qui se montrent les premières à ce degré de développement.

Grâce au lieu d'élection des pustules, la récolte se fait sur l'animal debout, dans des conditions de facilité très grande.

Les instruments employés sont les suivants :

Un verre de montre ;
Une lancette à grain d'orge ;

Une paire de pinces fixes (modèle Péan) avec le mors et les branches plus allongées ;

Un aspirateur vaccinal.

Ce dernier appareil, très ingénieux, a été imaginé et confectionné par M. Brunel, employé au laboratoire municipal de la ville. C'est une petite pompe aspirante qui est destinée à recueillir la lymphe vaccinale.

Les instruments doivent être préalablement flambés ; à cet effet, l'aspirateur se démonte, et chacune de ses parties doit être passée à travers la flamme de la lampe à alcool.

Avant de commencer, les pustules sont lavées à l'eau tiède, au moyen d'un linge bien blanc.

Deux aides maintenant le sujet et protégeant l'opérateur contre ses défenses, chaque pustule est comprimée, à sa base, avec les pinces, qu'on laisse à demeure. Quelques secondes après, le liquide suinte au pourtour de la pustule. On le recueille en entier, en deux fois, avec l'aspirateur vaccinal. Dès qu'il n'apparaît plus, on enlève, avec la lancette promenée à plat, la croûte, les parois de la pustule et les parties superficielles du derme par un râclage assez énergique. La pulpe ainsi obtenue est déposée dans le verre de montre. On agit ainsi sur chaque pustule dont le développement est suffisant. On a, de la sorte, séparé le vaccin en deux parties : la lymphe vaccinale, qui se trouve réunie dans l'aspirateur, et la pulpe, ou mélange des croûtes et des râclures du derme, qui sont rassemblées dans le verre de montre.

Après avoir ainsi vidé et râclé 40 à 50 pustules, il y a lieu de suspendre la cueillette, afin de ne pas provoquer chez le sujet un degré d'excitabilité et de douleurs exagérées. On la reprend le soir même, le lendemain et même le surlendemain, si le vaccin n'est pas trop avancé : il faut renoncer à toute cueillette sur les pustules arrivées à la période de suppuration.

Consécutivement, les pustules décortiquées se transforment en plaies simples et cicatrisent par première intention.

Il nous reste certainement à faire connaître les précautions à prendre pour conserver le vaccin recueilli et la manière de le préparer pour en faire usage, si toutefois le veau n'a pas été reconnu malade à l'autopsie qui se pratique immédiatement : auquel cas le vaccin ne doit pas être utilisé (1).

Vaccin de réserve. — *Conservation et mode d'emploi.* — La cueillette du vaccin terminée, on procède immédiatement à la mise en tubes de la lymphe.

A cet effet, le caillot qui s'est formé dans la lymphe est retiré et ajouté à la pulpe déposée dans le verre de montre.

La sérosité est additionnée d'une égale quantité de glycérine neutre et d'eau distillée, associées dans des proportions égales. Ce mélange est introduit par capillarité dans des tubes cylindriques, qu'on bouche à la cire.

Quant à la pulpe, on la dépose également dans un godet de verre, contenant encore un mélange semblable d'eau distillée et de glycérine neutre.

Les tubes doivent être déposés dans un endroit frais

---

(1) Sur 70 veaux qui ont été utilisés par le service de Lyon, 1 est mort, *sans avoir été inoculé,* d'une entérite suraiguë. Un second, à l'autopsie, a été reconnu atteint d'une entérite légère ; son vaccin a été détruit. Les 68 autres ont complètement réussi. La tuberculose du veau, qu'il faut avoir surtout en vue en pratiquant l'autopsie, est d'ailleurs excessivement rare ; il n'en a été rencontré, depuis cinq ans, aux abattoirs de Lyon, que 5 cas, sur environ 400,000 animaux abattus.

et à l'abri de la lumière ; on les expédie et on les emploie sans autres manipulations. La durée d'activité de la sérosité qu'ils contiennent est forcément limitée, étant admis qu'elle est dépouillée de la plus grande partie. de ses principes actifs, retenus et emprisonnés dans le caillot. Son maximum d'activité peut être considéré comme perdu au bout de huit jours.

La pulpe, qui est un vaccin intégral, est de beaucoup plus active et conserve cette activité très longtemps. Il résulte, de certains faits observés dans le service de Lyon, qu'elle peut conserver son activité complète au bout de 45 jours.

Voici la formule de sa préparation, telle qu'elle a été imaginée par M. le docteur Chambard (1), il y a déjà près d'une année.

Les croûtes, la pulpe et le caillot sont d'abord broyés dans un mortier de verre, avec un peu de sucre en morceaux, de manière à pouvoir les diviser mécaniquement. A la poudre humide ainsi obtenue, on ajoute, goutte à goutte, la glycérine du godet de verre dans lequel on les avait déposés ; cette glycérine est devenue active au bout de quelques jours seulement. Puis on jette dans cette préparation une pincée de gomme adragante, qui la transforme en une pâte semi-liquide.

On obtient ainsi une sorte d'électuaire qu'on expédie facilement, sans aucune déperdition, entre deux plaques de verre creusées d'une cupule.

Les effets de ce vaccin sont incomparablement supé-

_____

(1) M. le docteur Chambard a été chargé du service de vaccination, comme conservateur du vaccin, jusqu'au commencement du mois de mai 1884.

rieurs à ceux du vaccin en tubes : ils se traduisent, d'après nos statistiques, par les résultats suivants :

Pour les vaccinations........ 99 %

Pour les revaccinations...... 50 %

Mais ces résultats, pour être obtenus, nécessitent un procédé d'inoculation spécial, auquel les médecins se sont accoutumés facilement, en raison de son extrême simplicité. C'est l'inoculation par scarification, que M. le docteur Chambard décrit comme il suit :

« La scarification est, en effet, la meilleure méthode, sinon la seule bonne, d'insertion du vaccin animal conservé. Elle est facile, rapide, nullement douloureuse, et voici comment nous la pratiquons :

« Saisissant à pleines mains le bras du sujet par sa face antéro-interne et au niveau de son tiers supérieur, nous tendons avec le pouce et l'index, ramenés vers sa surface externe, la peau de la région de l'empreinte del-toïdienne, dans une direction perpendiculaire à l'axe du membre. Sur la surface ainsi tendue, nous pratiquons, avec une lancette bien acérée, chargée d'électuaire et tenue légèrement de la main droite, trois scarifications dont la direction est parallèle à l'axe du bras. Les sca-rifications doivent avoir une longueur moyenne de 4 millimètres et une profondeur telle qu'elles inté-ressent toute l'épaisseur de l'épiderme, sans dépasser la couche papillaire du derme. Bien que le contact du vaccin avec le réseau lymphatique interépithélial du corps muqueux suffise à en assurer l'absorption, il est bon que la plaie de scarification se dessine en rouge sur la peau ; mais le sang ne doit pas en sortir sous la forme d'une goutte dont la coagulation pourrait emprisonner et dont l'écoulement pourrait entraîner le virus vaccinal.

« Une partie suffisante de l'électuaire, dont la pointe de la lancette est chargée, est retenue entre les lèvres de

l'incision que la tension de la peau a pour but de maintenir écartées ; mais il est bon, après avoir vacciné un
bras, d'essuyer la lancette sur les plaies que l'on vient
de faire et de répartir entre elles l'excès de vaccin dont
elle reste humectée. »

Le service de vaccination animale de Lyon a fourni,
depuis deux ans, du vaccin pour plus de 100,000 personnes, et cette quantité énorme de vaccinations s'est
pratiquée sans qu'il se soit produit un seul accident
grave.

Le prix de revient du vaccin pour une personne ne
s'élève pas à 0,15.

ÉTABLISSEMENTS D'INSTRUCTION

Nous trouvons dans les documents présentés par l'administration au conseil municipal de la ville de Lyon un ensemble de renseignements sur les établissements d'instruction publique. Nous en extrayons les tableaux statistiques qui peuvent intéresser l'hygiène au point de vue de la population scolaire.

ECOLES MATERNELLES

Elles sont au nombre de 35 qui présentent la population et la répartition suivantes :

ARRONDISSEMENTS	ENFANTS	
	Inscrits	Présents
1er Arrondissement	476	308
2e Id.	750	566
3e Id.	1.683	1.219
4e Id.	382	329
5e Id.	829	633
6e Id.	605	507
Totaux	4.725	3.562

ENSEIGNEMENT PRIMAIRE

Voici les mêmes résultats pour les écoles primaires.

GARÇONS		ÉLÈVES		FILLES		ÉLÈVES	
Arrondissements	CLASSES	Inscrits	Présents	Arrondissements	CLASSES	Inscrits	Présents
1er Arrond.	33	1.384	1.327	1er Arrond.	33	1.416	1.381
2e id.	26	1 052	1.011	2e id.	26	1.044	988
3e id.	79	3.244	3.098	3e id.	65	2.800	2.659
4e id.	18	736	720	4e id.	18	813	784
5e id.	31	1 319	1.282	5e id.	30	1.133	1.082
6e id.	35	1.551	1.480	6e id.	27	1.339	1.287
TOTAUX...	222	9.286	8.918	TOTAUX..	199	8.545	8.181

	CLASSES	INSCRITS	PRÉSENTS
Garçons	222	9.286	8.918
Filles	199	8.545	8.181
TOTAUX	421	17.831	17.099

DE L'INSPECTION MÉDICALE DANS LES ÉCOLES

Cette inspection fut créée pour commencer à fonctionner le 1er janvier 1880. Elle devait comporter trois promotions. Les nominations avaient lieu pour 6 ans et le renouvellement se faisait par tiers.

Voici la date et le résultat des concours.

1er concours septembre 1879 — 8 places échelonnées.
2me   »   .... 1881 — 2 places pour 6 ans.
3me   »   .... 1882 — 1 place pour 5 ans.
4me   »   .... 1883 — 3 places pour 6 ans.
5me   »   .... 1885 — n'a pas eu lieu et les médecins intérimaires continuent à faire le service.

Chaque inspecteur a un traitement de 1.500 francs.

Le service médical dans les écoles laïques et les écoles maternelles de la ville de Lyon est divisé en 8 circonscriptions. Chaque médecin doit faire deux visites par mois dans les écoles primaires et quatre dans les écoles maternelles. Il y a en outre des visites supplémentaires en cas de nécessité, mais elles sont fort rares.

Chaque visite est suivie d'un rapport. Les inspecteurs, d'après une note qui nous a été fournie ont le droit 1° d'exclusion directe des enfants atteints de maladies contagieuses ; 2° de demander la fermeture des écoles en cas d'épidémie.

Jusqu'à ce jour, les fermetures demandées ont toujours été immédiatement accordées.

En dehors de ces deux cas simples les inspecteurs sont parfois consultés et leur avis est demandé sur les réparations nécessaires, mais n'est pas souvent écouté. Il paraît qu'ils ne font aucun contrôle ou n'ont pas leur opinion à donner sur les constructions nouvelles, les locations, le matériel etc. Toutefois, le plus ancien des inspecteurs fait ordinairement partie des commissions municipales temporaires désignées pour étudier tel ou tel point de l'hygiène des écoles : pour les appareils de chauffage, par exemple.

La création des inspecteurs médicaux a donné des résultats. On a obtenu une propreté remarquable de la tête et les teignes ont disparu. Aujoutons toutefois que les enfants exclus des écoles municipales sont généralement admis dans les écoles libres.

Les vaccinations se pratiquent dans l'Institut municipal. En cas d'épidémie, comme en 1885, les inspecteurs se chargent eux-mêmes de la vaccination générale des enfants des écoles primaires.

ÉCOLES PRIMAIRES SUPÉRIEURES

Ces écoles, depuis le mois d'Octobre 1884, sont au nombre de six.

		INSCRITS	PRÉSENTS
GARÇONS....	Rue de Thou	116	107
	Rue Adélaïde Perrin.	94	89
	Rue Chaponnay......	91	»
FILLES	Rue Ste-Catherine ...	157	157
	Rue de Jarente......	213	199
	Rue Chaponnay	96	0

OUVROIRS

Depuis 1884, l'administration en a pourvu les 2me, 3me et 6me arrondissements qui n'en possédaient pas.

	INSCRITS	PRÉSENTS
Ouvroir du boulevard de la Croix-Rousse .	140	106
Id. de la rue Lainerie, 1	150	120
Id. du quai de Jayr, 32	147	119
TOTAUX.....	437	345

ENSEIGNEMENT SPÉCIAL

Ecole de la Martinière.

Le nombre des élèves à la fin de l'année scolaire 1883-1884 était le suivant :

GARÇONS...	1re année ...	228	FILLES	1re année...	71
	2me année...	133		2me année ..	43
	3me année ...	57		3me année ..	31

ENSEIGNEMENT SECONDAIRE

Elèves présents aux Lycées de Lyon et de Saint-Rambert (1883-1884)

	Pensionnaires		Demi-Pensionnaires		Externes		TOTAL	
	1883	1884	1883	1884	1883	1884	1883	1884
Gd-Lycée..	202	228	223	250	778	751	1.203	1.229
Petit-Lycée (St-Rambert)	228	265	10	9	18	17	316	291
Total. .	490	493	233	259	796	768	1.519	1.520
	Excédent 3		Excédent 26		Différ. en moins 28		Excédent 1	

LYCÉE DE JEUNES FILLES

Le Lycée de jeunes filles a compté pour l'année 1884, 230 élèves, dont 8 boursières de la Ville, et 9 de l'Etat.

Ces 230 élèves ont été réparties en 5 classes primaires et 5 classes secondaires, ainsi qu'il suit :

ENSEIGNEMENT PRIMAIRE					ENSEIGNEMENT SECONDAIRE					ENSEMBLE
					1re PÉRIODE			2e PÉRIODE		
Classe prépa-ratoire	Classe enfan-tine	1e année primaire	2e année primaire	3e année primaire	1re secon-daire	2e secon-daire	3e secon-daire	4e secon-daire	5e secon-daire	
12	17	27	26	23	36	29	28	18	14	220

ENSEIGNEMENT SUPÉRIEUR

La Faculté de droit, pendant l'année scolaire 1883-84 a eu 337 élèves, soit 5 de plus que l'année précédente. En 1885, 396 élèves ont fait acte de scolarité.

La Faculté mixte de médecine et de pharmacie a eu pendant le même temps un total de 707 élèves, soit 521 pour la médecine et 186 pour la pharmacie.

Faculté des Sciences. — Nombre des étudiants inscrits en 1883-1884 : 1° Sciences mathématiques, 21 : sciences physiques, 20 ; sciences naturelles, 20.

Faculté des Lettres. — Le nombre des élèves régulièrement inscrits à divers cours et conférences, en 1885, s'élève à 170. Le nombre des auditeurs bénévoles s'est élevé au chiffre de 400.

École de Chimie industrielle. — Pendant l'année scolaire 1884-1885, le nombre des élèves a été de 30 : 16 en première année, 14 en seconde.

ÉCOLE VÉTÉRINAIRE

La moyenne des élèves de l'école vétérinaire a été de :

175 élèves de	.....	1865 à 1870
144 »	.....	1870 à 1874
166 »	.....	1875 à 1879
172 »	.....	1880 à 1885

ÉTABLISSEMENTS HOSPITALIERS

Les auteurs qui nous ont précédé, MM. Monfalcon, Polinière, puis MM. Rougier et Glénard (1860), Marmy et Quesnoy (1865) ont donné d'intéressants détails sur le service hospitalier de la ville de Lyon, soit au point de vue historique, soit au point de vue administratif. Nous renvoyons à ces auteurs dans lesquels on trouvera suffisamment traitée la situation des hôpitaux pendant la première partie de la période qui nous occupe. Nous nous contenterons de donner, dans un tableau général, la population, le nombre de lits, le prix de journée (etc) c'est-à-dire un ensemble de renseignements qui suffiront pour faire connaître la situation et le mouvement des hôpitaux en 1884.

HOSPICES CIVILS DE LYON

ANNÉE 1884	Hôtel-Dieu	Hôpital de la Cr.-Rousse	Hospice de la Charité	Hospice du Perron	Hospice de l'Antiquaille	Asile Ste-Eugénie	Hospice des Vieillards de la Guillotière	TOTAUX GÉNÉRAUX pour l'année 1884
Population secourue	11.736	3.725	8.003	355	4.970	1.261	167	30.217
Personnel	298	126	318	87	294	36	23	1.182
Population générale	12.034	3.851	8.321	442	5.264	1.297	190	31.399
Nombre de journées de présence.	467.744	176.326	496.974	136.330	375.021	49.175	54.207	1.756.677
Prix de journée	2 fr. 52	2 fr. 47	2 fr. 14	1 fr. 71	2 fr. 31	2 fr. 42	1 fr. 52	moy. 21.16
Malades présents le 1er janvier...	944	374	977	276	694	82	131	3.478
Malades entrés	10.792	3.351	7.026	79	4.276	1.179	36	26.739
Malades sortis.........	10.757	3.402	7.079	61	4.222	1.158	41	26.720
Malades présents le 31 décembre	979	323	924	294	748	103	126	3.497
Nombre de salles	26	10	29	13	54	45	9	156
Nombre de lits	994	386	1.519	300	1.090	103	131	4.523

Recettes effectuées en 1884

Recettes ordinaires........ 3.761.582 fr. 33
Id. extraordinaires... 71.141 » 57
Id. supplémentaires.. 2.910.887 » 14

TOTAL DES RECETTES..... 6.743.611 fr. 04

Dépenses effectuées en 1884

Dépenses ordinaires ...... 3.910.942 fr. 73
Id. extraordinaires... 34.065 » 80
Id. supplémentaires.. 654.147 » 59

TOTAL DES DÉPENSES . . 4.599.156 fr. 12

DES
DIFFÉRENTES LOIS DE PROTECTION
DE L'ENFANCE

SERVICE DES ENFANTS ASSISTÉS

La loi du 5 mai 1869 a mis à la charge des départements, des communes et de l'Etat la dépense du service des enfants assistés qui incombait précédemment aux hospices.

L'application de cette loi a eu pour effet, en ce qui concerne le Rhône, d'augmenter de 130,000 fr. environ, depuis 1870, le contingent annuel du département. (*Rapport de l'inspecteur, année 1885.*)

Nul enfant n'est admis qu'après enquête préalable justifiant de l'indigence de la mère et constatant son domicile de secours dans le Rhône.

Les enfants immatriculés dans le service appartiennent tous aux catégories prévues par le décret du 19 janvier 1811 et l'arrêté préfectoral du 22 mars 1882.

Ce sont :

Les enfants trouvés ;

Les abandonnés et leurs assimilés ;

Des orphelins indigents secourus temporairement.

Le tableau indique le mouvement des enfants de 1850 à 1885.

ANNÉES	NOMBRE des Enfants exposés, abandonnés et orphelins admis à l'hospice de la Charité de Lyon	NOMBRE des Enfants admis au secours temporaire	TOTAL	OBSERVATIONS
Moyenne de 1850 à 1857	1.752	»	1.752	
1858	1.289	528	1.817	
1859	805	810	1.615	
1860	718	967	1.685	
1861	792	1.129	1.921	
1862	782	1.195	1.977	
1863	702	1.221	1.923	
1864	815	903	1.718	
1865	646	1.098	1.744	
1866	627	1.146	1.773	
1867	494	1.297	1.791	
1868	531	1.260	1.791	
1869	506	1.235	1.741	
1870	440	1.387	1.827	
1871	284	1.078	1.362	
1872	268	1.156	1.424	
1873	279	1.158	1.437	
1874	264	1.286	1.550	
1875	231	1.222	1.453	
1876	196	1.277	1.473	
1877	272	1.348	1.620	
1878	308	1.288	1.596	
1879	298	1.337	1.635	
1880	258	1.402	1.660	
1881	222	1.608	1.830	
1882	254	1.721	1.736	
1883	236	1.542	1.778	
1884	327	1.616	1.943	
1885	378	1.612	1.990	

Pour ce qui concerne les enfants exposés de 1866 à 1874, la moyenne annuelle de ces sortes d'abandons volontaires et prémédités était de dix-huit. Elle s'est abaissée depuis cette époque à 7, ainsi qu'il ressort des indications suivantes :

En 1874............................ 8
    1875............................ 11
    1876............................ 10
    1877............................ 6
    1878............................ 5
    1879............................ 8
    1880............................ 10
    1881............................ 6
    1882............................ 6
    1883............................ 3
    1884............................ 10
    1885............................ 6

PROTECTION DES ENFANTS DU PREMIER AGE

Nous extrayons des différents rapports des inspecteurs, pour les années 1883-84-85, les renseignements qui suivent.

L'application de la loi du 23 décembre 1874, dite loi Roussel a exigé beaucoup de temps et d'efforts. Elle ne fonctionne régulièrement dans le département du Rhône que depuis l'année 1883.

Les enfants sont élevés soit dans la famille, soit hors de la famille. Le tableau ci-dessous donne pour les années 1883-84-85, pour le département du Rhône, le nombre des naissances par sexes et par état civil et

le nombre des enfants élevés soit dans la famille, soit
hors de la famille.

| ANNÉES | GARÇONS | FILLES | TOTAL | ENFANTS | | ÉLEVÉS | |
				Légitimes	Illégitimes	dans la famille	hors la famille
1883	8683	8405	17.088	14.839	2249	11.880	5208
1884	8437	8604	17.041	14.680	2361	11.158	5883
1885	8299	7983	16.282	14.130	2152	10.506	5776

Le tableau qui suit indique le mode d'alimentation des
enfants élevés hors de la famille et la proportion des décès.

| ANNÉES | ENFANTS ÉLEVÉS | | | | | ENFANTS DÉCÉDÉS | | | | |
	Au sein	Au biberon	Allaitement mixte	En sevrage ou en garde	TOTAL	Au sein	Au biberon	Allaitement mixte	En sevrage ou en garde	TOTAL
1883	729	792	»	43	1564	26	77	»	2	105
1884	698	1052	»	266	2016	46	110	»	5	161
1885	725	856	43	291	1915	42	85	»	1	128

Voici les articles les plus importants de la loi Roussel :

Tout enfant âgé de moins de deux ans qui est placé,
moyennant salaire, en sevrage ou en garde, hors du
domicile de ses parents, devient, par ce fait, l'objet
d'une surveillance de l'autorité publique ayant pour but
de protéger sa vie et sa santé.

Sont soumis à la surveillance instituée par la présente
loi : toute personne ayant un nourrisson ou un ou plusieurs enfants en sevrage ou en garde, placés chez elle,
moyennant salaire ; les bureaux de placement et tous
les intermédiaires qui s'emploient au placement des

enfants en nourrice, en sevrage ou en garde. Le refus de recevoir la visite du médecin inspecteur, du maire de la commune ou de toutes autres personnes déléguées ou autorisées en vertu de la présente loi, est puni d'une amende de cinq à quinze francs. Un emprisonnement de un à cinq jours peut être prononcé si le refus dont il s'agit est accompagné d'injures ou de violences.

Toute personne qui place un enfant en nourrice, en sevrage ou en garde, moyennant salaire, est tenue, sous les peines portées par l'article 346 du Code pénal, d'en faire la déclaration à la mairie de la commune où a été faite la déclaration de la naissance de l'enfant, et de remettre à la nourrice ou à la gardeuse un bulletin contenant un extrait de l'acte de naissance de l'enfant qui leur est confié. Toute personne qui veut se procurer un nourrisson ou un ou plusieurs enfants en sevrage ou en garde, est tenue de se munir préalablement des certificats exigés par les règlements, pour indiquer son état civil et justifier son aptitude à nourrir ou à recevoir des enfants en sevrage ou en garde. Toute personne qui veut se placer comme *nourrice sur lieu* est tenue de se munir d'un certificat du maire de sa résidence indiquant si son dernier enfant est vivant et constatant qu'il est âgé de sept mois révolus, ou, s'il n'a pas atteint cet âge, qu'il est allaité par une autre femme remplissant les conditions voulues.

DE LA PROTECTION DES ENFANTS DANS LES MANUFACTURES ET LES ATELIERS.

La 15° circonscription de l'inspection du travail dans l'industrie a son siège à Lyon, en application de la loi du 19 mai 1874.

Nous devons à l'obligeance de l'inspecteur, M. Chépié, le tableau suivant qui indique depuis 1880 le mouvement des garçons ou filles employés dans l'industrie du Rhône.

ENFANTS et FILLES MINEURES employés dans l'industrie du Rhône au :	De 10 à 12 ans		De 12 à 15 ans		De 15 à 16 ans		FILLES MINEURES de 16 à 21 an
	Garçons	Filles	Garçons	Filles	Garçons	Filles	
5 juillet 1880	347	403	1788	1636	340	410	1598
30 juin 1881	248	386	1622	1415	385	486	1634
16 juin 1882	216	364	1413	914	479	557	1869
23 juin 1883	185	151	1128	836	492	635	2753
28 juin 1884	198	86	942	792	438	579	1938
27 juin 1885	174	32	864	678	341	682	2023

La diminution constante du nombre des enfants de 10 à 12 ans dont l'emploi est toléré dans certaines industries et celle des enfants de la catégorie de 12 à 15 ans doivent être attribuées, pour les premiers aux difficultés d'organisation du travail de *demi-temps*; pour les seconds à l'application de la loi du 28 mars 1882 sur l'instruction obligatoire.

Dans les établissements considérés comme *manufactures* ou *usines*, c'est-à-dire ceux fonctionnant avec force motrice ou marchant à feu continu ainsi que toute fabrique occupant plus de 20 ouvriers réunis en atelier, la journée de travail varie entre 9 et 12 heures. Il n'en est pas de même dans les petits ateliers où par suite d'anciens usages corporatifs, le travail journalier excède parfois la limite légale de 12 heures. Les inspecteurs ne pouvant exiger des industriels aucune indication sur les salaires, nous n'avons pu avoir des renseignements sur le prix de la journée de travail.

Nous croyons utile de donner un extrait des décrets du 4 mai 1875 et du 3 mars 1877 relatifs au travail des enfants dans les établissements classés comme insalubres, dangereux ou incommodes.

TABLEAU A

Etablissements dans lesquels l'emploi des enfants est interdit
et raisons de l'interdiction

Établissements.	Raisons de l'interdiction
Abattoir public.	Dangers de blessures.
Absinthe. (Voir distilleries.)	
Acide arsénique (Fabrication de l'), au moyen de l'acide arsénique et de l'acide azotique.	Dangers d'empoisonnement, vapeurs délétères.
Acide chlorhydrique (Production de l') par décomposion des chlorures de magnésium, d'aluminium et autres.	Emanations corrosives, dangers d'accidents.
Acide muriatique. (Voir acide chlorhydrique.	
Acide nitrique.	Vapeurs délétères.
Acide oxalique (Fabrication de l').	Vapeurs délétères.
Acide picrique.	Vapeurs délétères.
Acide sulfurique (Fabrication de l')	Vapeurs irritantes et dangers de brûlure.
Acide urique. (Voir Murexide.)	
Affinage de l'or et l'argent par les acides.	Vapeurs corrosives.
Alcools autres que de vin, sans travail de rectification.	Dangers d'incendie.
Alcools (Distillerie agricole des).	Dangers d'incendie.
Alcools (rectification de l').	
Amorces fulminantes (Fabrication des) sans distinction de classe.	Dangers d'explosions et d'incendie.
Argenture sur métaux. (Voir Dorure et Argenture.)	
Arséniate de potasse (Fabrication de l') au moyen du salpètre.	Dangers d'empoisonnement, vapeurs délétères.
Artifice (Fabrication des pièces d').	Dangers d'explosion et d'incendie.
Benzine (Fabrication et dépôt de). (Voir Huiles de pétrole, de schiste, etc.)	Dangers d'incendie.
Blanc de plomb. (Voir Céruse).	
Blanc de zinc (Fabrication de) par la combustion du métal.	Poussières nuisibles.
Bleu de Prusse (Fabrication de). (Voir Cyanure de potassium).	
Bouillon de bière (Distillation du). (Voir Distilleries).	
Caoutchouc (Travail du), avec emploi d'huiles essentielles ou de sulfure de carbone.	Vapeurs délétères.
Caoutchouc (Application des enduits du).	Vapeurs délétères.
Cendres d'orfèvre (Traitement des) par le plomb.	Vapeurs déléteres.

29

Cendres gravelées.	Dangers d'empoisonnement.
Céruse ou blanc de plomb (Fabrication de la).	Dangers d'empoisonnement.
Chiens (Infirmeries de).	Dangers de morsure.
Chiffons (Dépôts de).	Poussières nuisibles.
Chlore (Fabrication du).	Vapeurs délétères.
Chlorure de chaux (Fabrication du).	Vapeurs délétères.
Chlorures alcalins, eau de Javelle (Fabrication des).	Vapeurs délétères.
Chromate de potasse (Fabrication du).	Maladies spéciales dues aux émanations.
Chrysalides (Ateliers pour l'extraction des parties soyeuses des).	Émanations malsaines.
Cuirs vernis (Fabrication de).	Dangers d'incendie.
Cuivre (Dérochage du) par les acides.	Vapeurs corrosives.
Cyanure de potassium et bleu de Prusse (Fabrication de).	Emanations malsaines.
Cyanure rouge de potassium ou prussiate rouge de potasse.	Dangers d'empoisonnement.
Dérochage du cuivre. (Voir Cuivre.)	
Distilleries en général, eau-de-vie, genièvre, kirsch, absinthe et autres liqueurs alcooliques.	Dangers d'incendie.
Dorure et argenture sur métaux.	Dangers d'empoisonnement dans le procédé au mercure; vapeurs délétères par les procédés aux acides.
Eau de Javelle (Fabrication d'). (Voir Chlorures alcalins.)	
Eau-de-vie. (Voir Distilleries.)	
Eau-forte. (Voir Acide nitrique.)	
Email (Application de l') sur les métaux.	Émanations vénéneuses. Poussières vénéneuses.
Emaux (Fabrication d') avec four non fumivores.	Dangers d'accidents.
Equarrissage des animaux.	
Etamage des glaces.	Vapeurs délétères.
Ether (Fabrication dépôt d'), sans distinction de classe.	Dangers d'incendie.
Etoupilles (Fabrication d') avec matières explosibles.	Dangers d'explosion et d'incendie.
Feutres et Visières vernis (Fabrication de)	Dangers d'incendie.
Fonte et laminage du plomb, du zinc et du cuivre.	Émanations malsaines.
Fulminate de mercure (Fabrication du).	Vapeurs délétères, dangers d'explosion.
Genièvre (Voir Distilleries.)	
Glaces (Etamage des). (Voir Etamage.)	Dangers d'incendie.
Huiles de pétrole, de schiste et de goudron, essences et autres hydrocarbures employés pour l'éclairage, le chauffage, la	

fabrication des couleurs et vernis, le dégraissage des étoffes et autres usages.	
Huiles essentielles ou essences de térébenthine, d'aspic et autres. (Voir Huiles de pétrole, de schiste, etc.)	Dangers d'incendie.
Huiles extraites des schistes bitumineux. (Voir Huiles de pétrole, de schiste, etc.).	
Kirsch. (Voir Distilleries).	
Liquides pour l'éclairage (Dépôt de) au moyen de l'alcool et des huiles essentielles.	Dangers d'incendie.
Liqueurs alcooliques. (Voir distilleries.)	
Litharge (Fabrication de).	Dangers d'empoisonnement.
Massicot (Fabrication du).	Dangers d'empoisonnement.
Minium (Fabrication du).	Dangers d'empoisonnement.
Murexide (Fabrication de la) en vase clos par la réaction de l'acide azotique et de l'acide urique du guano.	
Nitrate de fer (Fabrication du).	Vapeurs délétères.
Nitro-benzine, aniline et matières dérivant de la benzine (Fabrication de la).	Vapeurs délétères.
Olives (Tourteau d'). (Voir tourteaux.)	
Peaux de lièvre et de lapin. (Voir Sécrétage.)	
Pétrole. (Voir Huiles de pétrole.)	
Phosphore (Fabrication de).	Vapeurs délétères.
Pileries mécaniques des drogues.	Poussières nuisibles et parfois vénéneuses.
Plomb (Fonte et laminage du). (Voir Fonte, etc.)	Dangers d'intoxication.
Poils de lièvre et de lapin. (Voir Sécrétage).	
Potasse. (Voir Chromate de).	Dangers d'explosion et d'incendie.
Poudres et matières fulminantes (Fabrication de). (Voir aussi Fulminate de mercure).	
Prussiate de potasse. (Voir Cyanure de potassium).	
Rouge de Prusse et d'Angleterre.	Émanations nuisibles.
Schiste bitumineux. (Voir Huiles de pétrole, de schiste, etc.)	
Sécrétage de peaux ou de poils de lièvre et de lapin.	Émanations délétères et poussières.
Sel de soude (Fabrication du) avec le sulfate de soude.	Vapeurs corrosives.
Soude. (Voir sulfate de).	
Sulfate de mercure (Fabrication du).	Vapeurs corrosives.

Sulfate de peroxyde de fer (Fabrication du) par le sulfate protoxyde de fer et l'acide nitrique (nitro-sulfate de fer).	Vapeurs délétères.
Sulfate de protoxyde de fer ou couperose verte par l'action de l'acide sulfurique sur la ferraille (Fabrication en grand du).	Vapeurs irritantes, dangers de brûlure.
Sulfate de soude (Fabrication du).	Dégagements corrosifs.
Sulfure de carbone (Fabrication du).	Vapeurs délétères, dangers d'incendie.
Sulfure de carbone (Manufactures dans lesquels on emploie en grand le).	Vapeurs délétères, dangers d'incendie.
Sulfure de carbone (Dépôt de). (Suivant le régime des huiles de pétrole).	Vapeurs délétères, dangers d'incendie.
Taffetas et toiles vernies (Fabrication de).	Dangers d'incendie.
Toiles vernies (Fabrication de). (Voir Taffetas et toiles vernis.)	
Térébenthine (Distillation et travail en grand de la). (Voir Huiles de pétrole, de schiste, etc.)	Dangers d'incendie.
Tourteaux d'olives (Traitement des) par le sulfure de carbone.	Vapeurs insalubres, dangers d'incendie.
Tueries d'animaux. (Voir aussi Abattoir public)	Dangers d'accidents.
Vernis à l'esprit-de-vin (Fabrique de).	Dangers d'incendie.
Vernis (Ateliers où l'on applique le (sur les cuirs, feutres, taffetas, toiles. (Voir ces mots).	Dangers d'incendie.
Visières et Feutres vernis (Fabrique de). (Voir Feutres et visières).	

TABLEAU B

Etablissements dans lesquels l'emploi des enfants est autorisé sous certaines conditions

Etablissements.	Conditions.
Allumettes (Fabrication des avec matières détonantes et fulminantes.	Interdiction dans les locaux où l'on fond la pâte et où l'on trempe les allumettes. Dans les autres locaux, emploi autorisé, mais pendant six heures seulement sur vingt-quatre.
Battage, cardage et épuration des laines, crins et plumes de literie.	Interdiction dans les locaux où les poussières provenant des opérations se dégagent librement.
Battage des tapis en grand.	Interdiction dans les locaux où les poussières provenant des opérations se dégagent librement.

Blanchiment.

Boutonniers et autres emboutisseurs de métaux par moyens mécaniques.

Boyauderies (travail des boyaux frais pour tous usages).

Chanvre (Teillage et rouissage du) en grand. (Voir au mots Teillage et Rouissage).
Chanvre imperméable, (Voir Feutre goudronné).
Chapeaux de feutre (Fabrication de).

Chapeaux de soie ou autres, pré parés au moyen d'un vernis (Fabrication de).
Chaux (Four à).

Ciment (Four à).

Cordes à instruments en boyaux (Fabrication de). (Voir Boyauderies).
Coton et Coton gras (Blanchisserie des déchets de).
Crins (Teinture des crins). (Voir Teintureries).

Crins et soies de porc (Préparation des) sans fermentation. (Voir aux soies de porc par fermentation.)
Eaux grasses (Extraction pour la fabrication du savon et autres usages des huiles contenues dans les).
Faïence (Fabrique de).

Feutre goudronné (Fabrication du).

Filature des cocons (Ateliers dans lesquels la) s'opère en grand, c'est-à-dire employant au moins six tours.
Fours à plâtre et fours à chaux. (Voir Plâtre, Chaux).

Interdiction dans les locaux où l'on dégage le chlore ou l'acide sulfureux.
Interdiction dans les locaux où les poussières provenant du tournage se dégagent librement.
Interdiction du travail des enfants pour le soufflage; dangers d'affections pulmonaires.
Interdiction dans les locaux où l'on effectue le teillage mécanique.

Interdiction dans les locaux où les poussières provenant de la préparation des poils, soies, etc. se dégageant librement.
Interdiction dans les locaux où l'on applique ou prépare le vernis.
Interdiction dans les locaux où les poussières provenant du broyage, du tamisage, etc , se dégagent librement.
Interdiction dans les locaux où les poussières provenant du broyage, du tamisage, etc., se dégagent librement.

Interdiction dans les opérations où l'on emploie le sulfure de carbone.
Interdiction dans les locaux où les poussières provenant des opérations se dégagent librement.
Interdiction quand on emploie le sulfure de carbone.

Interdiction dans les locaux où se pratique l'émaillage et où il se produit des dégagements de poussière par suite du broyage, du blutage, etc.
Interdiction dans les locaux où les poussières se dégagent librement.
Interdiction de l'emploi des enfants pour l'extraction des parties soyeuses des chrysalides.

Impressions sur étoffes. (Voir Toiles peintes).

Jute (Teillage du). (Voir Teillage).

Lin (Teillage en grand du). (Voir Teillage).

Ménageries. — Interdiction quand la ménagerie renferme des bêtes féroces ou venimeuses.

Moulin à broyer le plâtre, la chaux, les cailloux et les pouzzolanes. — Interdiction dans les locaux où poussières provenant des opérations se dégagent librement.

Noir minéral (Fabrication du, par le broyage des résidus de la distillation des schistes bitumineux. — Interdiction dans les locaux où les poussières se dégagent librement.

Ouates (Fabrication des). — Interdiction dans les locaux où les poussières se dégagent librement.

Papiers (Fabrication de). — Interdiction dans les locaux où les poussières se dégagent librement.

Pipes à fumer (Fabrication des. — Interdiction du travail des enfants pour le triage et la préparation des chiffons.

Plâtres (Four à). — Interdiction dans les locaux où les poussières se dégagent librement.

Poêliers fournalistes, poêles et fourneaux en faïences et terre cuite. (Voir faïence). — Interdiction dans les locaux où les poussières provenant du broyage, du blutage, etc., se dégagent librement.

Porcelaine (Fabrication de). — Interdiction dans les locaux où les poussières provenant du broyage, du blutage, etc., se dégagent librement.

Poterie de terre (Fabrication de) avec four non fumivores. — Interdiction dans les locaux où les poussières provenant du broyage, du blutage etc., se dégagent librement.

Pouzzolane artificielle (Four à). — Interdiction dans les locaux où les poussières provenant du broyage, du blutage, etc,, se dégagent librement.

Soie. (Voir Chapeaux).

Soie. (Voir Filature).

Soies de porc (Préparation des). — Interdiction dans les locaux où les poussières du battage se dégagent librement.

Soufre (Pulvérisation et Blutage du). — Interdiction dans les locaux où les poussières du broyage, blutage, etc., se dégagent librement.

Superphosphate de chaux et de potasse (Fabrication du). — Interdiction dans les locaux où se dégagent les poussières des opérations ou les vapeurs du traitement par les acides.

Tabacs (Manufactures de). — Interdiction dans les locaux où l'on démolit les masses.

Tan (Moulins à). — Interdiction dans les locaux où les poussières se dégagent librement.

Tanneries.	Interdiction dans les locaux où les poussières se dégagent librement.
Teillage du lin, du chanvre et du jute en grand.	Interdiction dans les locaux où les poussières se dégagent librement.
Teinturiers·	Interdiction dans les locaux où l'on emploie des matières toxiques.
Teintureries de peaux.	Interdiction dans les locaux où l'on emploie des matières toxiques.
Terres émaillées (Fabrication de).	Interdiction dans les locaux où l'on emploie des matières toxiques.
Toiles (Blanchiment des). (Voir Blanchiment).	
Toiles peintes (Fabrique de).	Interdiction dans les locaux où l'on emploie des matières toxiques.
Tôles et métaux vernis.	Interdiction dans les locaux où l'on emploie des matières toxiques.
Vernis (Ateliers où l'on applique le) sur les chapeaux. (Voir ce mot).	
Verreries, Cristalleries et Manufactures de glaces.	Interdiction dans les locaux où se dégagent les poussières des opérations ou dans lesquels il est fait usage des matières toxiques.

Un règlement d'administration publique du 7 mars 1877 a modifié les règlements précédents.

Le dévidage du coton et la corderie à la fendue sont compris parmi les industries dans lesquelles les enfants de dix à douze ans peuvent être employés.

L'article 8 du règlement ci-dessus visé est remplacé par une disposition ainsi conçue :

« Les enfants au-dessous de douze ans ne peuvent, dans les verreries, être employés à cueillir le verre dans les creusets.

« Au-dessus de douze ans jusqu'à quatorze, ils pourront cueillir un poids de verre moindre que trois cents grammes. »

Le décret du 3 mars 1877 dit :

Art. 1ᵉʳ. Il est interdit, dans les établissements industriels qui ne sont pas classés comme dangereux, insalubres et incommodes, d'employer les enfants à la fabrication ou à la manipulation de matières explosibles ou de matières toxiques, dans des conditions qui seraient de nature à préjudicier à la santé ou à menacer la sûreté des ouvriers.

Art. 2. L'emploi des enfants est également interdit dans les établissements ou opérations énumérés au tableau C annexé au présent règlement.

TABLEAU C

ÉTABLISSEMENTS OU OPÉRATIONS	MOTIFS DE L'INTERDICTION
Albâtre (Sciage et polissage à sec de l') ..	Poussières dangereuses.
Boîtes de conserves (Soudure des)... .. .	Gaz délétères.
Chiffons (Déchiquetage des) pour les tissus dits renaissance	Poussières dangereuses.
Cristaux (Polissage à sec des)	Id.
Dentelles (Blanchissage à la céruse des)..	Id.
Émaux (Grattage des) dans les fabriques de verre mousseline.	Id.
Grès (Extraction et piquage des)........	Id.
Marbres (Sciage ou polissage à sec des)...	Id.
Matières minérales (Broyage à sec des)....	Id.
Métaux (Aiguisage et polissage des).......	Id.
Meulières et meules (Extraction et fabrication des)	Id.
Peaux de lapin ou de lièvre (Coupage des poils de)	Id.
Pierre (Sciage ou polissage de la).... ...	Id.
Verre (Polissage à sec du)............	Id.

Un décret du Président de la République, en date du 5 mars 1870, dit :

Art. 1er. L'article 2 du règlement ci-dessus visé est complété par un paragraphe ainsi conçu :

« Dans les verreries où le travail de nuit est partagé entre deux équipes, les enfants peuvent travailler douze fois par quinzaine avec l'équipe de nuit à laquelle ils sont attachés »

Art. 2. Le premier paragraphe de l'article 4 du même règlement est remplacé par les dispositions suivantes :

« Le travail est autorisé aux conditions fixées par l'article 1er, les dimanches et jours fériés, dans les sucreries, sauf de six heures du matin à midi.

« Dans les verreries, il est autorisé, sauf de huit heures du matin à six heures du soir. »

CHAPITRE VII

DE LA PROSTITUTION

Nous allons faire connaître le règlement sur la police des mœurs, tel qu'il a été arrêté par M. le Préfet Berger, à la date du 27 décembre 1878.

RÈGLEMENT SUR LA POLICE DES MŒURS

TITRE PREMIER

Des filles publiques.

Article premier. — Il est défendu à toute femme ou fille de se livrer à la prostitution sans avoir préalablement adressé à la préfecture une demande d'inscription et avoir obtenu une carte sanitaire.

Article 2. — L'inscription n'aura lieu que sur la production de l'acte de naissance et des pièces constatant l'identité et la position de la postulante.

Ces pièces resteront déposées à la préfecture et ne seront rendues à la déposante qu'en cas de départ ou de radiation des contrôles et contre la remise de la carte sanitaire.

Article 3. — La carte sanitaire ne sera délivrée qu'après que l'état de santé de la postulante aura été constaté.

Les père, mère ou tuteur des mineures seront immédiatement informés des démarches faites, et à défaut de réclamation de leur part, dans le délai d'un mois, l'inscription pourra être opérée.

Article 4. — Les filles publiques sont classées :
En filles de maison :
En filles isolées.

Les premières sont celles qui demeurent dans les maisons dites de tolérance, et qui se trouvent sous la dépendance de maîtresses de maison.

Les secondes sont celles qui ont un domicile particulier, soit dans un appartement garni, soit dans un appartement à terme dont le mobilier est leur propriété.

Article 5. — Au moment de leur inscription, elles sont tenues de faire connaître à quelle catégorie elles veulent appartenir et d'indiquer, soit la maison de tolérance dans laquelle elles doivent être reçues, soit leur domicile, par rue, numéro et étage.

Article 6. — Elles peuvent passer d'une catégorie à l'autre à la charge d'en faire la déclaration au bureau des mœurs et d'y faire échanger leur carte sanitaire.

Il leur est enjoint de déclarer dans les 24 heures au plus tard, leur intention de changer de domicile ou de maison de tolérance.

Article 7. — Aucune fille publique ne pourra loger soit en garni, soit dans ses meubles, dans une maison où existerait une école ou un pensionnat.

Elle sera tenue, pour se loger dans un garni, d'en obtenir préalablement l'autorisation et de justifier du consentement du propriétaire ou locataire principal.

Article 8. — Toute femme ou fille soumise qui se livre notoirement à la prostitution est réputée fille publique.

A défaut de demande en inscription, elle sera inscrite d'office et soumise aux dispositions du présent réglement, sans préjudice des poursuites qui pourraient être dirigées contre elle.

Article 9. — Toute fille publique qui, quoique munie de sa carte, n'aura pas de domicile certain sera considérée comme en état de vagabondage, et punie administrativement de cinq à vingt jours de prison.

Article 10. — Il est défendu aux filles publiques de se montrer à quelque heure que ce soit, à leur fenêtre, pour y provoquer les passants par gestes ou paroles ;

De se tenir sur le devant des portes ;

De circuler dans les rues qui leur auront été interdites par le service des mœurs ;

Et d'attirer les regards par leur mise ou de tout autre manière.

Article 11. — Les filles publiques devront toujours être

munies de leur carte sanitaire, et la représenter à toute réquisition des agents de police.

Elles devront se conformer strictement aux obligations et
aux défenses consignées dans une instruction imprimée
qu'elles recevront en même temps que leur carte d'inscription
et qui règlera leur conduite.

Article 12. — Toute fille publique qui voudra renoncer à la
prostitution sera, sur sa demande et lorsqu'il aura été constaté qu'elle est revenue à une conduite meilleure, rayée du
registre d'inscription.

Cette radiation ne sera définitive qu'au bout d'un an;
cependant la fille ne sera assujettie à la visite que pendant les
trois mois qui suivront sa déclaration.

Si, dans l'intervalle, la fille était reconnue atteinte d'une
maladie vénérienne et envoyée pour ce fait à l'Antiquaille, le
temps qu'elle aura passé dans cet établissement ne lui sera
pas déduit dans le cas où la maladie aurait une cause antérieure à sa demande en radiation,

Article 13. — Toute fille qui a obtenu sa radiation et qui
recommence à se livrer à la prostitution sera rétablie sur les
registres de la police et immédiatement soumise à la visite
sanitaire.

TITRE II

Des maîtresses de maison

Article 14. — Il est expressément interdit d'ouvrir une maison de tolérance pour y entretenir des filles publiques sans en
avoir obtenu l'autorisation.

Cette autorisation ne pourra être accordée qu'à des
femmes.

Article 15. — La demande qui sera adressée au Préfet devra
être accompagnée d'une description des lieux et du consentement écrit du propriétaire de la maison,

Article 16. — Le nombre de filles admises dans les maisons
de tolérance ne pourra excéder le nombre des chambres qui
leur sont destinées ; il sera fixé par l'arrêté d'autorisation.

Article 17. — Les fenêtres des maisons de tolérance devront
être constamment fermées ou condamnées et garnies de
rideaux, jalousies ou persiennes, afin que du dehors la vue ne
puisse pénétrer à l'intérieur.

Article 18. — Les escaliers des maisons de tolérance devront être, dès la chute du jour et jusqu'à minuit, constamment éclairés.

Ils devront l'être aussi de jour, si la police des mœurs le juge convenable.

Article 19. — Les maîtresses de maison auront un registre coté et paraphé par le Commissaire spécial chargé du service des mœurs.

Ce registre sera constamment tenu à jour et indiquera pour chaque fille publique :

Le numéro d'inscription ;

Les nom et prénoms ;

La date de l'entrée ;

La date de la sortie ;

Le lieu d'où elle vient ;

Le lieu où elle va.

Article 20. — L'arrivée et le départ, quelle qu'en soit la cause, d'une des filles admises seront le jour même, à la diligence des maîtresses de maison, signalés à l'inspecteur du service.

Article 21. — Il est enjoint aux maîtresses de maison, sous peine de suspension ou de fermeture de leur établissement, de signaler, sans aucun retard à l'inspecteur du service, les filles dont l'état sanitaire leur paraîtrait suspect ou leur aurait été déclaré tel.

Toute fille reconnue atteinte de maladie, lors des visites médicales dont il sera parlé ci-après, sera envoyée à l'hospice de l'Antiquaille pour y être traitée.

Elle sera, en outre, punie à sa sortie de l'hospice, s'il a été reconnu par le médecin qu'elle a cherché à dissimuler sa maladie.

Article 22. — Il est défendu aux maîtresses de maison :

De loger des filles publiques en nombre plus considérable que celui autorisé ;

D'en admettre qui ne seraient pas munies de carte sanitaire ;

D'accueillir, même temporairement, soit pendant le jour, soit pendant la nuit, des femmes qui se livreraient à la prostitution, qu'elles soient ou non munies de cartes ;

De laisser circuler les filles publiques qu'elles entretiennent ;

De recevoir des mineurs et d'admettre des militaires après l'heure de la retraite ;

D'ouvrir la porte de leur maison aux personnes qui se présenteraient en état d'ivresse,

Article 23. — Les maîtresses des maisons de tolérance bien tenues pourront être autorisées à débiter des boissons, mais en vertu seulement d'arrêtés spéciaux, lesquels seront essentiellement révocables au gré de l'Administration.

Il leur est défendu, dans tous les cas, de servir du vin, des liqueurs et autres boissons au point d'eniver les consommateurs.

L'autorisation leur sera dans tous les cas retirée s'il y avait abus ou si des personnes ivres étaient trouvées dans leurs établissements sans préjudice des autres peines qu'elles auront d'ailleurs encourues.

Article 24. — Les maîtresses de maison sont personnellement responsables des désordres qui ont lieu, soit à l'intérieur, soit à l'extérieur de leur habitation, par le fait des filles publiques qu'elles reçoivent.

Elles sont tenues de faire connaître immédiatement au bureau de service tout fait coupable ou délictueux commis par les filles.

TITRE III

Du Service médical

Article 25. — Le service médical est confié à six médecins titulaires et à deux médecins suppléants, nommés par le Préfet.

Article 26. — Le traitement de chaque médecin titulaire est fixé à deux mille francs.

Aucun traitement fixe n'est attaché au titre de mécecin suppléant ; mais ce dernier a droit à la moitié du traitement du médecin titulaire qu'il est appelé à suppléer.

Article 27. — La Commission médicale désigne elle-même chaque année son président et son secrétaire. Ceux qui remplissent ces fonctions n'ont droit à aucun supplément de traitement, le président reçoit une indemnité annuelle de 400 francs ; mais le secrétaire reçoit une indemnité annuelle de 200 francs.

Article 28. — Les visites médicales ont lieu une fois par semaine pour chaque fille et plus souvent si c'est nécessaire.

Les visites sont payantes ou gratuites.

Les filles de maison ne sont admises qu'à la visite payante.

Quant aux filles isolées, la visite est pour elles gratuite le matin et payante le soir.

Article 29. — Les visites sont faites par les médecins spécialement désignés à cet effet, dans le local de l'Hôtel-de-Police affecté à cette destination.

Article 30. — En outre de la visite hebdomadaire, les filles publiques sont visitées chaque fois qu'elles partent ou arrivent, sortent de l'hôpital ou de prison, passent d'une maison de tolérance dans une autre, en un mot lorsqu'il se produit un changement quelconque dans leur situation.

Des visites inopinées à domicile auront lieu toutes les fois que l'Autorité ou la Commission médicale le jugera nécessaire.

Article 31. — Dans le cas où une fille de maison serait dans l'impossibilité, pour cause de maladie, de se rendre à la visite, la maîtresse sera tenue d'en justifier par la production d'un certificat médical constatant l'affection dont 'elle est atteinte.

Article 32. — Les visites médicales sont marquées sur la carte de chaque fille par l'apposition d'un visa qui constate son état sanitaire actuel.

Article 33. — Toute fille publique reconnue malade sera transférée à l'hospice de l'Antiquaille, dans le jour même, pour y être traitée,

Article 34. — Les filles publiques envoyées à l'Antiquaille sont soumises aux règles et aux travaux de l'hospice.

Elles y restent aussi longtemps que le médecin le jugera nécessaire tant pour le traitement que pour s'assurer de la parfaite guérison.

Article 35. — Le transfert des filles publiques à l'Antiquaille, soit pour l'aller, soit pour le retour, aura lieu en voiture fermée.

TITRE IV

Dispositions générales

Article 36. — Les maisons de tolérance, ainsi que le domicile des filles isolées, seront ouverts à toute heure, de jour comme de nuit, aux officiers et agents de police, toutes les fois qu'ils se présenteront pour les visiter.

Article 37. — Il sera donné lecture du présent règlement aux filles publiques et aux maîtresses de maison avant la délivrance des cartes médicales ou de l'autorisation d'ouverture des maisons de tolérance.

Article 38. — En cas de contravention aux dispositions qui précèdent, des peines administratives pourront être prononcées contre les filles publiques et contre les maîtresses de maison, indépendamment des poursuites qu'elles auront encourues.

Pour les maîtresses de maison, ces peines consisteront dans la fermeture temporaire ou définitive de leurs établissements.

Article 39. — Le service des mœurs est placé sous la direction immédiate de M. le Commissaire spécial de la sûreté.

Article 40. — Le présent arrêté sera mis à exécution sans autre publication.

Toutes les dispositions antérieures sur la police des mœurs, et notamment les arrêtés des 14 mai 1852 et 21 avril 1858 seront rapportés.

En exécution de l'art. 25 de cet arrêté, la Commission médicale, présidée par le Dr Giraud, qui a bien voulu nous fournir la plupart des renseignements que nous faisons connaître, a adopté le règlement suivant.

1° Commission médicale.

Article premier. — La Commission médicale, composée de six médecins titulaires et de deux suppléants, se réunit obligatoirement à la fin de chaque mois et plus souvent, si cela est nécessaire, dans un local à sa convenance, pour s'occuper de toutes les questions intéressant le service : communications administratives, observations médicales, roulement du service, etc.

Article 2. — Tous les membres de la Commission sont tenus d'assister à ces réunions ; une amende de cinq francs est imposée aux absents.

Article 3. — La Commission nomme son bureau pour un an, au commencement de la première séance de l'année ; ce bureau se compose d'un président, un vice-président et un secrétaire rééligibles.

Le vice-président remplace le président toutes les fois que celui-ci est empêché.

Article 4. — Le président, outre la direction des séances, a le soin des convocations, le secrétaire est chargé de la rédaction des procès-verbaux.

Article 5. — Le président a la direction générale du service médical, il correspond seul avec l'Administration et avec l'Inspecteur.

Article 6. — Le président à l'aide de listes statistiques quotidiennes. qui lui sont fournies par l'Inspecteur, fait tous les trois mois, un rapport sur tout ce qui touche le service; ce rapport avant d'être adressé à l'administration, est approuvé par la Commission, dans la première séance qui suit la fin du trimestre.

Le rapport du dernier trimestre contient en outre une statistique générale de l'année.

Le double de ces rapports reste aux archives de la Commission.

Article 7. — Les médecins sont tenus de se rendre, très exactement, à la visite, aux heures fixées par le règlement.

Le médecin qui manque à la visite sans excuses valables, est frappé d'une amende de 5 francs et d'une retenue de 20 francs sur ses honoraires qui sera attribuée à celui qui l'aura remplacé.

Article 8. — Le président accorde les congés et fait faire les suppléances par voie de roulement, en cas de nécessité il a le droit de requérir les titulaires, pour assurer le service.

La demande de congé est obligatoire, quand l'absence doit durer plus d'une semaine.

Lorsque le président prendra congé il informe l'administration de sa durée.

Article 9. — Il est interdit aux médecins de donner leurs soins aux prostituées et aux maîtresses de maison de tolérance, même pour les maladies qui ne resortissent pas du service sanitaire.

Article 10. — Les honoraires des médecins sont réglés par l'Inspecteur à la fin de chaque trimestre; le président lui fait connaître les retenues pour suppléances

Cet article a été abrogé avec le consentement de l'administration, les amendes sont versées entre les mains du président et servent sous le contrôle de la Commission à diverses dépenses (Menus frais, étrennes diverses. etc.)

2o *Visite médicale.*

Article 12. — La visite a lieu trois fois par jour : à 9 heures du matin pour les isolées, non payantes ; à midi pour les filles de maisons et à une heure du soir, pour les isolées payantes.

Article 13. — Le médecin assisté de l'infirmière, examine toutes les filles qui ont été inscrites à l'heure réglementaire.

Article 14. — Les clandestines et les filles en contre visite sont examinées, à la fin de la visite.

Article 15. — Si une fille refuse de se soumettre à la visite, le médecin en avertit l'Inspecteur, qui en réfère lui-même à l'Administration.

Article 16. — En arrivant dans le cabinet d'examen, la fille remet au médecin une carte, indiquant sa catégorie, son assiduité aux visites et si elle a été trouvée malade dans le courant de l'année ; elle remet en même temps un jeton qui indique si elle vient ou non, au jour de la visite sanitaire, et le motif de sa mutation (si elle est en mutation, arrivante, ou pour contre visite ou enfin pour dénonciation militaire, dans ce dernier cas elle remet en outre un bulletin qui l'indique en même temps que la nature de l'affection dénoncée.)

Toute fille est scrupuleusement soumise à l'examen des organes génitaux, de l'anus, de la bouche et des mains; les autres parties du corps peuvent être examinées si le médecin le juge nécessaire.

L'examen terminé, le médecin rend à la fille sa carte qui sera timbrée suivant son résultat ; il rend en même temps aux arrivantes, le bulletin qui constate qu'elles sont saines.

Si la fille est malade, elle est envoyée à l'hospice, avec un bulletin de diagnostic ; si son état de santé n'est que douteux, le médecin lui remet un bulletin de contrevisite ; l'infirmière porte à l'agent, chargé de ce service, les bulletins de maladie, ainsi que les bulletins militaires, sur lesquels le médecin aura noté le résultat de l'examen.

Article 17. — Les filles en carte, isolées ou en maison devant, sans attendre le jour réglementaire, se présenter d'elles-mêmes à la visite, si elles se croient malades, le médecin signale à l'inspection celle qui ne l'a pas fait.

Article 18. — Dans certains cas, les filles seront visitées 2 fois par semaine ; cette mesure sera prise par le président qui en fixera la durée.

Toute fille descendant de l'hospice avec le diagnostic d'une affection syphilitique, est obligatoirement soumise à la visite hebdomadaire pendant trois mois ; cette période est prolongée aussi longtemps que le président le juge nécessaire.

30

Article 19. — Le président peut, pour des raisons de santé, dispenser une fille de la visite réglementaire.

Article 20. — Lorsqu'une fille, en retard de visite, est reconnue malade, le médecin indique ce retard sur le bulletin envoyé à l'hospice.

Article 21. — Sur les bulletins de sortie de l'hospice, le médecin fait un signe distinctif en regard du nom de chaque fille qui vient passer la visite de guérison.

Article 22. — Les bulletins de contrevisite sont conservés ; le médecin qui a fait la contrevisite a soin d'y annoter le résultat de son examen.

Article 23. — La copie des bulletins de maladie ou de contrevisite, est faite pour le médecin sur un registre *ad hoc*.

Article 24. — Un répertoire médical mis à jour par le secrétaire administratif, indique pour chaque fille, qui a été envoyée à l'Antiquaille, le diagnostic de la maladie porté par le médecin de l'hospice et les dates d'entrée et de sortie.

Article 25. — A la fin de la visite, le médecin inscrit sur une liste de statistique administrative, signée par lui, le nombre de filles qu'il a visitées ; sur la même liste il signale le nom des filles qui n'ont pas voulu se soumettre à son examen.

Article 26. — Si le médecin de service n'est pas arrivé un quart d'heure après l'heure où doit commencer la visite l'inspecteur requiert de droit, le premier des membres de la Commission, que ses agents pourront trouver.

Article 27. — L'inspecteur est responsable du matériel médical qui doit toujours être maintenu en bon état. Les demandes d'instruments doivent être adressées à l'administration, par le président.

Article 28. — Un exemplaire du présent règlement, sera mis à la disposition de chaque membre de la Commission et du médecin de service.

Voici maintenant les documents statistiques que nous avons pu réunir :

Le nombre des maisons de tolérance était de 42 en 1864, il était de 28 en 1878, il était de 24 en 1885.

Les tableaux qui suivent donnent le mouvement des
prostituées pendant la période 1860-1885 :

ANNÉES	FILLES SOUMISES				FILLES CLANDESTINES			
	NOMBRE		NOMBRE		N O M B R E			
	des filles inscrites	des visites	des cas de maladie	des cas de maladie pour 100 filles	des filles clandestines arrêtées dans l'année	des visites	des malades	des malades pour 100 filles
1855	Filles en maison 511 ; filles isolées 305				»	»	»	»
1860	Id. 236 ; id. 89				»	»	»	»
1861	id. 382 ; id. 105				»	»	»	»
1867	659	22.191	401	5.08	337	748	190	56 37
1868	722	30.605	465	5.00	331	826	171	46.09
1869	775	31.709	521	5.5	394	939	188	47.6
1870	738	32 326	624	7 08	324	422	96	29.6
1871	777	25.325	1082	11.6	627	1216	305	48.6
1872	757	32.915	1040	11.4	579	1123	273	46.6
1873	742	30.648	821	9.18	631	1224	444	70.3
1874	728	28.659	611	7.00	630	811	313	49.6
1875	645	25.741	487	6.25	547	823	206	48.6
1876	651	25.275	588	7.52	369	508	235	63.6
1877	604	23.158	595	8.2	326	499	230	63.9

Dans ce tableau, la catégorie (filles soumises) a été subdivisée en deux autres : Filles en maison, filles isolées. Il a été dressé d'après les statistiques trimestrielles du service sanitaire.

ANNÉES	FILLES EN MAISON						FILLES ISOLÉES						FILLES CLANDESTINES					
	Nombre moyen des inscrites	Nombre moyen des visités	FEMMES MALADES Quantité	FEMMES MALADES Moyenne pr 100 visit.	JOURNÉES D'HOPITAL Quantité	JOURNÉES D'HOPITAL Moyenne par malade	Nombre moyen des inscrites	Nombre des visitées	FEMMES MALADES Quantité	Moyenne pr 100 visit.	JOURNÉES D'HOPITAL Quantité	Moyenne par malade	Nombre des arrêtées	Nombre des visitées	FEMMES MALADES Quantité	Moyenne pr 100 visit.	JOURNÉES D'HOPITAL Quantité	Moyenne par malade
1878	239	9.044	218	2.41	5.429	24.90	331	14.163	377	2.66	8.640	22.91	310	413	165	39.95	8.912	54.37
1879	206	10.394	255	2.48	7.530	30.25	305	15.538	307	1.95	9.666	32.79	536	704	285	40.85	10.332	35.61
1880	212	11.007	270	2.44	7.115	26.52	396	15.214	310	2.02	9.608	32.18	416	636	167	26.49	10.514	62.11
1831	207	10.867	227	2.08	7.469	32.29	386	14.647	241	1.64	7.550	33.07	229	401	101	25.18	5.957	58.57
1882	209	11.133	218	1.95	6.116	28.10	465	15.127	249	1.63	7.295	29.84	230	236	104	45.44	6.181	60.62
1883	206	10.171	147	1.43	5.207	37.41	511	15.591	168	1.07	4.637	27.82	304	325	96	29.03	5.191	57.35
1894	223	10.665	115	1.07	4.576	42.40	588	16.012	146	0.91	6.445	45.02	385	374	99	27.17	4.526	47.22
1885	229	11.124	114	1.02	4.482	36.75	690	16.010	106	0.65	5.732	60.17	272	252	54	21.44	3.645	67.19

DE LA CRIMINALITÉ

DANS LE DÉPARTEMENT DU RHONE

Cette étude d'hygiène et de statistique morales nous
semble avoir naturellement sa place dans un volume
destiné à faire connaître tous les documents scientifiques élaborés dans notre cité et concernant la ville ou
le département.

Les renseignements suivants ont été puisés dans les travaux que nous avons entrepris au laboratoire de médecine
légale de la Faculté, en collaboration avec M. le docteur
Couette. Nous avons fait ensemble une série de cartes
en couleur représentant pour chaque département, de
1825 à 1880, au moyen de teintes graduées, la marche
des différents crimes. M. Couette a extrait de nos travaux une étude statistique sur la criminalité dans le
département du Rhône qu'il a présentée à la société
d'anthropologie de Lyon, le 25 mars 1885.

C'est un résumé de ces différentes études que nous
allons faire connaître.

Les documents proviennent des *Comptes-rendus de
la justice criminelle* publiés annuellement par le
Garde des Sceaux. Les crimes répartis par département
sont divisés en deux grandes catégories : crimes-personnes et crimes-propriétés. Il y a ensuite des subdivisions d'après les diverses espèces des crimes reconnus
par le code. Nous avons pu obtenir ainsi, pour chaque
département, celui du Rhône par exemple, le nombre de

crimes de chaque espèce jugés de 1825 à 1880. C'est donc une période de 56 années que nous partageons ensuite en 4 périodes partielles de 14 années chacune afin de mieux suivre la marche et les appréciations nécessaires de chaque crime, soit pour la France, soit pour tel ou tel département. Nous avons de plus adopté un chiffre proportionnel qui fût comparable d'un département à l'autre et pour cela le nombre absolu des crimes a été divisé par la population moyenne du département pendant la période. On a ainsi un nombre déterminé de crimes pour une moyenne fixe d'habitants, par exemple pour 10,000 habitants. La population moyenne des quatre périodes de 14 années a été prise d'après les recensements. Ceux-ci, par une coïncidence heureuse, ont eu lieu vers le milieu de la période qui en donne pour ainsi dire le chiffre moyen. Ainsi, dans le Rhône nous avons les chiffres suivants :

En 1832 ...... 434.400 habitants.
En 1846 ...... 545.600   »
En 1861 ...... 662.500   »
En 1872 ...... 670.200   »

La moyenne de ces quatre recensements est de 578.200 habitants.

Commençons d'abord par la *criminalité générale*.

De 1825 à 1880, les affaires criminelles jugées par les assises du département du Rhône se sont élevées au nombre de 4133 soit environ 74 par an. Ce total est subdivisé ainsi pour les quatre périodes partielles :

1° — 1,103 ; 2° — 1.169 ; 3° — 929 ; 4° — 932

A la dernière période nous trouvons une diminution, par rapport à la première, de 15 1/2 pour cent. Or comme la population s'est constamment accrue depuis 1825, nous trouvons pour 10.000 habitants à la première période, une moyenne de 25,39 crimes ; à la deuxième, de 21,42 ; à la troisième, de 14,02 ; à la quatrième de 13,90. En résumé, de la première à la dernière période il y a une diminution de la criminalité dans une proportion de plus de 45 pour cent.

La comparaison de ces chiffres avec ceux de la France entière, soit pour chaque période, soit pour la période totale, nous montre que dans le reste du pays la criminalité n'a pas diminué avec une pareille vitesse. Ainsi, pendant la période totale, et pour 10,000 habitants, il y a dans le Rhône une moyenne de 71,48 crimes, tandis que pour la France, ce chiffre moyen est de 72.56. Notre département arrive le 32ᵐᵉ dans le classement de cette période.

Le Dʳ Couette, après avoir dit quelques mots de l'influence du climat, de la race, du développement de l'industrie et des agglomérations urbaines, explique par les motifs suivants la faible criminalité du département : 1° A cause de l'industrie dominante, le tissage de la soie. Ceux qui se livrent à cette profession mènent une existence sédentaire, jouissent de la vie de famille et par conséquent bénéficient du degré de moralité qui en résulte ; 2° L'augmentation rapide de la population et la diminution correspondante de la criminalité sont la preuve de la prospérité économique du département qui amène l'aisance et l'instruction chez un plus grand nombre d'individus ; 3° Il faut aussi tenir compte du milieu ; car sur nos cartes, les départements avoisinant le Rhône et lui fournissant par conséquent la plus grande partie de ses immigrants sont tous de teinte plus ou moins claire, c'est-à-dire caractérisée par une faible criminalité.

Etudions maintenant *les crimes contre les personnes et les propriétés*.

Les crimes contre les personnes sont moins fréquents que les crimes contre les propriétés. Dans le Rhône, de 1825 à 1880, il y a eu 1419 crimes-personnes et 2714 crimes-propriétés, c'est-à-dire près du double, soit pour 10,000 habitants une proportion de 24,54 crimes-personnes et 46,93 crimes-propriétés. Le Rhône est, pour ces derniers crimes le 46e et le 27e pour les premiers. En France, pendant ces 56 ans, il y a une moyenne de 26,00 crimes-personnes et 46,55 crimes-propriétés. Il est donc intéressant de remarquer encore une fois la faible criminalité du département pour les crimes contre les personnes. Comme nous l'avons déjà dit, sur nos cartes, la région lyonnaise, c'est-à-dire le Rhône avec les départements voisins, se fait remarquer par sa teinte claire, uniforme, contrastant avec celle des régions parisienne ou provençale qui s'accusent au contraire par une teinte sombre dans les départements groupés autour de Paris ou de Marseille.

Le tableau suivant permet de comparer les chiffres du Rhône et ceux de la France entière.

Proportion pour 10,000 habitants

		1re PÉRIODE	2me PÉRIODE	3me PÉRIODE	4me PÉRIODE	PÉRIODE TOTALE
Criminalité générale ...	Rhône	25.39	21.42	14.02	13.90	71.48
	France	23 15	21.04	15.64	13.48	72.56
Crimes-personnes	Rhône	5.82	6.15	6.32	6.13	24.54
	France	6.26	6.99	6 51	6.22	26.00
Crimes-propriétés	Rhône	19.56	15.26	7.69	7.77	46.93
	France	16.88	14.05	9.13	7.25	46.55

Nous allons maintenant donner quelques renseignements sur chacun des crimes.

Les assassinats sont toujours restés inférieurs en nombre au chiffre moyen de la France entière:

A la première période, trente.

A la deuxième période, quarante-un.

A la troisième période, quarante-quatre.

A la quatrième période, quarante-quatre.

Pour 10,000 habitants la proportion est de 0,69 ; 0,75 ; 0,66 ; 0,65, ce qui classe successivement le Rhône à ce point de vue aux n° 49°, 46°, 34°, 43°.

A la période totale, il y a 159 assassinats, soit 2,74 pour 10,000 habitants. Et le Rhône est le 43°, c'est-à-dire qu'il occupe à peu près le milieu de la liste des autres départements.

Les meurtres donnent un résultat plus favorable encore. Le Rhône est le 51° avec un total de 104 meurtres, soit 1,79 crime pour 10,000 habitants. On en compte 31 à la première période, 16 à la deuxième, 22 à la troisième et 35 à la quatrième, soit, pour 10,000 habitants, 0,71 ; 0,29 ; 0,33 ; 0,52, ce qui classe successivement le Rhône 43°, 75°, 46° et 32° à la quatrième période où il atteint presque le chiffre moyen de la France.

Les coups et blessures graves sont marqués par une diminution assez rapide mais avec des oscillations parfois assez assez marquées. Le Rhône est ainsi classé le 57°, le 40°, le 50° et de nouveau le 40° aux différentes périodes. Au total, 156 coups et blessures, soit, 2,69 pour 10,000 habitants, et le Rhône se trouve, comme pour les meurtres, au 51° rang.

Les parricides et blessures envers les ascendants sont très rares. En 56 ans, il y a eu vingt de ces crimes, soit une moyenne de 0,34 pour 10,000 habitants alors que pour la France entière ce chiffre est de 1,21. Le Rhône est le 86°, c'est-à-dire le dernier au classement général.

Les empoisonnements sont excessivement rares. Nous en trouvons 14 en 46 ans. Ils sont ainsi répartis : 3 à la première période ; 3 à la deuxième ; 4 à la troisième et 2 à la quatrième. C'est-à-dire que depuis 1825 les empoisonnements n'ont cessé de décroître dans une proportion plus forte que celle de la France entière.

Les infanticides suivent en France une progression constante. Il y a une augmentation de 60 °/₀ de la première à la quatrième période. Dans le Rhône, au contraire, la tendance à la diminution est marquée. On trouve successivement, et à chaque période, 24, 21, 32, 19 infanticides, soit, pour 10,000 habitants 0,55 ; 0,38 ; 0,48 ; 0.28. Avec une moyenne de 1,66 infanticides pour 10,000 habitants en 56 ans, le Rhône est le 78ᵐᵉ pour la période totale.

Les viols sur adultes en France se sont d'abord accusés par une recrudescence notable. Il y a eu ensuite une période stationnaire, puis une décroissance marquée. Dans le Rhône, nous ne comptons que 80 viols sur adultes, soit, 1,38 pour 10,000, habitants alors qu'en France ce chiffre est de 2,47. Au classement général, le Rhône est le 73ᵐᵉ.

On sait *que les viols sur enfants* ont augmenté en France dans des proprortions effrayantes. C'est le crime caractéristique de certains milieux sociaux, comme les grandes villes, centres industriels ou commerciaux. On voit ces crimes s'accuser sur la carte par une diminution marquée dans les départements agricoles, à population rurale prédominante, tandis que les régions parisienne, marseillaise et lyonnaise se distinguent par leur couleur foncée. En France, la moyenne est de 7,85 viols sur enfants par 10,000 habitants, tandis que le Rhône atteint le chiffre de 12,02. Dans le classement de la période totale il est le septième. A la première période, on trouve 64 viols ; à la deuxième 143 ; à la troisième 237; à la quatrième 254, soit un total en 56 ans de 695 viols, c'est-à-dire, pour 10,000 habitants, 1,40 ; 2,62 ; 3,75 ; 3,78. Le Rhône est ainsi successivement classé le 5me, le 10me, le 11me, le 13me. Il est à remarquer que, de 1825 à 1880, les viols sur enfants fournissent dans le département presque la moitié du total des crimes contre les personnes : 695 sur 1419. Aussi les affaires passant aux sessions d'assises sont, en grande majorité, composées de ce genre de crime.

En résumé, pour les crimes contre les personnes, sauf pour les viols sur enfants, le Rhône est constamment au dessous de la moyenne générale.

Il nous faut maintenant donner des renseignements semblables sur la plupart des crimes contre la propriété. Disons de suite qu'à ce point de vue et à de rares exceptions près, le Rhône occupe sur la liste de classement un rang qui dénote la fréquence de ces sortes de crimes.

Dans un tableau précédent nous avons indiqué la proportion pour 10,000 habitants des crimes-propriétés dans le Rhône, dans la France, et à chacune des périodes. Ces crimes sont considérablement moins nombreux. Cette diminution peut être attribuée aux conditions de la vie sociale qui est allée sans cesse se perfectionnant, aux progrès de l'industrie, à la facilité des relations commerciales, c'est-à-dire à un état meilleur des conditions économiques.

Le crime de *fausse-monnaie* est assez fréquent dans le Rhône. Il y en a eu 64 cas, de 1825 à 1880.

Le Rhône est le 8me et 9me dans le classement général des départements. La diminution observée dans la France est de 32 pour cent et seulement de 22 pour cent dans le Rhône. En résumé la fausse-monnaie a été, dans ce département, bien plus fréquente qu'en France et la diminution plus faible que la diminution générale pour l'ensemble du pays.

Les faux en écriture de commerce se sont accrus en

France surtout dans les départements à grande ville. Sur nos cartes, on voit en teinte noire le groupe parisien puis les groupes lyonnais, marseillais, bordelais, toulousain. Il y a eu dans le Rhône, à chaque période, 24,55,43,55 faux en écriture de commerce, c'est-à-dire, pour 10.000 habitants 0,55 ; 1,00 ; 0,67 ; 0,82. Ce sont là des chiffres supérieurs aux chiffres moyens de la France qui sont : 0,36 ; 0,54 ; 0,65 ; 0,50. Il y a donc eu un accroissement de 38 pour cent en France et de 48,50 pour cent dans le Rhône, de 1825 à 1880.

A la période totale il est, au classement, le 7me département, avec 3,09, pour 10,000 habitants, alors que la France ne donne qu'une moyenne de 2,09, c'est-à-dire un tiers en moins, On peut cependant rapprocher de ce résultat le chiffre de la Seine qui est de 12,83, c'est-à-dire quatre fois plus plus élevé que celui du Rhône.

Les faux en écriture authentique et publique sont aussi fréquents. C'est aussi une criminalité des grandes villes et des départements les plus arriérés en instruction, tels que la Corse et le Morbihan.

Ce crime décroît en France depuis 1859 alors que dans le Rhône il augmente dans une proportion inverse. Il est douzième au classement général avec le chiffre total de 1,49 crimes pour 10.000 habitants, c'est-à-dire 0,36 de plus que le chiffre moyen de la France qui est de 1,13. Il y a en France diminution de 21 pour cent et accroissement de 37 pour cent dans le Rhône.

Les faux en écriture privée sont plus fréquents, en France, vers le nord-est. Ils ont fortement diminué. Le Rhône, dans les 56 ans, arrive 26me avec 2,67 faux pour 10.000 habitants au lieu de 2,4 chiffre moyen pour la France.

Les vols sur la voie publique (avec ou sans violence) et les vols avec violence hors la voie publique ont diminué en France avec l'augmentation de la circulation sur des chemins plus nombreux et mieux aménagés. Il y a une décroissance de 52 pour cent. De 0,55 pour 10.000 habitants à la première période, on passse à 0,56 à la deuxième, 0,27 à la troisième, 0,26 à la quatrième. Ce sont surtout les vols sur la voie publique qui ont diminué. Les foyers de cette criminalité, sont dans les régions pauvres, peu avancées en civilisation, comme la Bretagne, ou bien dans les départements à grande ville, la Seine, les Bouches-du-Rhône. Dans ces derniers prédominent les vols hors la voie publique. Il en est ainsi dans le Rhône. Il est le 27me pour les vols sur la voie publique et 10me pour ceux hors la voie publique. Pour les deux réunis il est 16me au classement général avec 1,97 pour 10,000 habitants tandis que le chiffre moyen pour la France est 1,62.

Pour chaque période nous trouvons successivement 25 ; 28 ; 20 ; 41 vols comme nombre absolu.

Pour 10,000 habitants, ce sont les proportions suivantes 0,57 ; 0,51 ; 0,30 ; 0,61. Le Rhône est classé le 27me, le 37me, le 29me le 2me.

Les vols dans les églises sont peu nombreux et il faut les distinguer en deux périodes partielles de 26 ans chacune. Ce crime est en rapport avec l'intensité des croyances religieuses des habitants. Sur nos cartes les départements les plus teintés sont ceux de la Bretagne, de la Normandie et quelques départements du midi voisins de l'Italie et de l'Espagne. De plus ce crime est bien plus rare dans les grandes villes que dans les campagnes.

Le Rhône, de 1825 à 1880 compte 47 vols dans les églises soit 0,46 pour 10,000 habitants tandis que pour la France le chiffre moyen est de 0,48. Aux deux périodes dans le Rhône, nous avons 0,30 et 0,18 pour 10,000 habitants et pour la France nous trouvons

0,29 et 0,19. Le Rhône est le 37me puis le 45me et le 42me à la période totale.

Les vols domestiques n'ont cessé de décroître depuis 1825. En France, pour 10,000 habitants, on trouve aux différentes périodes 2,92 vols domestiques. puis 3,16 ; 1,82 ; 1,26. C'est-à-dire qu'il y a une diminution totale de plus des deux tiers de la première à la dernière période.

Les départements à grande ville sont surtout éprouvés.

La Seine a, pour 10,000 habitants, le chiffre effrayant de 44,53 vols domestiques. Ceux-ci sont encore fréquents dans les départements de la région parisienne, dans la Normandie et la Champagne. Le contraire se montre dans la région lyonnaise, c'est-à-dire dans les départements circonvoisins du Rhône. Cette région est marquée sur nos cartes d'une teinte très claire. Le Rhône a successivement à chaque période 243, 175, 50, 66 de ces vols ; soit, pour 10,000 habitants 5,59 ; 3,20 ; 0,75 ; 0,98 ; c'est-à-dire une diminution de plus des quatre cinquièmes. Dans le classement, le Rhône est 8me ; 29me ; 70me 35me. Au classement total il occupe le 28mo rang avec 9,23 vols, tandis que le chiffre moyen pour toute la France est de 9,96.

Les vols qualifiés ont suivi depuis 1825 une marche analogue à celle des vols précédents. Dans le Rhône, pour 10,000 habitants, nous trouvons aux différentes périodes, les chiffres de 9,50 ; 7,22 ; 3,48 ; 3,02. Leur nombre absolu a été de 413, 396, 231, 203, c'est-à-dire un total de 1,241 vols qualifiés en 58 ans, avec une moyenne de 21,46 pour 10,000 habitants. Le chiffre correspondant pour la France de 21,94. Il est pour la Seine de 51,17. La région lyonnaise est aussi marquée sur nos cartes par une teinte claire à faible criminalité. C'est un résultat à opposer aux départements où ces vols sont très nombreux tels que dans la Bretagne, la Normandie, la région parisienne, la région marseillaise.

Les abus de confiance ont aussi diminué, mais dans une plus faible proportion. Comme les autres vols ils sont fréquents dans les grandes villes et surtout dans les agglomérations populeuses et dans les centres industriels. C'est pour cela que la Seine donne, à elle seule presque la moitié des abus de confiance commis en France de 1839 à 1880. (Les comptes-rendus officiels n'ont rien publié sur ce crime de 1825 à 1838). Les abus de confiance sont aussi très fréquents dans la région parisienne, en Normandie, dans le Rhône, les régions marseillaise et bordelaise. Dans le Rhône nous trouvons comme nombre absolu, 6 à la deuxième période, 15 à la troisième et 40 à la quatrième, ce qui donne pour 10.000 habitants successivement 0,10-0,22-0,59. C'est donc une augmentation de 4,50 pour cent. Ce fait est d'autant plus grave qu'il y a pendant ce temps en France un état presque stationnaire avec tendance à la diminution. Le Rhône occupe aussi un classement de plus en plus défavorable. Il est successivement 55° 24° et 4°. A la période totale, la France ayant 1,36 crimes pour 10.000 habitants, le Rhône en a 1,10 avec le 14° rang dans le classement.

Les banqueroutes frauduleuses ont de nombreuses affinités avec les faux en écriture de commerce. Ces deux crimes se présentent dans les mêmes milieux sociaux et subissent les mêmes fluctuations. Les uns et les autres augmentent aux deuxième et troisième périodes pour descendre un peu à la quatrième. Il y a, au total 106 banqueroutes frauduleuses, soit 1,83 crimes pour 10.000 habitants au lieu de 1,23 qui est le chiffre moyen pour toute la France. Le Rhône est classé le 6°. On voit sur la carte que les centres de cette criminalité

sont la Seine, les Charentes, la région méditerranéenne.
Le Rhône a une teinte sombre au milieu d'autres départements à teinte claire.

Les incendies qui constituent un crime complexe ne
sont pas nombreux dans le Rhône. Il y en a eu 73 depuis
1825. Aussi est-il constamment parmi les derniers au
classement. Il est 83° au classement général avec 1,26
incendies pour 10.000 habitants tandis que la moyenne
de la France entière est de 2,74;

Ce que nous venons de dire montre que le Rhône est
un département peu criminel, surtout si l'on tient
compte de l'agglomération lyonnaise et des nombreux
centres industriels ou commerciaux. Depuis 1825 la
diminution a porté surtout sur les crimes contre les personnes et presque la moitié de ces crimes est constituée
comme nous l'avons dit par les viols sur enfants. La
tendance à la criminalité est plus marquée pour les
crimes contre les propriétés.

Si quelques-uns de ces crimes sont rares, comme les
incendies, si d'autres ont été en décroissant comme les
vols domestiques et les vols qualifiés, il y en a, au contraire, qui ont été en augmentant comme les faux en
écritures de commerce, les faux en écriture publique et
surtout les abus de confiance. Il y a autour du Rhône
un ensemble de départements, l'Ain, l'Isère, la Loire,
Saône-et-Loire qui constituent, au point de vue de la
criminalité, ce que nous avons appelé la région lyonnaise parce que Lyon paraît avoir la plus grande
influence sur sa criminalité, ce foyer semblant en même
temps exagérer ou condenser les tendances criminelles
de ces différents départements.

DES PRISONS

MAISON D'ARRÊT, DE JUSTICE ET DE CORRECTION

Quartier des femmes

Elle contient à la fois des femmes prévenues et condamnées soit par les tribunaux, soit par mesure administrative. Cette prison est admirablement tenue. On est frappé de l'état de propreté des couloirs, des escaliers, des préaux, etc. Sans doute les détenues sont plus facilement maniables que les hommes. Elles détériorent moins, et les locaux sont plus aisément entretenus. Cependant cette persistance d'une situation si satisfaisante donne la certitude qu'une action ferme et vigilante entretient là un esprit d'ordre et de discipline.

Maison de correction de Saint-Joseph.

Cette prison comprend les condamnés à un an de prison et au-dessous. Les détenus occupent trois pavillons, ils sont employés à différents travaux. Les ateliers sont au rez-de-chaussée ; au premier et au second étage se trouvent les dortoirs ; dans le pavillon central existent le réfectoire et le préau.

Maison d'arrêt et de justice de Saint-Paul

C'est dans cette partie des bâtiments que se trouvent à la fois, les prévenus, le quartier cellulaire, le quartier correctionnel, puis certains services accessoires, tels

31

que la buanderie, la boulangerie. Disons à ce propos que les cuisines sont situées dans la maison de Saint-Joseph, à l'entrée du tunnel qui fait communiquer les deux prisons.

La plupart des prévenus occupent des préaux distincts selon leurs condamnations antérieures. Les cellules ont été construites suivant le type réglementaire, c'est-à-dire qu'elles cubent 34 mètres. La ventilation se fait bien dans ce bâtiment et l'on peut affirmer que le chauffage y est suffisant. Au second étage se trouvent les chambres occupées par les prévenus payants, c'est la pistole. Chaque chambre est suffisante, cube 45 mètres, est munie d'un poêle et éclairée par une fenêtre.

Le quartier occupé par les enfants enfermés correctionnellement est convenablement installé. Quelques améliorations matérielles et d'importants perfectionnements au bien-être moral de ces enfants ont été apportés par la Direction actuelle. La Commission de surveillance a été heureuse de suivre l'Administration dans cette voie.

Dans la cour assez vaste, le long d'un mur, on a installé de petits jardins que les enfants entretiennent et cultivent avec des soins incessants. Dans cette même cour se trouvent quelques appareils de gymnastique, et une fois par semaine un professeur (celui qui enseigne dans les écoles de la ville) vient leur donner des leçons. Les enfants reçoivent l'instruction de leur âge : elle leur est donnée par un maître qui est en même temps greffier des prisons. Quelques-uns ont fait des progrès suffisants et ont acquis un niveau de connaissances primaires comparables à celles qu'ils trouveraient dans leurs écoles de village. Pendant la journée, ces enfants travaillent les uns à la menuiserie, les autres à la ferblanterie. Ils apprennent le métier de tailleur, etc.

Les ateliers au nombre de trois sont aérés, les dortoirs

convenables . Le préau est planté d'arbres. A l'entrée de la cour a été installé un appareil pour les soins de propreté.

Dépôt du Palais de Justice

L'alimentation du dépôt est semblable à celle qui est donnée aux détenus et aux prisonniers : le pain est le même, mais les autres vivres sont fournis par un entrepreneur du voisinage.

NOMBRE DE JOURNÉES DE DÉTENTION ET MOYENNE DES DÉTENUS, HOMMES ET FEMMES, ÉCROUÉS AU DÉPOT DU PALAIS DE JUSTICE PENDANT LES TROIS DERNIÈRES ANNÉES.

	JOURNÉES		MOYENNE PAR JOUR	
	Hommes	Femmes	Hommes	Femmes
1883....	5618	1111	15	3
1884....	6216	1151	17	3
1885....	6142	992	17	3
MOYENNE GÉNÉR.	5992	1051	16	3

Après cet aperçu général sur les différents locaux, nous pouvons maintenant aborder l'étude du régime physique et moral des détenus dans les deux principales prisons de Saint-Joseph et de Saint-Paul.

Parlons d'abord de l'alimentation.

Nous avons visité les cuisines, goûté le ragoût, la soupe ; dégusté le vin, examiné attentivement le pain : ces divers aliments et boissons sont de qualité convenable et nous affirmons qu'aucune critique ne peut leur être adressée.

La qualité des substances alimentaires est donc suffisante ; quant à la quantité elle est fixée par le réglement.

Dans les ouvrages scientifiques, des critiques ont été avancées sur la quantité des vivres fournis aux détenus. Nous vous demandons la permission de les exposer ici. Il y a un point admis à la fois et par l'Administration et par nous : on doit aux détenus le nécessaire, mais rien que le nécessaire. Or les prévenus ne sont pas astreints au travail qui est obligatoire pour les condamnés. Les uns et les autres touchent une même ration d'aliments. Il est bien certain qu'un homme qui travaille dépense ses forces, a besoin d'une quantité d'aliments réparateurs supérieure à celle qui convient à un homme désœuvré et dont les matériaux nutritifs doivent servir exclusivement au fonctionnement de l'organisme. En résumé, comme disent les hygiénistes, il y a la ration d'entretien et la ration de travail. Il semblerait donc qu'un supplément devrait être donné aux détenus pour lesquels la dépense de forces est obligatoire.

Sans doute, dira-t-on, il y a des vivres fournis par la cantine et que le détenu peut se procurer ; mais celui-ci paie ce supplément de son pécule ; il peut donc par économie ne pas prendre cette ration supplémentaire et cependant indispensable. De plus, par mesure disciplinaire on peut défendre l'usage de ces vivres, et dans un cas comme dans l'autre, l'administration ne doit jamais être soupçonnée de favoriser ou d'entraver les consommations à la cantine.

En résumé le régime des détenus ne doit pas être superflu, mais il doit être suffisant. Or, à Lyon, nous n'avons jamais entendu de plaintes sur l'insuffisance du régime et l'administration fait remarquer que quotidiennement, il y a un déchet de substances alimentaires provenant du reste des rations non consommées. D'ailleurs le médecin peut toujours proposer un supplément alimentaire et donner ainsi satisfaction aux appétits exceptionnellement voraces.

Quant à *l'eau* employée pour les besoins et les usages domestiques, c'est la même qui sert à la consommation des habitants de la ville de Lyon.

Les ateliers dans lesquels s'exécute le travail sont convenables et nous affirmons que les prisonniers travaillent dans des conditions hygiéniques suffisantes et dans tous les cas de beaucoup supérieures à celles ou se trouvent placés les ouvriers de l'industrie privée.

Les *vêtements*, le *linge,* la *literie* ne donnent lieu de notre part à aucune observation.

Les *lits* dans les dortoirs ont paru rapprochés et cependant, alors qu'aux termes des instructions ministérielles le nombre des détenus à placer dans les dortoirs doit être calculé à raison de quinze mètres cubes par individu, dans les prisons de Lyon ce chiffre s'élève à 20 mètres cubes, environ.

Nous pouvons à ce propos, parler des *soins de propreté.* D'après l'article 64 du réglement, un bain de corps doit être donné à l'entrée et quand le médecin le juge nécessaire, un bain de pieds est pris tous les quinze jours. La salle des bains soit à St-Paul, soit à St-Joseph, est suffisamment bien installée. Le lavage des pieds à la maison de correction se fait dans de longues auges. Cette opération a lieu en été, dans les préaux, en hiver dans les réfectoires. La création, d'un préau couvert pourra permettre de procéder toujours en plein air.

Il nous semble que nous serions incomplet si nous ne parlions du *régime moral* des détenus. Nous n'insisterons pas sur l'instruction qui leur est donnée. Nous pensons qu'elle ne produit d'utiles résultats que pour les enfants du correctionnel. Une bibliothèque renfermant quelques centaines de livres acceptés par l'Administration est à la disposition des détenus.

Nous nous sommes enquis de *l'action des aumôniers.* Que les détenus soient en cellule, qu'ils soient en com-

mun ou qu'ils soient alités à l'infirmerie, l'aumônier
ne visite que ceux qui demandent à lui parler.

La population moyenne des prisons de Lyon s'élève à
733 individus, soit 568 hommes, 46 jeunes détenus et
119 femmes.

PRISONS DE LYON

État indiquant le nombre des entrées et sorties

ANNÉES	ENTRÉES		SORTIES		Population moyen° du quartier correctionnel (le 24 mai 1873)
	HOMMES	FEMMES	HOMMES	FEMMES	
1865	3054	1173	3030	1175	..
1866	3402	1323	3332	1297	..
1867	3078	1758	3141	1774	..
1868	3500	1950	3506	1943	..
1869	3251	1708	3259	1714	..
1870	2710	1019	2689	1051	..
1871	3023	910	2975	902	..
1872	3596	1100	3506	1071	..
1873	4207	1920	4135	1934	58
1874	3761	1976	3849	1982	70
1875	3707	1906	3716	1908	56
1876	3439	1217	3423	1218	44
1877	3302	945	3319	965	41
1878	4206	1639	4142	1589	43
1879	4793	1858	4794	1853	37
1880	4404	1660	4399	1633	42
1881	4755	1956	4767	1949	56
1882	4626	1562	4559	1572	48
1883	5218	1551	5184	1528	43
1884	6425	1677	6483	1690	46
1885	5966	1836	5919	1847	43

Pour maintenir dans l'obéissance ces éléments
divers, l'autorité pénitentiaire a confié au Directeur
certaines *mesures disciplinaires* qui sont la réprimande,
la privation de cantine, la suppression des vivres autres

que le pain pendant trois jours consécutifs au plus, la
mise en cellule pendant quinze jours au plus.

Un grand nombre de punitions ont lieu par le fait de
l'usage du *tabac*. Nous nous sommes demandé si l'autorité et la discipline ne gagneraient pas à permettre le
tabac aux condamnés qui l'auraient mérité par leur
bonne conduite, ainsi que les règlements le tolèrent
pour les prévenus. — L'habitude du tabac devient un
besoin impérieux et la satisfaction de cette habitude
pourrait être un encouragement utile à faire le bien.

Chez les natures défectueuses, l'obligation de faire un
effort pour vaincre la paresse ou réprimer une impulsion conduit toujours à une amélioration morale. Et de
même que l'Administration a cru devoir autoriser pour
les détenus l'usage du vin, nous émettons le vœu qu'elle
permette l'usage du tabac aux détenus qui se seront
rendus dignes de cette faveur.

Nous proposerons encore une autre mesure de bienveillance pour les prisonniers cellulaires. Ne pourrait-
on, par exemple, et comme récompense, autoriser, sur
les murs de la cellule quelques ornements, tels que des
dessins, des images, permettre un pot de fleurs et même
un oiseau ? Cette innovation n'est pas d'ailleurs de nous,
cela se pratique en Belgique, et il nous semble que ces
faveurs exceptionnelles pourraient rentrer dans les
primes au bien accordées par la Commission de surveillance, avec l'autorisation de l'Administration.

Nous terminons par quelques mots sur la *morbidité*
et la *mortalité* dans les prisons de Lyon. Le nombre des
journées d'infirmeries a été pour les hommes de 4.068 et
pour les femmes de 429, sur 207.714 journées de détention pour les hommes et 43.409 pour les femmes, soit
pour les hommes moins de 2 journées d'infirmerie pour
100 journées de détention et pour les femmes moins
d'une journée d'infirmerie pour 100 journées de détention. Le nombre des décès annuels est en moyenne de

8 hommes et de 2 femmes soit environ 1 0/0 pour les hommes et 1,68 0/0 pour les femmes.

Les infirmeries et salles de repos dans les différentes prisons sont bien installées.

D'une manière générale, les prisons se sont toujours trouvées à l'abri des grandes *épidémies* qui ont frappé la cité.

En cas de décès, il conviendrait que les cadavres qui ne sont pas réclamés spécialement par la famille, soient envoyés à la Faculté de Médecine, au lieu d'être conduits au dépôt des morts de l'Hôtel-Dieu. L'examen de ces sujets peut être utile au point de vue scientifique et les constatations anatomiques servent à une connaissance plus exacte des influences du milieu carcéral.

CHAPITRE VIII

DE L'ALIÉNATION MENTALE

DANS LE DÉPARTEMENT DU RHONE

Nous allons d'abord faire connaître le mouvement des aliénés dans les différents établissements privés ou publics de 1877 à 1886.

Maison de St-Jean-de-Dieu à Lyon

ANNÉES	ENTRÉS		SORTIS		DÉCÉDÉS	
	Hommes	Femmes	Hommes	Femmes	Hommes	Femmes
1877	232	»	107	»	109	»
1878	203	»	82	»	117	»
1879	180	»	82	»	94	»
1880	193	»	100	»	104	»
1881	192	»	79	»	115	»
1882	159	»	88	»	90	»
1883	160	»	68	»	83	»
1884	171	»	68	»	96	»
1885	149	»	76	»	78	»
1886	141	»	51	»	99	»

Maison de Santé de St-Vincent de Paul de Lyon

Dr A. CARRIER, directeur

NOMBRE DES MALADES ENTRÉES ET SORTIES OU DÉCÉDÉES DANS L'ÉTABLISSEMENT

ANNÉES	Malades existantes au 1er Janvier	Entrées pendant l'année	TOTAL	SORTIES						Malades présentes au 31 Décembre	NOMBRE de journées de présence	MOYENNE par ANNÉE
				Décédées	Guéries	Améliorées	Transférées	Autres causes	TOTAL			
1877	62	30	92	8	6	6	4	6	30	62	22.392	61.34
1878	62	30	92	4	12	9	4	4	33	59	23.622	64.71
1879	59	29	88	4	10	6	6	3	29	59	21.739	59.55
1880	59	38	97	5	17	4	1	3	30	67	23.368	63.84
1881	67	31	98	2	16	8	4	4	34	64	23.731	65.01
1882	64	29	93	3	10	5	3	3	24	69	23.894	65.46
1883	69	41	110	5	15	13	5	2	40	70	25.637	70.23
1884	70	28	98	5	11	7	5	2	30	68	25.617	70.26
1885	68	33	101	2	11	4	7	3	27	74	25.730	70.49
1886	74	32	106	4	8	11	6	3	32	74	26.411	72.35
TOTAUX...		321	......	42	116	73	45	33	309			

Établissement de M. le Dr Binet, à Lyon-St-Just

ANNÉES	ENTRÉS		SORTIS		DÉCÉDÉS	
	Hommes	Femmes	Hommes	Femmes	Hommes	Femmes
1877	47	29	37	24	10	1
1878	37	24	29	25	12	2
1879	28	21	15	19	9	2
1880	38	19	29	18	8	2
1881	36	17	24	11	8	1
1882	38	14	23	14	5	4
1883	34	18	23	17	8	3
1884	28	13	30	12	10	4
1885	27	17	29	19	5	2
1886	43	20	30	15	11	0

Asile de Vaugneray

NOMBRE D'ALIÉNÉES ENTRÉES, SORTIES, DÉCÉDÉES

ANNÉES	ENTRÉES	SORTIES	DÉCÈS
1877	15	5	8
1878	12	9	7
1879	13	10	3
1880	15	10	2
1881	0	4	6
1882	10	6	9
1883	9	10	7
1884	12	8	9
1885	13	4	7
1886	14	9	8

Asile public d'aliénés de Bron

ANNÉES	ENTRÉES			SORTIES			DÉCÈS		
	Hommes	Femmes	Total	Hommes	Femmes	Total	Hommes	Femmes	Total
1877	209	167	376	68	55	123	55	94	149
1878	221	204	425	103	83	186	69	77	146
1879	241	239	480	114	86	200	108	88	196
1880	235	221	456	102	96	198	107	80	187
1881	190	205	395	96	108	204	102	88	190
1382	207	213	420	112	101	213	99	90	189
1883	175	187	362	71	104	175	77	77	154
1884	216	226	442	101	92	193	105	94	199
1885	203	229	432	77	90	167	108	123	231
1886	201	206	407	97	106	203	101	112	221
	2098	2097	4195	941	921	1862	939	923	1862

Les résultats statistiques que nous avons pu recueillir se terminent par un tableau concernant l'asile de Bron.

Dans les volumes publiés annuellement par le Conseil général, nous avons trouvé depuis 1877 un ensemble de renseignements intéressants concernant les aliénés. Ces documents renferment les rapports des médecins en chef de l'asile MM. les Dr Lagardelle et Pierret pour la section des femmes, M. le Dr Max Simon pour le quartier des hommes.

L'asile a été construit pour six cents malades, il en contient actuellement plus de treize cents.

Il est fort bien aménagé, selon le type aujourd'hui classique. Au centre, les services généraux. Sur les côtés, les bâtiments où sont enfermés les malades. Ces bâtiments longent des cours intérieures destinées à rendre les communications faciles entre chaque division. Les préaux sont en dehors et se trouvent limités par des clôtures en saut-de-loup qui permettent aux aliénés d'avoir vue sur la campagne.

Voici deux tableaux qui indiquent la répartition des aliénés, d'après la nature de leur maladie. On peut juger des affections les plus fréquentes, de leur distribution annuelle, etc.

BRON (Hommes)

ANNÉES	Manie		Lypemanie		Délires partiels	Démence	Paralysie générale	Epilepsie	Idiotie Imbécilité
	Aiguë	Chronique	Aigue	Chronique					
1878	18	84	10	77	11	175	29	18	45
	33	9	27	6	12	7	54	10	27
1879	28	8	14	4	38	22	45	16	14
1880	20	12	15	5	21	22	58	5	14
1881	18	2	22	1	31	10	32	12	7
1882	32	»	19	»	21	14	52	10	2
1883	23	»	21	»	23	16	32	5	1
1884	23	»	32	»	18	16	62	12	7
1885	24	»	20	»	15	19	41	9	6
	219	115	180	93	193	301	405	97	123
	334		273						

BRON (Femmes)

ANNÉES	Folie simple	Folie épileptique	Folie paralytique	Démence	Idiotie Imbécilité	Non aliénées
1878	443	26	19	4	32	»
	132	15	31	9	17	1
1879	155	5	21	13	19	1
1880	128	6	15	27	11	»
1881	152	1	7	10	8	»
1882	156	4	17	24	1	»
1883	134	0	15	22	5	»
1884	176	9	7	28	6	»
1885	195	9	5	18	2	»
	1671	75	127	155	101	2

Les médecins en chef du service des femmes ont attiré l'attention de l'administration sur les points suivants :

Les aliénées entrent en grand nombre à l'asile au moment des températures extrêmes, en hiver ou pendant les fortes chaleurs de l'été.

Ce sont surtout des femmes de quarante à cinquante ans. Le plus souvent des célibataires : mais le célibat n'est pas aussi fréquent que l'on pourrait le supposer. Renseignements pris, on constate que beaucoup de ces aliénés déclarées filles sont femmes de fait.

Il est difficile de faire la part d'influence de l'instruction, on constate cependant que l'aliénation chez les illettrées est plus tenace que chez les instruites.

Si les saisons extrêmes favorisent l'éclosion de la folie elles agissent aussi sur sa terminaison : les décès ont lieu dans les mois les plus chauds, dans les mois froids et humides.

Le plus grand nombre des malades admises d'office concerne des cas de folie simple. Il n'est pas toujours facile de savoir exactement d'où viennent ces malheureuses. Ainsi en 1878, trente-deux femmes sont entrées sans qu'on connaisse même leur dernier domicile. Sur les 111 entrantes déclarées habitantes de Lyon, en 1884, il n'y en avait que 24 originaires de la ville. Cela prouve bien que la plupart de ces aliénées sont des immigrantes qui ont passé très peu de temps à Lyon.

Le plus souvent, pour une cause ou une autre, l'entrée des malades est retardée et dès leur arrivée on constate que la maladie est au-dessus des ressources de l'art. Ces femmes sont des incurables qui s'éternisent dans l'asile aux frais du département. Le public ne comprend pas encore que l'aliénation doit être traitée comme toutes les maladies et que les chances de guérison sont augmentées si le traitement est plus rapproché du début de l'affection.

Le relevé du lieu d'origine des malades fait en 1883 par M. le professeur Pierret montre que, si le Beaujolais fournit 44 aliénées, on en note 30 provenant du canton d'Amplepuis, 26 de celui de Thizy, 36 de celui de Tarare. Ces localités sont bien différentes, mais on trouve dans toutes une même cause à l'aliénation : l'alcoolisme.

Les rapports sur le service des hommes rédigés par M. le Dr Max Simon ont aussi donné lieu à d'importantes constatations scientifiques.

C'est principalement en juillet que l'on constate le maximum des entrées. Les mois à température extrême montrent leur influence.

Le nombre des célibataires l'emporte sur celui des mariés et des veufs. Ceux-ci cependant sont souvent atteints.

Presque tous sont frappés de 30 à 40 ans, à la période de la vie où la lutte pour l'existence est pénible à l'homme, dure aux pères de famille : c'est l'âge des soucis, des préoccupations causées par les affaires.

De vingt à trente ans on voit éclater les manies, quelques délires de persécution ; de trente à quarante ans, la lypémanie et les délires ambitieux ; les persécutés avec démence, de cinquante à soixante ans. C'est à ce moment que disparaîtrait la paralysie générale si fréquente de quarante à cinquante ans.

L'instruction semble être une cause insignifiante, il vaudrait mieux rechercher l'influence de l'éducation.

Ces malades viennent surtout de Lyon. La population des campagnes, un peu inférieure à celle du chef-lieu, fournit cependant presque une fois moins d'aliénés. Lyon envoie huit fois plus de paralytiques que les villes de moindre importance et six fois plus que la campagne. Notons qu'en 1879 on a reçu 17 individus d'origine inconnue.

On compte moins de travailleurs des champs que d'ouvriers de l'industrie et parmi ceux-ci on relève, ce qui était facile à prévoir, un grand nombre de tisseurs, des fileurs, des teinturiers. Avec le service obligatoire, on reçoit un plus grand nombre de militaires : des jeunes soldats lypémaniaques et de vieux troupiers atteints de démence paralytique.

Quelles sont les causes qui frappent ainsi ces hommes et déterminent la folie ? La cause déterminante ou *maîtresse* est le plus souvent l'alcool, puis il faut tenir compte des influences morales et de la part qu'il convient de faire à l'hérédité. Mais cette dernière est toujours difficile à connaître par suite de l'insuffisance ou de l'inexactitude des renseignements fournis par les familles. Quant à l'importance que peut jouer la race, il faudrait pour l'apprécier éliminer d'abord la question des coutumes, de la manière de vivre, des mœurs, des idées religieuses.

A côté de ces causes premières, des causes secondes, que M. Max Simon réunit ainsi :

Chagrins, vie difficile, excès alcooliques.

Hérédité, caractère taciturne, peur.

Hérédité, caractère peu ouvert, avarice, intérêts lésés.

Misère, vagabondage, excès alcooliques.

Vie difficile, excès de travail, espérances déçues.

Excès alcooliques, vie difficile, héritage inespéré.

Changement de vie, regret du pays, mariage manqué ou plus ou moins longtemps ajourné.

Ennuis, chagrins, situation perdue, etc.

L'alcool est bien le grand coupable et ne faut-il pas incriminer les vins actuels artificiellement chargés d'alcool d'origine douteuse ? Ne buvait-on pas autrefois comme de nos jours ! On faisait peut-être même beaucoup plus d'excès de ce genre et cependant nous ne trouvons pas dans les ouvrages classiques ces symptômes si nets qui caractérisent de nos jours l'intoxication alcoolique.

M. Max Simon insiste avec justesse sur la forme du délire de l'individu atteint de délirium tremens. L'alcoolique rend compte de ses hallucinations comme les autres persécutés. Il ne dit pas qu'il voit des serpents, des fantômes, etc., il dit *qu'on lui fait voir* des serpents, des bêtes de toutes sortes.

L'alcool est en outre souvent cause de paralysie générale et dans les relevés que nous avons extraits des rapports on peut juger de la fréquence de cette dernière affection. Celle-ci, paraît-il, dans l'un et l'autre sexe, frappe plus souvent les personnes mariées que les célibataires. La fréquence même de cette maladie chez les femmes internées à Bron est remarquable : elle serait de 15 °/₀ alors que la statistique faite par l'inspection générale ne donne que le chiffre de 8.

Tous les rapports insistent sur le nombre de plus en plus élevé des délires tristes, du délire des persécutions débutant par des troubles sensoriaux. Les folies expansives deviennent rares et il y a prédominence marquée des affections dépressives. Ces malades à forme concentrée ont souvent une affection du cœur et M. Max Simon donne de ces conditions pathologiques une théorie plus exacte que les explications qui avaient été proposées.

Nous ne pouvons nous empêcher de faire remarquer en même temps l'augmentation des suicides.

A l'Asile, on assiste à la transformation de ces formes morbides. Le délire des persécutions ne tarde pas à devenir un délire ambitieux. Chez les épileptiques on constate la fréquence du délire religieux. Les paralytiques passent bientôt à l'état de déments.

Les guérisons portent sur les aliénations causées par

un délire général, les manies alcooliques récentes : au printemps, en automne, on constate ces heureux changements.

Les décès atteignent principalement des paralytiques pendant les saisons extrêmes, en été et en hiver.

M. le Dr Max Simon signale quelques particularités intéressantes et qui méritent d'être relevées. Il montre que les événements financiers de 1881-1882 n'ont pas eu d'action sur la production de la folie ou sur la teinte des délires. Les catastrophes générales, telles que la guerre, les désastres, ont une influence moins grande que les causes particulières ou individuelles.

En 1881, lors de l'épidémie cholérique, il y eut à l'Asile une augmentation marquée du nombre des dérangements intestinaux.

On peut lire dans les rapports de ce médecin des chapitres remarquables sur la thérapeutique et l'hygiène de l'aliéné, le traitement moral, la camisole et le *no restraint*.

Les rapports administratifs que nous venons de résumer donnent des renseignements suffisants sur les formes, la marche, et l'évolution de l'aliénation mentale dans le département du Rhône.

CHAPITRE IX

DE LA POPULATION MILITAIRE

Les tableaux suivants indiquent l'emplacement des troupes et la population militaire habitant ces différents locaux. Il est indispensable de faire remarquer que le plus grand nombre des officiers logeant en ville avec leur famille, tous ne se trouvent pas compris dans ces relevés.

Entrées et décès dans les hôpitaux militaires

HOPITAL MILITAIRE DE LA CHARITÉ			HOPITAL MILITAIRE DES COLINETTES		
ANNÉES	MALADES ENTRÉS	DÉCÈS	ANNÉES	MALADES ENTRÉS	DÉCÈS
1875	4391	149	1875	1441	49
1876	3783	166	1876	1450	74
1877	3406	164	1877	1102	46
1878	3713	126	1878	819	31
1879	3124	68	1879	1052	14
1880	3357	149	1880	1287	55
1881	2867	102	1881	1277	29
1882	2650	61	1882	891	16
1883	2808	54	1883	836	15
1884	2146	71	1884	667	20
1885	2640	64	1885	798	22

Ce tableau donne une idée de la morbidité et de la mortalité de la garnison de 1875 à 1885.

SITUATION DES LOCAUX	OFFICIERS			SOUS-OFFICIERS			CAPORAUX ET SOLDATS			TOTAUX
	Mariés	Enfants	Célibataires	Mariés	Enfants	Célibataires	Mariés	Enfants	Célibataires	
H. de la Charité	«	«	«	2	1	15	«	«	140	158
H. Colinettes.	«	«	«	1	2	4	«	«	48	55
Gendarmerie.	3	1	1	11	16	1	77	92	2)	222
Prison Ste-Foy	«	«	«	5	10	«	«	«	46	61
Id. Recluses	«	«	1	5	7	1	»	«	28	42
Ourrrs d'administration Intendance. Secr. d'etat-major...... Direct. d'art.	22	27	12	7	10	30	12	12	106	238
Arsenal	«	«	«	«	«	13	2	1	169	185
Perrache .... (Inf.)	«	»	«	2	2	14	1	3	180	201
Bissuel...... (Inf.)	2	1	4	1	1	41	1	1	547	624
Part-Dieu ... (Inf. Car.)	18	19	25	12	13	184	5	8	2477	2761
Manutention. (Inf.)	2	7	«	1	2	2	«	«	10	24
Vitriolerie ... (Inf.)	«	«	«	1	2	39	2	2	491	537
Serin .... (Inf.)	«	«	«	4	3	55	1	«	696	759
Fort Lamothe (Inf.)	2	2	«	3	3	176	3	2	2087	2276
Bon-Pasteur. (Inf.)	«	«	«	«	«	28	«	«	287	315
Fort du Colombier (Inf.)	«	«	«	«	«	7	«	«	81	88
Ft de Caluire (Inf.)	«	«	«	«	«	6	«	«	73	79
Fort de Montessuy (Inf.)	«	«	«	1	«	19	1	«	224	245
Fort de Bron (Inf.)	«	«	1	«	«	1	«	«	26	28
Fort de Feyzin (Inf.)	«	«	1	1	2	1	«	»	14	19
A reporter	49	57	45	57	74	637	105	121	7750	8895

SITUATION DES LOCAUX	OFFICIERS			SOUS-OFFICIERS			CAPORAUX ET SOLDATS			TOTAUX
	Mariés	Enfants	Célibataires	Mariés	Enfants	Célibataires	Mariés	Enfants	Célibataires	
Report	49	57	45	57	74	637	105	121	7750	8895
Ft des Brotteaux (*Inf.*)	»	»	»	»	»	19	»	«	257	276
Ft de St-Jean (*Inf.*)	»	»	»	»	»	22	»	«	280	302
Fort des Charpennes (*Inf.*)	»	»	»	»	»	7	»	«	61	68
Fort de Vancia (*Inf.*)	»	»	1	1	2	1	»	«	32	37
Ft de Loyasse (*Inf.*)	»	»	»	2	3	32	1	2	329	369
Fort de Vaise (*Inf.*)	»	»	»	»	»	4	»	«	69	73
Ft la Duchère (*Inf.*)	»	»	»	»	»	32	»	«	479	511
La Doua (*Car.*)	»	»	»	»	»	8	»	«	131	139
Ft Mont-Verdun (*Inf.*)	»	»	1	1	»	1	»	«	9	12
Ft Ile-Barbe (*Inf.*)	»	»	»	»	»	12	»	«	140	152
Le Paillet	»	»	»	»	»	1	»	«	10	11
Clos Jouve	»	»	»	»	»	1	»	«	27	28
Bruissin	»	»	1	»	»	1	»	«	17	19
Ft Villeurbane (*Inf.*)	»	»	»	»	»	28	»	«	311	339
Ft St-Laurent	»	»	»	»	»	7	»	«	31	38
Ft St-Irénée	»	»	»	»	»	50	1	1	587	638
Ft St-Just	»	»	»	1	»	19	1	«	227	249
Ft Ste-Foy	»	»	»	»	»	10	»	«	94	104
Ft côte Lorette	»	»	1	»	»	1	»	»	23	25
Sathonay (*Inf. Cav.*)	27	32	75	8	2	213	3	«	2557	2.417
Valbonne (*Inf. Cav.*)	4	5	59	2	1	6	3	2	81	163
Totaux	80	94	183	72	82	1112	114	126	13.502	15.365

FIN DE LA PREMIÈRE PARTIE

COMPTE RENDU DU CONSEIL D'HYGIÈNE PUBLIQUE

ET DE SALUBRITÉ

DU DÉPARTEMENT DU RHONE

TABLE DES MATIÈRES

CHAPITRE III

Documents statistiques

CHAPITRE IV

Consommation et alimentation

Les eaux

Des différentes lois de protection de l'enfance

CHAPITRE VII

Prostitution. — Criminalité. — Prisons

CHAPITRE VIII

Aliénation mentale

CHAPITRE IX

La population militaire

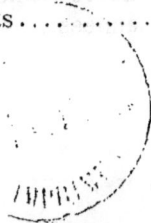

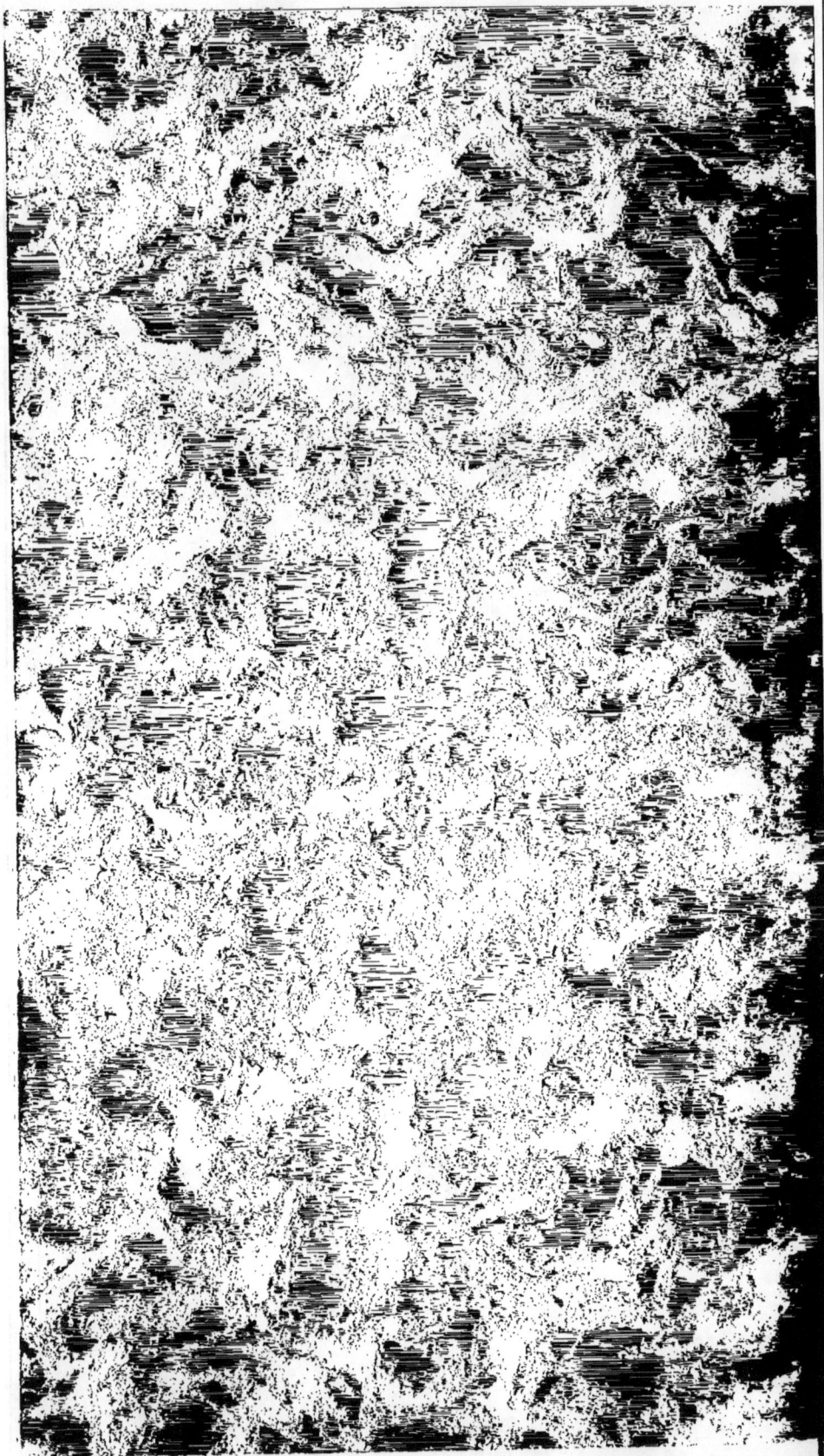

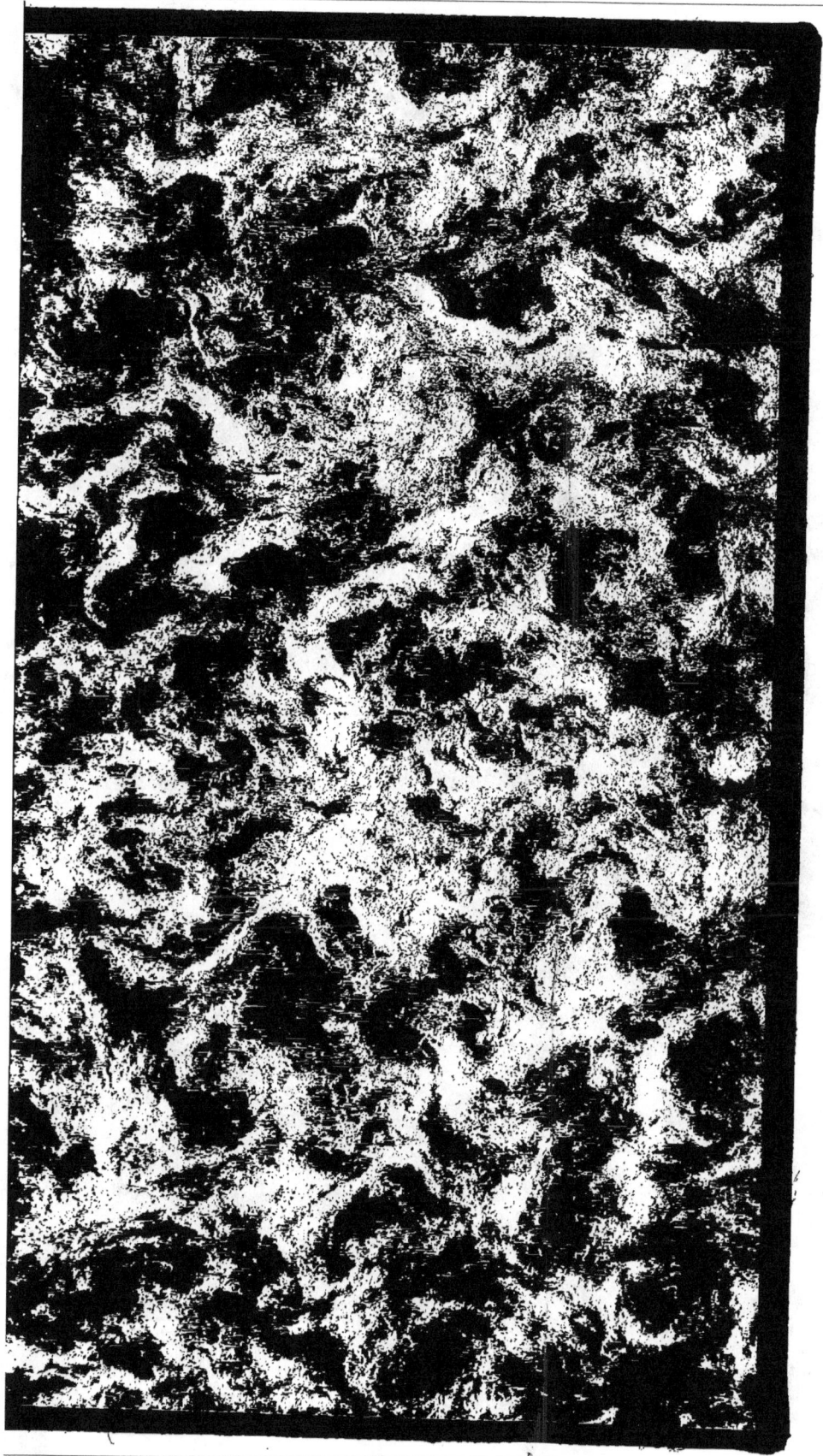